全国中医药行业高等教育"十四五"创新教材

中医康复治疗学

（供中医学、针灸推拿学、康复治疗学、中医康复学、物理治疗学等专业用）

主　审　严隽陶　胡　军

主　编　方　磊

全国百佳图书出版单位

中国中医药出版社

·北　京·

图书在版编目（CIP）数据

中医康复治疗学 / 方磊主编 .—北京：中国中医药出版社，2022.9（2024.11重印）

全国中医药行业高等教育"十四五"创新教材

ISBN 978 - 7 - 5132 - 7496 - 8

Ⅰ . ①中…　Ⅱ . ①方…　Ⅲ . ①中医学—康复医学　Ⅳ . ① R247.9

中国版本图书馆 CIP 数据核字（2022）第 042788 号

中国中医药出版社出版

北京经济技术开发区科创十三街 31 号院二区 8 号楼

邮政编码　100176

传真　010-64405721

廊坊市佳艺印务有限公司印刷

各地新华书店经销

开本 787×1092　1/16　印张 17.75　字数 410 千字

2022 年 9 月第 1 版　2024 年 11 月第 2 次印刷

书号　ISBN 978 - 7 - 5132 - 7496 - 8

定价　72.00 元

网址　www.cptcm.com

服 务 热 线　010-64405510

购 书 热 线　010-89535836

维 权 打 假　010-64405753

微信服务号　zgzyycbs

微商城网址　https://kdt.im/LIdUGr

官 方 微 博　http://e.weibo.com/cptcm

天猫旗舰店网址　https://zgzyycbs.tmall.com

如有印装质量问题请与本社出版部联系（010-64405510）

全国中医药行业高等教育"十四五"创新教材

《中医康复治疗学》编委会

编写说明

在全国康复教育向国际化接轨的大背景下，各省市高校康复教育工作不断发展，国内部分院校的康复治疗学专业已经分化为物理治疗学专业、作业治疗学专业和言语治疗学专业。而具有本土特色的中医康复教育也需要对专业分化学生进行有针对性的中医康复教材编写，以适应不同分化专业的中医康复教学需求。

本书的编写能提高中医康复治疗学实训教学的规范性，让学生在学习过程中有书可依、有理可循，从而保证实训质量。让物理治疗学、作业治疗学、言语治疗学专业的学生能够掌握中医康复治疗技术，将来能在工作中传承和应用各种中医康复治疗手段，促进患者功能障碍的早日康复。

本书前期集中国内外物理治疗学、作业治疗学、言语治疗学、中医康复专业教师共同讨论编写大纲，确立以现代康复为框架、中医康复治疗方法为核心内容，从中西医结合康复的角度进行编写。本书内容以世界物理治疗师联盟（world confederation for physical therapy，WCPT）、世界作业治疗师联盟（world federation of occupational therapists，WFOT），以及言语治疗学专业教育大纲为底本确定编写疾病范围。按照国际疾病分类 ICD-11 疾病编码和中医病证为标准确定病名，引入临床指南丰富治疗内容。每章节内容从疾病的中西医康复认识、中西医康复评估、中医康复治疗等部分进行分类详述。

本教材的第一章由方磊、胡军、刘益杰编写；第二章由齐瑞、冯伟、王健编写；第三章由陈慧杰、李涓、吴淼编写；第四章由林志刚、刘春龙、李增图；第五章及第六章由陈朝晖、张彩、于少泓编写；第七章、第八章及第九章由刘玉超、朱震、张聪、杨欢编写；第十章由陈慧杰、张彩编写；第十一章及第十二章由马书杰、张健编写。主编方磊负责本教材的构思、内容策划和编委人员的召集；谭峰负责全书方剂学内容的审定。

　　本书的编写得到上海中医药大学医学技术专业博士点建设培育项目、教育部中医智能康复工程研究中心及上海市第二康复医院大力支持。在此向为本书付出辛劳和帮助的各位同仁表示由衷的感谢。由于编写过程中时间仓促，书中难免存在不足，敬请各位读者批评指正，以便修订时提高。

《中医康复治疗学》编委会

2022 年 5 月

目 录

第一章　中医康复治疗学总论 ▷▷▷▷

第一节　中医康复治疗学概述

一、定义

中医康复治疗学是指在中医理论指导下，以功能为导向，将中医传统疗法的理念和技术方法在康复中应用，以促进功能障碍者最大限度恢复人体功能、回归社会、维护和提升健康状态的实践性学科。

中医康复在各种疾病的治疗中不是简单地将针灸、推拿、气功、食疗、药物内外治法的相加，而是以"功能"为导向，在康复思维下，将各种中医康复方法进行合理的选择与组合，使其起到协同作用。在积极治疗病因、逆转病理、消除症状的同时致力于保存、改善和恢复因伤、病影响的身心功能，最大限度地发挥其潜在能力。

二、核心思想

中医临床康复的指导思想是中医学理论与现代康复理论相结合，临床康复治疗中具有鲜明的整体观、辨证论治观和综合治疗等特色。

（一）整体康复，综合调治

整体观念是中国古代唯物论和辩证思想在中医学中的体现，贯穿于中医学应用的各个方面。在疾病康复过程中，要从整体出发，从自然界环境、气候、社会、心理、生理、局部功能障碍各个方面采取各种康复措施，并最大限度地发挥其潜在的能力，使其回归社会，提高生活质量，体现中医康复学"天人相应"的整体康复思想。这些方法各具特色，在针对具体功能障碍时往往多法综合使用，以此发挥各自的优势来提高康复效果。

（二）辨证康复，对症施技

辨证论治是中医学能够正确选择治疗手段的前提。在中医康复治疗学中，针对不同的功能障碍要能够选择适当、准确的中医康复方法和技术。由于康复对象仍然以功能障碍为主，在临床辨证的过程中也应主要围绕其病因、性质、程度等，根据中医学的八纲辨证、脏腑经络气血辨证的方法来明确病位及疾病性质等内容。

（三）未病先防，既病防变

康复预防是中医康复学的重要思想之一。在中医学理论的指导下，总结研究人体的健康和疾病发生的规律，采取综合措施来预防疾病的发生和进展。因此，康复治疗的介入时机不能简单地限定于功能障碍情况出现之后，对于一些可能致残的疾病，应当做到早预防、早发现、早干预，以此防止伤残的发生，把可能出现的功能障碍程度降到最低。

第二节　中医康复的临床治疗观

中医康复治疗是基于现代康复的理论框架，以中医学理论和干预方法，治疗临床疾病和功能障碍。其理论和临床都贯穿着三个基本观点：一是整体观，二是辨证观，三是功能观。这三个基本观点是经过长期的康复医疗实践，在朴素的唯物论和辨证法的思想指导下逐步总结出来的，对康复医疗的临床具有重要的指导作用。而"正气为主""杂而合治""治未病"则是三个基本观点在方法论上的进一步体现。只有正确的掌握和运用中医学理论，才能充分发挥理论对康复学实践的重要指导作用。

一、整体观

中医康复方法对疾病的康复预防、康复治疗及病后的摄生调养都主张从整体出发。整体观在中医康复方法中的指导作用反应在"全面康复"的思想，即利用综合性治疗的方法达到人体形神功能和社会活动的恢复，具体体现在人与自然一体观、人与社会一体观、人的形神一体观三部分内容。

（一）人与自然一体观

人与自然一体观的古代术语，即为"天人相应"。天人相应观在中医康复方法中主要体现在两个方面：适应自然和利用自然以有利于康复。自然界四时更替、昼夜变化、月亮盈亏、子午更迭的变迁，使人体的阴阳气血、脏腑经络生理活动、精神情绪产生相应的规律性变化。中医康复治疗学不仅强调天地自然的规律对人体的影响，以及人体对自然变化规律的本能的适应能力，更重要的是，人类应当能动地遵循自然运动规律的法则，避免不利因素，利用有利因素保持人体健康，促进疾病康复。因此，顺应自然、因时因地制宜成为中医康复治疗学的重要法则。

（二）人与社会一体观

人与社会一体观，认为人与社会是一个统一的整体。人生活于社会中，是社会的一员，所以复杂的、不断变迁的社会因素会直接或间接地影响人的性格、思想、嗜好和疾病的发生及其康复过程。社会环境的各种因素，包括地位、经济、思想、文化、职业、语言行为，以及家庭、朋友、同事的关系等，均可影响人的情绪，进而影响脏器的生理功能。

（三）人的形神一体观

中医康复的形神一体观认为，人体是形与神的统一体，神是形的产物，而形为神的物质基础；反之，形的功能又受制于神，神在协调脏腑、气血、阴阳的变化，维持人体内环境平衡的同时，又能调节组织并使之适应自然界的变化，缓冲由外部因素引起的情志刺激，而维持人体与外部环境间的协调关系，这种脏腑、精、气、神之间的有机联系，形体与精神的结合，形态与功能的辨证统一就是传统中医康复医学形神一体的全面康复观。

中医康复治疗并重形神功能，强调两者的统一，但在中医康复治疗的实践中常以养形治形为先。这因为形体是人体生命存在的基础，人有了形体，才有生命，才有机体生命活动及情感意识的表现，亦即"神"的产生。人的形体一旦产生，就难以避免受各种致病因素的侵袭，导致形体功能的残缺或障碍。因此，要重视形体保养和形体康复的问题。

二、辨证观

辨证，是中医研究疾病、认识疾病的过程，也是传统中医康复治疗过程不可缺少的一个方面。辨，就是辨别；证，是机体在疾病发展过程中的某一阶段的病理概括。证候，是人体内在病理变化的外在表现；是疾病过程中具有时相性特征的整体反应状态。辨证，是指将诊察过程所收集的资料，通过分析与综合辨清疾病的原因、性质、部位、正邪之间的关系，并概括或判断为某种性质的证的过程。由于功能障碍者多受自然因素、社会因素和个人体质不同的因素等多重影响，所以表现出复杂的综合性病理反应状态，这就造成了同病异证、异病同证、一病多证的差异性。一方面，中医康复治疗学的辨证观强调通过观察和分析患者的综合证候，寻找引起功能障碍的原因，并针对这些原因采取相应的康复措施，即病治异同的辨证观；另一方面，中医康复治疗学又充分考虑患者的个体差异性，因人因时因地制宜，采取不同的康复措施，此即异法方宜的辨证思想。

三、功能观

功能观要求康复工作者不单着眼于某一器官或组织的具体的生理功能，更重要的是从整体上重视患者日常生活和职业工作能力的恢复。恢复日常生活活动能力主要是指通过多种功能训练，恢复日常生活活动所必需的衣、食、住、行及个人卫生等基本动作和技巧。恢复职业劳动能力则主要是指通过功能训练，恢复职业工作所必需的体力技能、智能及心理等方面的条件。

四、正气观

中医康复治疗的服务对象绝大多数是因正气不足、正气失调而发病。例如，残疾诸证，即由气血失和、形体功能障碍所致。慢性病，多是由于病程长，病久伤正而存在以正气不足为主要特点的病理状态。老年病，则大多在肾气衰弱、机体各器官功能自然衰退过程中发生，因此也都存在正气不足的问题。所以，中医康复治疗主要目标是恢复人体正气、调动正气自愈能力和适应能力，以促进功能的康复。

五、治未病观

中医康复治疗学认为防重于治，其"治未病"思想主要体现在未病先防、既病防变和瘥后防复三个方面。未病先防，是在疾病发生之前，采取预防措施避免其发生；既病防变，是在得病之后特别是发病之初，针对病发展过程中可能出现的病情加重趋势和已经萌芽的先兆症状，及时采取有效措施加以治疗，以阻止或扭转病情的发展和传变，促使疾病朝痊愈方向转化；瘥后防复，是病后初愈达到正常功能水平前，需要有一个时间段休养生息，在这个阶段时间内，初愈者虽然处在正常生活环境下，但因其适应力较正常水平差，容易导致疾病重新发作。所以，中医康复针对上述三种情况制定了专门干预策略，而且中医康复"治未病"的理论与西医康复"三级预防"的理论不谋而合，具有极其重要的科学价值和实践意义，见图 1-1。

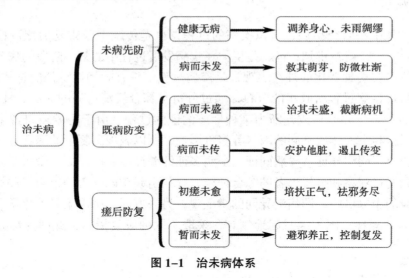

图 1-1　治未病体系

六、杂合以治的综合观

在采取中医康复治疗措施的同时，同样还要配合教育职业、社会等方面的康复措施，使残疾者在身体上、精神上、社会生活、职业和经济能力等各个方面都能获得最大限度地恢复，最大限度地重返社会。就中医康复方法而言，也要求能采取综合性的医疗方法，如中药、针灸、推拿、气功、食疗等中医康复治疗方法的综合应用。在医疗实践中，只要对患者康复有利的一切治疗方法都可应用。此外，在"杂合以治"的康复医疗方案中，还应该掌握以下几个基本点。

（一）标本结合

标本结合，即急则治其标，以缓解患者的病痛、抢救生命为目的；缓则治其本，以消除病因、逆转病理状态、恢复患者身心功能为目的。

（二）内治与外治结合

内治与外治结合，即用药物、饮食的内治法和运动、针灸、推拿、熏、洗、熨、擦、敷等外治法，内外结合，各得其宜。

（三）医疗与自疗结合

医疗指由医务人员施行的康复医疗措施；自疗指发挥患者自身潜在的自愈能力配合康复的过程。中医康复多数方法都是通过养扶正气、发挥人体的自疗能力而达到康复目的。同时，中医康复方法也强调在疾病的康复过程充分发挥患者参加康复的能动性，如练习气功、进行功能训练、安排合理的生活方式等。只有将医疗与自疗结合起来，才能达到最高水平的康复。医疗与自疗的相结合，是中医康复治疗学有别于其他临床各科的重要特征之一。

（四）治疗与调养相结合

中医康复治疗学强调"养"和"治"相结合，以及"必养必和，待其来复"的康复原则，采用的多数方法也都具有"养"和"治"两个方面的作用。通过调养的方法，可以恢复体内正气，正气来复，则形盛神旺，机体康复。

第三节　中医康复评定手段

中医康复评定的主要内容包括望、闻、问、切四诊。通过四诊全面认识各种症状、体征的特点，并进行归纳分析、确定病种、辨别症候、判断患者的残存功能情况、功能障碍的性质和程度及其各种能力的影响。

人体是一个有机的整体，局部的病变可以影响全身、内脏的病变，并从五官四肢体表各个方面反映出来。所以通过四诊手段，诊察各个方面的症状和体征，就可以了解疾病的病因、病机，从而为辨证论治提供依据。望、闻、问、切四种评定方法，各有其独特作用，不能相互取代，因此在临床运用时，必须将它们有机地结合起来即所谓"四诊合参"，这样才能全面而系统地了解病情，做出正确的判断。除经典的中医四诊外，中医康复还利用了量表法对患者的体质、功能状态进行评定。

一、望诊

医生运用视觉，对人体全身和局部的一切情况进行有目的地观察，以了解健康或疾病情况，即望诊。望诊在诊断上占有重要的地位，所谓"望而知之谓之神"。这是因为人的视觉，在认识客观事物中，占有重要的地位。所以充分利用视觉，训练敏捷的观察力，是医生职业所必需的。

望诊主要内容是观察人体的神、色、形态，以推断体内的变化。健康人的神、色、形态等都有其正常的表现，一有反常，便是病态。有些病只反映为神或色等单方面的异常；有些病却反映为神、色、形态等多方面的变化。中医学的长期实践证明，人体外部和五脏六腑有着密切的关系，特别是面部、舌部和脏腑的关系更为密切，因此通过对外部的观察，可以了解整体的病变，如《灵枢·本脏》曰："视其外应，以知其内脏，则知所病矣。"

二、闻诊

闻诊包括听声音和嗅气味两方面。听声音是指诊察患者的声音、语言、呼吸、咳嗽、呕吐、呃逆、嗳气、太息、喷嚏、肠鸣等各种声响。嗅气味是指嗅患者体内所发出的各种气味，以及分泌物、排泄物和病室的气味。

《黄帝内经》中《素问·阴阳应象大论》首次提出五音五声应五脏的理论；而《素问·脉要精微论》更以声音、言语、呼吸等来判断正气盈亏和邪气盛衰。《伤寒论》与《金匮要略》也以患者的语言、呼吸喘息、咳嗽、呕吐、呃逆、呻吟等作为闻诊的主要内容。后世医家更将口气、鼻气，以及各种分泌物、排泄物等异常的气味，列入闻诊范围。其基本原理在于各种声音和气味都是在脏腑生理和病理活动中产生的，所以能反映脏腑的生理和病理变化。

三、问诊

问诊是医生询问患者或陪诊者，了解疾病的发生、发展、治疗经过、现有症状和其他与疾病有关的情况，以诊察疾病的方法。

问诊是临床诊察疾病的重要一项，在四诊中占有重要地位。因为对于疾病的很多情况，如患者的病史、自己症状、既往健康状况和家族史等，只有通过问诊才能获得。了解上述情况，可为医生分析病情、判定病位、掌握病性、辨证治疗提供可靠的依据，特别是对于那些只有自觉症状而缺乏客观体征的疾病和因情志因素所致的疾病，问诊就显得更为重要。同时，询问患者的主要疾病，又可为医生有目的、有重点地检查病情提供线索。所以历代医家向来重视问诊。如《素问·三部九候论》曰："必审问其所始病，与今之所方病，而后各切循其脉。"《疏五过论》曰："凡欲诊病者，必问饮食居处。"明代张景岳也认为问诊是"诊病之要领，临证之首务。"并在《景岳全书·十问》中对问诊的内容及其辨证意义做了详细的阐述。

问诊时，医生要首先抓住患者的主要问题，然后再围绕主要问题进行有目的、有步骤的询问，既要突出重点，又要全面了解。同时，医生要以高度热忱的精神和认真负责的态度进行详细询问，对患者要寄予同情，说话要和蔼可亲通俗易懂、耐心细致，取得患者信任，使患者详细地倾吐病情。如发现患者叙述有不清楚不全面之处，医生可进行必要的提示和启发，但切不可用自己的主观意愿套问或暗示患者，以免使问诊资料与实际情况不符。在问诊中医生还要注意，不要给患者精神带来不良刺激或产生不良影响，要帮助患者建立起战胜疾病的信心。对于危重患者，医生要为抢救患者作扼要的询问和重点检查，及时进行抢救，然后对不详细之处再做补问，不可为苛求完整记录而耽误对患者的抢救。

四、切诊

切诊分脉诊和按诊两部分，两者同时运用双手对患者体表进行触、摸、按压，从而获得重要辨证资料的一种诊察方法。

脉诊是医生通过手指指目触摸桡动脉波动，观察脉宽、脉长、脉速、脉流利度等指标，对患者身体和功能情况做出判断。目前已有设备是中医脉诊仪，通过桡动脉部位的力学传感器识别十余种不同脉象来评估疾病虚实等情况。按诊是医生用手直接触摸或按压患者某些部位，以了解局部冷热、润燥、软硬、压痛、肿块或其他异常变化，从而了解疾病部位、性质和病情程度等情况的一种诊查方法，包括按胸胁、按手足、按腧穴、按肌肤等。

五、量表法

量表法是通过对不同症候的临床表现进行分层量化打分，使较为主观的症候描述客观化。例如，评估患者是否有气虚证可以用量表打分判断，气虚证总体特征是元气不足，以疲乏、气短、自汗等气虚表现，形体特征是肌肉松软不实。平时表现：平素语音低弱，气短懒言，容易疲乏，精神不振，易出汗，舌淡红，舌边有齿痕，脉弱。心理特征是性格内向、不喜冒险。发病倾向是易患感冒、内脏下垂等；病后康复缓慢。对外界环境适应能力低，不耐受风、寒、暑、湿邪，见表1-1。

表1-1　气虚证量表

请根据近一年的体验和感觉，回答以下问题	没有（根本不）	很少（有一点）	有时（有些）	经常（相当）	总是（非常）
1.您容易疲乏吗	1	2	3	4	5
2.您容易气短（呼吸短促），接不上气吗	1	2	3	4	5
3.您容易心慌吗	1	2	3	4	5
4.您容易头晕或站起时晕眩吗	1	2	3	4	5
5.您比别人容易患感冒吗	1	2	3	4	5
6.您喜欢安静、懒得说话吗	1	2	3	4	5
7.您说话声音无力吗	1	2	3	4	5
8.您活动量就容易出虚汗吗	1	2	3	4	5

合计分数：
判断结果：□是　□倾向是　□否

思考题：

1. 简述中医康复治疗学的概念。
2. 常用的中医康复评估手段有哪些？

第四节　中医康复治疗技术传承与发展

一、传承

现代康复医学发展于 20 世纪 40 年代，但康复治疗技术在人类早期的医疗实践中便已出现。春秋战国时期是中医康复思想的萌芽阶段，《黄帝内经》中的整体观、藏象学说、养生观念，以及诊断、治疗等原则方面的论述为中医康复理论的形成提供了基本框架。"治未病"的康复预防观、"杂合以治"的综合康复观在其中也有详细阐述。随着中医康复理论的发展，常用的中医康复治疗技术包括针灸、推拿、中药内外治法、食疗、精神情志疗法及传统运动疗法。

二、发展

（一）刺法发展简史

1. 起源　刺法从砭石疗法发展而来。砭石是最原始的医疗工具，《说文解字》曰："砭，以石刺病也。"最早用于切割脓疡、刺泻瘀血，而后逐渐发展为针刺放血的疗法。其次，刺法也源于经络现象的客观存在。自古有"以痛为腧""天应穴""阿是穴"的记载。古人有疾病反映在经络和腧穴上时，出于自我医治的本能反应而刺激这些部位，逐渐发现身体某些特殊部位具有治疗作用，从而研制专门工具用以治疗。

2. 刺法形成　从砭石发展到九针是刺法史上的重要变革，也是刺法形成的标志。《素问·异法方宜论》记载刺法起源于我国南方，灸法起源于我国北方。随着公元前 2600 年开始对鲁西豫东荒地（古称"东方"）的大开发，来自四面八方的移民纷纷涌入鲁西豫东地区，使这一地区进入龙山文化时代。大量人口的密集产生对医疗的需求，来自南方的针刺疗法和来自北方的艾灸疗法分别被南北移民带入鲁西豫东地区。所以，针灸疗法可以被视为我国古代东夷族的文化贡献。这一点可从《素问·异法方宜论》中"故砭石者，亦从东方来"的记载得到验证。夏、商、周时期进入青铜器时代，《黄帝内经》中记述的"九针"（金属）萌芽于该时期。但由于生产力的限制，出现九针之后，还沿用原有的石针。故在《黄帝内经》中九针与砭石并提。春秋时代出现了铁器，随着冶铁技术的进步与提高，直至战国到秦汉，砭石才逐渐被九针取代。

九针是在承袭"砭石""针石""镵石"的基础上，经过漫长的历史时期，不断改进、逐渐完善而成的。九针的硬度与砭石相当，其弹性、韧性、锋利的程度更优于砭石，制造精巧。由于它有九种不同的形状，在治疗上不但保留了砭石切肿排脓的功能，而且还极大扩展了用途，具有多种治疗功能，使得各种刺法逐渐形成和完善。

3. 刺法发展　九针的出现标志着刺法的形成，九针各有其不同的形状、大小、用途、治疗范围和操作方法。《黄帝内经》中有关九针的理论为刺法奠定了基础，其中有多篇涉及九针的应用，如《灵枢·九针十二原》《灵枢·九针论》《灵枢·官针》《灵枢·刺节真邪论》和《素问·针解》等。随着中医理论体系的建立和治法原则的确立，刺法也不断得到丰富。《黄帝内经》已经总结出较为完善的刺法体系，包括持针原则、刺法种类、补泻手法操作、针刺强度掌握和针刺宜忌等，其中最重要的针刺技术是毫针的进针、行气和补泻手法。在刺法方面，提到了五刺、九刺和十二刺等刺法；在补泻手法方面，提到了徐疾补泻、呼吸补泻、捻转补泻、迎随补泻和开阖补泻，为后世针刺手法奠定了基础。继而《难经》又有所发展，提出了营卫补泻，并强调了针刺时双手协作的重要性，对后世影响颇大。

晋唐时期的医家，在针刺手法方面一直继承着《黄帝内经》《难经》之学说。到宋、金时期产生了子午流注针法。元代窦汉卿在《针经指南》中创立了"针刺十四法"，目前大部分仍具有实用价值。明初陈会的《神应经》提出了"催气手法"。《金针赋》中记载了一整套的复式补泻手法，并对"烧山火"和"透天凉"做了系统论述。其后，高武的《针灸聚英》、汪机的《针灸问对》在《金针赋》基础上又有所发挥。而杨继洲的《针灸大成》集明代以前针刺手法之大成，提出"刺有大小""大补、大泻""平补、平泻""下针十二法"和"下手八法"等，对明以前针刺手法做了系统总结和归纳。清代以后，针灸医学渐趋衰落，针刺手法亦无进展。

20世纪50年代后，针刺技术又有了较大的发展，研究也进入了一个新时期。从文献考证到临床观察，从实验研究到机制的探索，进行了大量的工作。目前传统针刺手法越来越受到应有的重视，因为它与针刺疗效有直接关系，对阐明经络理论和针麻原理都十分有益。此外，随着中医学与现代技术的融合，针刺疗法结合物理和药物注射等方法后建立了新的技术，目前广泛应用的有电针、水针，以及穴位埋线、贴敷、割治等。另外，以特定部位为选穴范围的针法有了很大发展，应用较多的有头针、耳针、眼针、腕踝针等。这些方法不仅扩大了针刺治疗的范围，同时也推动了针灸学的发展。

（二）灸法发展简史

"砭而刺之"逐渐发展为针法，"热而熨之"则逐渐发展为灸法。灸法是古代流传下来的温热疗法。灸法与针法一样，是针灸技术的主要内容。从某种意义说，灸法比针法更简便易行。

1. 灸法起源　火的应用为灸法提供了条件。古人在烤火取暖或煮熟食物时，偶尔被火灼伤身体某处而解除了某种病痛，从而得到了烧灼可以治病的启示。其次，灸法出于上古之人治疗寒性病证的需要。如《素问·异法方宜论》曰："北方者，天地所闭藏之域也。其地高陵居，风寒冰冽，其民乐野处而乳食，脏寒生满病，其治以灸焫。故灸焫者，亦从北方来。"这说明天气寒冷，人体易因寒邪而生胀满一类的疾病，故需要使用灸法来对证治疗。

"灸"字《说文解字》释作"灼",即灼体疗病之意。最初可能采用树枝、柴草取火作熏、熨、灼、烫以消除病痛,此后随着医疗实践的深入,逐渐选用"艾"作为灸法的主要材料。现存文献中关于灸法最早的记载当属1973年长沙马王堆出土的帛书《足臂十一脉灸经》和《阴阳十一脉灸经》。书中主要记载十一脉的循行、主病及灸法,成书年代可以上溯至春秋时期,是迄今为止发现仅有的先秦时期的医著。

2. 灸法形成　先秦时期,灸法已在民间广泛使用。《黄帝内经》中有大量关于灸法的记载,且对灸治原则、操作规程、适应范围、灸法补泻操作、注意事项等均有涉及。其中,最重要的是灸治原则和灸法补泻操作。灸治的原则是"寒则热之""脏寒生满病,其治以灸焫""陷下者灸之"。灸法补泻见于《灵枢·背俞》曰:"以火补者,毋吹其火,须自灭也。以火泻之,疾吹其火,传其艾,须其火灭也。"这说明该时代艾灸技术已相对成熟。魏晋时期灸法较为盛行。我国第一部灸疗专著是三国时期曹翕所撰写的《曹氏灸方》。

晋代皇甫谧的《针灸甲乙经》中最早记载了化脓灸法。名医葛洪在《肘后备急方》中所录针灸医方109条,其中94条为灸方,他提出急症用灸法、灸以补阳,使灸法得到了进一步的发展;同时对灸材进行了改革,并最早使用了隔物灸。唐代孙思邈曾大力倡导灸法治病。在其所著《备急千金要方》中记载有隔蒜灸、豆豉灸、黄蜡灸、隔盐灸、黄土灸等,但也明确提出"若针而不灸、灸而不针,皆非良医也",主张针法和灸法并用。宋代有《小儿明堂灸经》《西方子明堂灸经》《膏肓俞穴灸法》等灸疗专著,在理论和实际操作上,形成了独特流派,丰富了灸疗学的内容。此外,宋代的针灸医籍中还有许多关于"天灸""自灸"的记载,即用某些刺激性药物,如毛茛叶、白芥子、旱莲草等贴敷于有关穴位上并使之发疱的疗法。宋代的医家,对于灸法有很多创新和发明,著述也颇多,可谓灸法的全盛时期。

元代窦材所著《扁鹊心书》,从不同角度记载和总结了古代医家的灸法经验。元明时期之后,灸法开始向无痛方向改进,原始灸法趋于衰落。同时明清时期较为重视使用灸疗器械,为后世灸疗器械的发展奠定了基础。

3. 灸法发展　灸法疗疾已有悠久的历史。最初是单纯的灸法,多采用直接灸,且艾炷较大、壮数较多。现代灸法为减轻灸疗的痛苦,多采用小炷少壮灸,并衍化出多种灸法,如艾条灸、药条灸(包括太乙神针、雷火神针等)、温灸、器灸、温针灸、天灸、灯火灸等。根据病情不同,还采用间接灸法,所隔物品多为姜片、蒜片、食盐、豆豉饼、附子饼等。

自20世纪50年代起,灸法又以其独特的治疗效应为临床所注视,近年来灸法在灸治范围、灸疗方法和灸疗器械等方面都有了很大发展。单纯用灸或以灸为主治疗的病种就有100多种,如应用灸法治疗甲状腺病、硬皮病、慢性溃疡性结肠炎、类风湿关节炎、眼底病、面神经麻痹及药物毒性反应等。灸法还突破灸治传统病证和一般常见病,在治疗难治性疾病方面也展示了独特的效果,并从临床治疗发展到养生和保健。此外,在灸治方法上随着与现代科技结合相继建立了激光灸、电子灸和电热灸等新技术,同时各种灸疗仪也相继问世。

（三）推拿发展简史

推拿是中医临床学科中的一门外治法，是中医学伟大宝库的重要组成部分。推拿的防治手段主要是手法治疗和功法训练。手法治疗是指操作者用手或肢体的其他部位，或借助一定的器具，在受治者的体表作规范性的动作，以防病治病为目的的一种治疗方法；推拿功法训练是根据推拿临床医疗的需要，由推拿医务人员指导患者进行功法训练，以巩固临床的治疗效果。

推拿，古称"按摩""按跷""乔摩""挢引""案杌"等，是人类最古老的一门医术。推拿起源，可能萌于人类本能的自我防护。原始社会，人类在繁重而艰苦的劳动生产过程中，经常发生损伤和病痛，会不自觉地用手抚摸、拍打伤痛局部及其周围部位。当这种抚摸、拍打使疼痛减轻后，人类从中不断地积累了经验。逐渐由自发的本能行为发展到自觉的医疗行为，再经过不断地总结和提高，就成为一门古代的推拿医术。

《黄帝内经》中有不少有关推拿的记载，概括了推拿具有的行气、活血、舒筋、通络、镇静止痛、退热等作用，记载了推拿可以治疗痹证、痿证、口眼歪斜和胃痛等多种病证。

隋唐时期，推拿已发展为一门专业的治疗方法。如隋代设置的全国最高的医学教育机构太医署，有按摩博士的职务。唐代的太医署设置的四个医学部门中就有按摩科，其按摩博士在按摩师和按摩工的辅助下，教授按摩生"导引之法以除疾，损伤折跌者正之。"这个时期的推拿学术发展有如下特点：①推拿已成为骨伤病的普遍治疗方法，不仅适应于软组织损伤，而且对骨折、脱位也应用推拿手法整复。唐代蔺道人所著《仙授理伤续断秘方》为我国现存最早的骨伤科专著。书中第一次系统地将手法运用到骨伤科治疗之中，提出治疗闭合性骨折的四大手法，即"揣摸、拔伸、撙捺、捺正"，对骨伤科推拿手法的发展作出重大贡献。②推拿疗法渗透到内、外、儿诸科。③推拿广泛地被应用于防病养生。自我推拿，又称导引，得到充分的发展。

宋金元时期，虽然国家医学机构中没有设置推拿专科，但这个时期，推拿的发展还是令人瞩目的。推拿的学术发展标志主要体现在：推拿作为一种治疗方法，广泛地应用于临床各科，并在此基础上产生了丰富的诊疗理论，使推拿治疗作用的认识得到不断深化。

明代，太医院设十三医科进行医学教育，推拿是十三科之一。推拿在当时的发展有两个显著的特点：一是"按摩"之名开始有"推拿"之称。究其原因，可能是由于封建礼教的束缚，按摩科于明隆庆五年（1571年）被官方取缔，此时恰逢小儿推拿的蓬勃兴起，其影响之大，以至于本来专指小儿按摩的"推拿"一词从明代起，广泛取代了按摩的概念。二是形成了小儿推拿的独特体系。小儿推拿不是推拿诊治方法在小儿疾病中的简单应用，而是在理论、手法、穴位上都有不同于推拿在其他临床各科中应用的特色。

清代，医学分科数度变动，太医院未设推拿专科，但推拿无论是在临床实践中，还是在理论总结上仍得到了一定的发展。首先是儿科杂病临床应用的发展。其次，《医宗金鉴·正骨心法要旨》对正骨推拿手法总结出"摸、接、端、提、按、摩、推、拿"的正骨八法；提出了手法操作的要领；对骨折、脱位的手法诊治意义，不仅提出有整复作用，而且指出有康复价值。最后，作为中医外治法之一的推拿，与其他外治法和药物疗法，在临床应用中相互补充、相互结合。吴师机所著《理瀹骈文》，是清代外治法中成就最大、最有影响的一部著作，该书将推拿、针灸、刮痧等数十种疗法列为外治方法，并介绍将药物熬膏，或敷，或擦，或摩，或浸，或熨，或熏，这使古代的膏摩、药摩得到了较大发展。

民国时期，由于当时的卫生政策不重视中医，尤其不重视操作型的医疗技术，所以，推拿只能以分散的形式在民间存在和发展。这种发展的方式，其缺陷是受地域之限，缺乏交流；但其优势是由于我国疆域辽阔，植根于民间，也按照各地流行病的特点和民间要求，发展为各具特色的推拿学术流派。这些众多的学术流派，是我国推拿学科的一大特色。这个时期，由于西医学的传入，推拿与中医其他学科一样受到冲击。但推拿作为一门临床学科，在冲击中吸收了西医学的解剖生理等基础知识以充实自身的发展，如上海的滚法推拿流派就是在这种情况下发展起来的。中华人民共和国成立后，推拿的临床、教学、科研、著作的出版和人才队伍的建设，都出现了空前的繁荣景象。

1956年上海成立了我国第一所推拿专科学校——上海中医学院附属推拿学校。1958年上海建立了国内第一所中医推拿门诊部，通过设科办校，使推拿专业人才的培养除了"师带徒"的形式外，还有课堂集体教育的方式，培养了一大批推拿专业的后继人才，继承和整理了推拿的学术经验。20世纪60年代初中期，推拿疗法在临床中得到广泛应用，并整理出版了推拿专业教材和专著，开展了推拿的实验观察和文献研究。20世纪70年代后期至20世纪80年代，高等中医院校正式设置推拿专业，如上海中医学院针灸推拿系于1979年招收本科生，培养五年制大学本科学生。之后，全国有条件的中医学院都相继成立了针灸推拿系。1986年上海中医学院推拿系成立，并招收了全国第一批推拿硕士研究生，培养高级推拿中医师。全国的医疗机构、康复（保健）机构，普遍设立推拿（按摩）科，推拿被更为广泛地应用到临床各科。1987年成立了全国性的推拿学术团体——中华全国中医学会推拿学会。进入20世纪90年代推拿教育的层次进一步提高，全国多数中医院校的推拿专业从专科教育发展到本科教育。1999年在上海首次招收推拿学专业博士研究生，不断为推拿教学、临床、科研输送高素质的专业人才。2000年以后全国各地相继开展推拿学专业博士的培养，推拿高层次技术人才队伍不断壮大。

（四）中药外治法发展简史

1.起源　中药是中医药文化中的一颗璀璨明珠，分为内服与外治。本篇主要介绍中药外治技术的发展。中药外治方法萌芽于原始社会，最初人们用泥灰、树叶、草根等敷在伤口，经过长期经验积累和中医药发展，中药外治法的理论、技术也进一步发展。

2. 中药外治法的发展 从殷商战国到秦汉时期，各类典籍中即已有外治的论述。现存最早的本草专著《神农本草经》中对中药外治的叙述虽然古朴，但不少记载至今仍然发挥着有效的治疗作用。《山海经》是最早记载中药外治作用的。1973年，长沙马王堆出土的《五十二病方》中记载的283首方中，外治法几乎占据一半，有熏、浴、洒、沃、傅、涂、膏、封等多种用法。我国第一部辨证论治专著——《伤寒杂病论》，记述了临床各科的外治方法。这个时期，中医学理论框架的形成对中药外治的基础理论和实际应用奠定了坚实的基础，对以后外治思想体系的构成和完善，起到了开创先河的作用。

魏晋南北朝时期，《名医别录》进一步发展了《神农本草经》中记载的药物外治方法。另有《肘后备急方》《刘涓子鬼遗方》《梅师集验方》均对药物外治方法有所记载。唐代是我国历史上中药与方剂发展的盛世，外治研究蔚然成风，涌现了大量书籍。宋金元时期，中医学术大大发展，推动了中药外治的前进步伐。明代，以《本草纲目》为代表，本草学发展到新的历史水平。该书记载了大量穴位敷药疗法，收载了众多外治或内外并治的验方，并记录涂、扑、擦、吹等数十种外治方法，范围涉及临床各科。清代，本草整理风气盛行，对外治贡献最大的当属赵学敏的《本草纲目拾遗》。这一时期，以两部外治专著《急救广生集》《理瀹骈文》的问世为标志，中药外治思想体系由初成阶段走向成熟阶段。

中华人民共和国成立以来，中医事业的长足发展，大大促进了中药外治的进步。其中《中华本草》收录药物条目已达到8980种，是目前药物数量最多、最具权威性的本草巨著，其外治药物数量也最多。随着医学理论、技术的发展，中药外治这一中医治疗的古老分支不断被注入新的活力，与其他各种疗法一起，进一步提高中医外治康复水平。

3. 中药外治法的分类 中药外治种类颇多，各具特色。但总的来说，与内治法一样，也是以脏腑经络、辨证论治等理论为指导。其最大的差别在于给药途径不同。正如外科宗师吴师机所说："外治之理，即内治之理；外治之药，即内治之药；所异者，法耳。"在长期的临床实践中，历代医家积累了众多中药外治方法。临床常用的外治方法包括围法、掺法、药捻法、薄贴法、敷贴法、发疱法、敷脐法、沐浴法等。另外，还有与现代技术产品相结合的中药离子导入法、中药超声雾化吸入法、中药熏蒸仪等。

（五）传统运动疗法

1. 起源 运动疗法是物理疗法的主要方法之一，传统运动疗法又被称为导引疗法。导引源于原始社会时期舞蹈，通过运动去除因环境潮湿、狩猎、奔跑造成软组织损伤和身体不适。随着人类不断的实践和经验总结，经过历代医家不断完善创编和发展了各种传统导引方法，逐渐形成体系。

2. 传统运动疗法的发展 《黄帝内经》中对运动治疗疾病已有所记载，如导引、按跷等。西汉末年，华佗将导引术进一步发展，编创模仿虎、鹿、熊、猿、鸟五种动物活动姿态的"五禽戏"。长沙马王堆汉墓出土的导引图，可以看出秦汉时代作为保健运动的导引术已经盛行，且动作种类繁多。隋唐时期，《诸病源候论》《备急千金要方》《外台秘要》等医书中对气功、按摩、导引等均有相关的论述。宋明时期之后，传统运动疗法仍然不断发展，八段锦、易筋经等在民间流传广泛，至今仍然是人们时常选择的保健运动形式。

中华人民共和国成立以后，中医学的整理和研究得到了重视和大力发展，许多传统体育疗法重新被发掘和应用于医疗实践中，如气功疗法、五禽戏、太极拳、八段锦等各种传统功法训练。

1978 年中国运动医学会成立，于 1980 年并入中国体育科学学会，同年，我国申请加入国际运动医学联合会（FIMS）并成为会员国。1981 年，中国体育科学学会学报——《体育科学》创刊，并专门设有运动医学栏目。传统运动医学科研项目、科研成果硕果累累且不断完善，加之我国学者的不断对外交流、宣传，促进了我国传统运动医学的对外传播与发展。

随着健康理念的逐渐推广，越来越多的人注重身体亚健康状态。传统运动疗法作为中医学非药物疗法的重要一部分，其疗效备受关注。近年来研究显示，其在现代慢性疾病，如高血压、冠心病、慢性阻塞性肺疾病、骨质疏松等疾病的防治中具有积极作用。太极拳的研究、应用与推广同时带动着其他传统运动的发展。有学者已将太极拳、八段锦、五禽戏等编为第四套原发性骨质疏松的运动处方。随着医学科学技术的进步，除了对其在各系统疾病的疗效研究以外，开始注重机制研究。以脑科学发展为例，已有学者证实太极拳可以促进神经系统功能再造、改善脑网络连接等。这为传统运动在临床中的应用及推广提供了客观依据。

传统运动疗法也较多应用于颈肩腰腿痛等伤科病症，如肩周炎、颈椎病（各型颈椎病）、腰椎间盘突出症、急性腰扭伤、梨状肌综合征、菱形肌损伤、膝痛症等。上述病症在实施推拿、针灸、拔罐、牵引、整脊等治疗方法过程中，或在治疗过程后，采用一定的自主性动作、姿势、功法、意念、呼吸调节等导引干预，起到疏通经络、舒筋活血、补气养血、散寒通滞的作用，从而缓解肌肉痉挛紧张，改善局部或全身血液循环，消除水肿或粘连，加强局部神经、肌肉组织的营养，增加力学平衡能力，重建肌肉之间的运动协调性，促进上述病症的康复和痊愈。传统运动疗法是一种主动性自我调治的方法。定时定量的习练，有助于降低伤病复发率，巩固疗效。

（六）精神情志疗法

中医康复治疗学中有着丰富的心理学思想，是整体观思想的重要内容，它强调人的精神、意识、思维活动是建立在脏腑功能基础之上的；人的心理活动有着显著的个体差异性，并受到自然环境和社会环境的影响。中医康复治疗学存在着极为丰富的治疗心理疾病的临床实践经验，在我国"心病还须心药医"是妇孺皆知的名言。心理治疗实际是最早形成的治疗方式之一，在古代一度是主流的治疗形式。

马王堆汉墓帛书整理出的《五十二病方》，据考证系早于《黄帝内经》的古医书，其中有"祝由疗病"法35例。《黄帝内经》不仅是中医学理论的渊薮，而且也是最早记载医学心理学的论书。《黄帝内经》认识到人的心理因素与疾病的发生、发展及其预后密切相关；在治疗方面，把"治神"置于各种治法之首，"针石毒药"等治疗手段必须通过患者的神气才能发挥治疗效应。《灵枢·师传》中"人之情，莫不恶死而乐生，告之以其败，语之以其善，导之以其所便，开之以其所苦，虽有无道之人，恶有不听者乎"的精辟论述，至今仍作为经典的心理治疗理论引用；《素问·五运行大论》和《素问·阴阳应象大论》已认识到了精神因素与形体内脏、情志与情志之间，在生理病理上存在着相互影响的辨证关系，从而巧妙地根据"以偏救偏"的原理，创立了"怒伤肝，悲胜怒；喜伤心，恐胜喜；思伤脾，怒胜思；忧伤肺，喜胜忧；恐伤肾，思胜恐"的独特疗法；《素问·移精变气论》记载："古之治病，惟其移精变气，可祝由而已。"即用祝由疗法转移患者的精神情志之所注，从而改变其气血紊乱的病理状态。所谓祝由，即通过祝祷、诠释病因的一种精神治疗方法。古代设有祝由科，可以认为是中医康复心理治疗之发端。《素问·上古天真论》中"呼吸精气，独立守神，肌肉若一"，《素问·异法方宜论》"导引按"，《素问·刺法论》"净神不乱思，闭气不息七遍"，都主张用气功导引养生调神、治病。总之，《黄帝内经》已经初步确立了中医康复心理治疗的基本原则和方法，至今仍有很大影响。该时期，《吕氏春秋》中文挚以怒治齐闵王而丧命、《后汉书》中华佗怒激郡守是现存我国最著名的、完整的心理治疗医案。

金元时期，涌现出一批心理治疗水平颇高的医家。张子和的《儒门事亲·九气感疾更相为治术》就是一篇心理治疗的专论，它将《黄帝内经》情志相胜的心理治疗理论做了演绎、发挥，并对自创的心理治疗方法进行了综述。张子和的心理治疗医案设计水平、治疗深度及记载的完整性也是值得称赞的，这些医案无论从传统中医理论分析，还是从现代心理治疗角度评价，都具有相当的水平，不仅在我国，而且在世界心理治疗史上都应该有一定的地位。同时期的罗天益、朱丹溪、贾思诚等也留下了有效的心理治疗医案。

明代缪仲淳认为"情即神识，有知不定，无迹可寻，触境乃发，滞而难通"。治疗上"只宜以识遣识，以理遣情，此心病还将心药医之谓也。如是庶可使滞者通，结者化，情与境离，不为所转，当处寂然，心君泰定，其何七情之为累哉"。张景岳继往开来，在阐发《黄帝内经》心理治疗的理论上，又有新的发展。《类经·论治类》中引用他人和自己的心理治疗医案对鬼神、祝由二说做了深刻的分析。《景岳全书》中对诈病的论治有着历史性的贡献。明代是中医史上留下心理治疗医案最多的时期。

清代吴师机在《理瀹骈文》中说："情欲之感，非药能愈，七情之病，当以情治。"可谓经典之论。该时期关于心理治疗仅有一些零散的记载，并且配合或从属于针药治疗的居多。但就对心理治疗医案的收集而论，却有着积极的意义。

历代医家从丰富的临床实践中总结出"心病还须心药医"，"心病不知何许药医也，不详其性状，不明其用量，亦不悉其产地，而奏效甚奇"。可见，"心药"并非真正之药物而是指心理治疗。整体治疗是中医学整体观念的基本内容，在重视"有形"的针药治疗同时，今后也要加强"无形"的心理治疗。

思考题：

1. 简述中国中医康复治疗技术大致有哪些分类。
2. 思考如何在临床中推广应用传统运动疗法?

第二章　中医康复治疗的基本原则与处方制定 ▷▷▷▷

第一节　中医康复治疗的基本原则

一、以功能为导向原则

康复医学以功能为中心，功能障碍者为服务对象，研究内容围绕着"障碍"，着眼于功能和能力的恢复。中医康复方法是康复医学中重要的组成部分。临床实践中，中医康复方法应在中医理论指导下，始终以功能为导向，采取包括针灸、推拿、中药内外治法及传统运动疗法等，最大限度地改善与提升功能水平，提高生存质量，恢复功能障碍者独立生活、学习和工作的能力，使其能在家庭和社会过有意义的生活。

二、注重全面康复原则

康复的对象不仅是有功能障碍的肢体、器官，更重要的是整个人。因此，全面康复是指综合应用医疗、教育、工程、职业和社会康复等手段，使老年人、慢性病患者、残疾人等运动功能、精神心理、日常活动能力等获得最大限度的康复。中医康复有关"全面康复"的含义体现在采用"内外相扶""药食并举"的调、养、治结合的康复措施上，不仅使功能障碍者形神功能最大限度地恢复、职业归复和正气复原，还达到养生延年的目的。

三、强调"循证治疗"原则

中医康复治疗在临床实践中要注重"循证治疗"。循证医学的核心思想是医疗决策尽量遵循现有最好的证据。循证医学的研究结论给广大的康复工作者提供了对临床经验、思维和工作方法再认识的机会，完成了以疾病为中心向以患者为中心的转变。康复医生可根据需要解决的若干问题，进行有效的文献检索，在对其进行评价后，通过严谨的判断，找到有力的证据，将适宜的诊断方法、安全有效的中医康复治疗措施和准确的预后评估用于康复的服务中。在这一过程中，需要将临床实际情况、患者意愿与最佳临床证据结合起来，选择和做出最佳的中医康复治疗决策。

四、各康复方法的协同应用原则

中医康复在悠久的发展过程中形成了多种多样的治疗方法，然而如何有效合理使用这些治疗手段达到最佳的临床效果是需要明确的选择。在应用的过程中并不是简单地将各种中医康复方法进行叠加，因为任何的治疗方法都有优势和限制条件，应该针对各自优势发挥其协同作用，避免无序的应用状态，进行中医康复方法的合理组合和优选。

五、中医康复与现代康复的有机结合原则

现代康复在评估方面有着明显的优势和量化的标准，并且治疗的效果可以通过评估手段在全世界范围内得到认可，有助于正确客观地评价中医康复治疗的效果。中医康复在整体康复和康养方面有独特思路和治疗方法，作为康复治疗人员应该能够通过本书的学习，准确地把握中医康复方法与现代康复方法的结合的时机，针对具体的疾病对两者进行有机地整合，发挥各自方法的优势和特色。

思考题：

1. 简述中医康复如何与现代康复进行结合。
2. 中医康复与现代康复相比较最大特色是什么？

第二节　中医康复治疗的处方制定

一、传统功法处方的设计与应用

传统功法处方是康复医生通过医学检查，对患者个体健康、体力状况及心血管功能状态进行评估，以处方的形式规定适宜的运动种类、运动强度、运动时间、运动频率和运动负荷，指出运动中的注意事项。它是指导人们有目的、有计划进行科学锻炼的一种方法。尤其是在分析病因病机、明确辨证立法的基础上，选择适当的肢体运动疗法、呼吸运动疗法，以及意念、冥想与运动想象相组合。作为临床治疗的实施方案，处方是否得当，直接关系到治疗效果的优劣。因此，传统功法运动处方必须在中医基本理论和中医康复治疗原则的指导下，根据各种功法的特点和患者的临床症状、证型、体质严密组合，做到选功明确、方法得当，以便更好地发挥传统功法的治疗作用。同时根据个人的目的、身体能力、健康状态、个性特征、兴趣爱好等综合情况，制定与本人实际体质状况相适应的健康体育锻炼计划，针对性地选择适合自己的锻炼方法。实施运动处方前最好做心血管功能方面的检查。

（一）传统功法处方的特点及内容

1. 传统功法处方的特点

（1）目的性强　传统功法的目的性体现在康复治疗和康复参与等多个方面。作为康复治疗手段，传统功法首要目的是改善患者功能障碍，起到增强患者运动能力、改善血液循环、调整心肺功能等作用。除此之外，传统功法依靠中医整体观"天人合一"内涵

理论，在改善情志、调动患者主观能动性、积极参与康复训练具有明显优势。

传统功法处方有明确的近期目标和远期目标，处方制定和实施均围绕临床康复的目标进行。传统功法具有完整的训练流程，重视循序渐进，结合基础范式（如坐位股四头肌静力性收缩训练）和重复强化性训练，逐步提升至复合动作（如站桩双手抱球动作训练）。在增强患者适应性的同时，扩大训练内容，调动躯体多器官参与，完成近期目标至远期目标的渐进过程。

传统功法的目的在处方上也有体现。处方以增强患者躯体功能为导向，配合呼吸训练和情志调节，目标涵盖"未病先防""既病防变"。通过传统功法训练能有效提升不同人群的身心健康，能在疾病发展初期延缓疾病进程，防止功能障碍进一步加重。

（2）计划性强 功法训练是一个长期、系统的过程。患者所处疾病阶段不同，传统功法训练有着不同的要求，有别于一般的关节活动训练。传统功法训练对疾病分期和远期目标有较高的要求，因此可靠的训练计划保障了康复疗效。患者自身的情况和康复训练参与积极性等均会对训练模式和方法产生影响。针对于此，传统功法康复处方依据近远期目标，针对患者存在问题，有步骤、分阶段地进行功法干预，通过时间周期、运动频次、运动强度等控制训练效果，有计划地把控患者身体对康复训练的适应性，让患者逐步恢复到正常功能状态。功法的计划性还体现在重复训练和主动训练两方面。重复训练是现代运动治疗中心的理念之一，通过反复训练促进患者功能恢复。传统功法同样具有该特点，有规划性的重复训练能在改善患者功能障碍的同时逐渐过渡至主动训练阶段。结合中医康复理念"天人合一""心随意动"等，推动患者主动训练的主观意愿，提升康复疗效。

（3）科学性强 运动治疗需要科学指导，安全有效且合理的训练才能增强疗效，严谨科学的指导能产生有效的训练效应，避免不必要的损伤。对于具有潜在高风险的患者，更应在规范的指导和监护下进行训练。

传统功法处方的制定和实施过程需严格按照临床医学、康复体育、运动学等学科的要求，并结合临床实际应用。例如，功法训练者接受必要的健康评估，对训练过程中潜在的伤病和意外进行防护。同时结合患者实际病情，对传统功法康复方案进行针对性调整，使之在更加契合患者功能康复目标的同时，控制患者病情，减少并发症。

（4）针对性强 传统功法处方是根据每一位参加功法训练的锻炼者具体情况来进行制定和实施的，有很强的针对性。体现在不同种类的功法训练对躯体功能的影响差异。功法处方设计时应结合中医辨证论治，对患者的病情进行综合判断，以中医整体观为治疗原则，充分考虑传统功法"调身""调息""调神"的特色，为不同人群设计具有辨证特色的康复处方。例如，在脊柱与四肢骨关节疾病的临床应用及功法处方设计时，可以通过分解功法的动作，针对某一症状可反复加强练习同一功法动作取得临床疗效，并且简单的肢体活动也能降低患者的参与难度。在脏器疾病的临床应用及功法处方设计时，应考虑内外界复合因素影响、有无服药、睡眠情况、情绪及心肺功能等，设计动静结合的多样化康复处方，包括动静协调、意念控制和练习体位的调整。传统功法的站功、坐功和卧功具有明显的差异，需实时关注患者病情的进展，功法训练应具有针对性并满足患者的多重需求。

（5）普及面广　传统功法处方简明易懂，容易被大众及患者所接受，有疗效，是进行康复和群众健身的理想方法。传统功法训练在我国具有广泛的群众基础，加之传统功法训练在流程和计划上的反复优化，使其在广大民众和需要康复的患者中具有更高的接受度，具有易普及推广的特点。

随着人们对生活质量的要求不断提高，健康安全越发受到关注。民众健身需求增加，锻炼的层次也不断丰富。简单易学的功法训练结合生动活泼的训练过程，吸引了各种类型的习练者。在医疗资源匮乏的地区，采用传统功法康复还能有效缓解医疗资源不足的压力。在"健康中国"的背景下，传统功法也将迎来新一轮发展机遇，被广泛普及。

2. 传统功法处方的内容

（1）康复评估　传统功法种类多样，不同的功法锻炼在改善患者各种功能障碍可显示疗效存有差异，因此对患者进行康复评估、指导康复处方制定具有重要意义。康复评估的内容主要包括对患者一般伤病的情况评估、对身体发育和健康状况的评估和针对康复目标设计康复方案的评估。充分了解患者的病情能够明确患者的适应证和禁忌证，增强康复处方的针对性，避免处方不当引起二次伤害。

传统功法训练需要患者的参与和运动活动，对患者的心肺功能、运动器官的技能水平有一定要求。因此，在传统功法训练的康复评估中，也需医生依照患者的年龄、性别、健康状况、锻炼经历等，评估患者的运动能力。依照评估结果制定安全、有效、系统和个性化的康复方案。

传统功法与中医理论存在联系，在制定处方时可参照中医四诊内容。评估患者的证候，把握患者的病情转归，指导制定具有中医康复特色的运动康复方案。

（2）传统功法处方的分类

1）临床治疗运动处方：针对患者的治疗性传统功法处方，用于某些疾病和康复期的患者，以治疗疾病、提高康复医疗效果为目的，使医疗体育更加定量化、个性化。

2）健身运动处方：针对健康人的运动处方，以增强体质为目的。

3）预防性运动处方：用于健康的中老年人及长期从事脑力劳动者，主要是预防某些疾病（冠心病、肥胖症等），防止过早衰老。

（3）制定传统功法处方的目的　制定传统功法处方的首要目的是改善患者的功能障碍，满足患者的康复需求。传统功法在改善运动障碍、提升平衡控制能力、增强认知和调整心肺功能等方面具有临床疗效。部分患者随着病情发展，功能障碍会愈发突显，采用传统功法训练能在一定程度上减缓疾病发展，甚至可以逆转功能障碍。对于一些功能障碍严重、通过现有的康复治疗方案无法达到治疗目的者，传统功法可作为补充方案，填补现代康复治疗的不足之处。

（4）传统功法处方的优势　有别于一般的关节活动训练，传统功法重视气息调整、呼吸节律与运动训练的平衡，这些将有助于提高心肺功能耐力。通过训练可降低安静时和同等负荷下运动时心率，增加心脏舒张期容积，提高肺活量，降低心血管疾病和心脏突发事件的危险性。如果发生心脏突发事件可降低其严重性，增加生存机会。

传统功法有动力训练和静力训练，两者组合交替能够改善改善血液质量，增加骨密度，加强骨和关节力量，提升韧带和肌腱的力量，防止多种骨、关节和肌肉的损伤，降低骨质疏松发生的危险性。功法训练还能够增加人体的免疫能力，提高抗病能力和病后康复速度。

传统功法具有"身心合一"的思想，重视对立统一的和谐。传统运动疗法的主要特点是动静结合、刚柔相济、意气相随、内外兼修、身心并重。静则收心纳意，轻松自然，全神贯注，以培育正气，即在精神舒畅和情绪安宁的状态下进行锻炼。动则行气活血，疏经通络，强筋壮骨，滑利关节，以壮形体、调和脏腑。动以养形，静以养神。动中有静，即在运动时要保持精神宁静的状态，要全神贯注。静中有动，要保持呼吸和意念的自然和谐、流动顺畅。传统运动疗法强调练意识以养神，以意领气；调呼吸以练气，以气行推动血运，周流全身；以气导形，通过形体、筋骨关节的运动，使周身经脉畅通。

（二）传统功法处方设计与应用

1. 制定传统功法处方

（1）传统功法项目的选择　选择功法项目，要考虑运动的目的，避免对抗竞争型的运动。另外，锻炼者的体力、运动水平、运动设施及有无指导者等均会对运动种类的选择产生影响。运动种类主要包括：①全身运动、局部运动。②有氧运动、无氧运动。③持续运动、间歇运动。④动力性运动，静力性运动。⑤单人运动、双人运动、多人运动。前4项运动种类均以第一项为佳，健身者可酌情选择。最好选择有节奏的、较轻松的运动，考虑运动条件，如场地器材、余暇时间、气候等，还要结合体育兴趣爱好等。

（2）运动强度　是衡量运动量的重要指标之一，可用每分钟的心率来表示大小。

对于老年人运动强度的设置因人健康程度和体力大小不同而不同，一般可以下公式为标准上下调节：运动目标心率=（220-年龄－安静心率）×（60%～80%）+安静心率。运用此公式时要注意：不要在很短的时间内把心率提高到目标心率，运动前一定要做准备活动来热身和逐步提高心率，在天气寒冷的时候更要如此。一般选择运动强度为运动心率在120次/分左右的运动。

运动强度的具体测量方法：用靶心率来控制，即以最高心率的70%～85%的强度作为标准。靶心率=（220-年龄）×（70%～85%）。如20岁的靶心率是140～170（次/分）。最适宜运动心率，计算公式：最大心率=220-年龄，心率储备=最大心率－安静心率，最适宜运动心率=心率储备×75%+安静心率。如某大学生20岁，安静心率70（次/分），他的最大心率为220-20=200（次/分），心率储备为200-70=130（次/分），最适宜运动心率为130×75%+70=167.5（次/分）。

运动强度和运动负荷是否适宜，还可从运动结束后的生理状态来判断：一是观察运动后脉搏恢复情况，记录运动结束时即刻脉搏和休息第二分钟时脉搏，若从即刻脉搏到休息第二分钟时的脉搏下降了20%以上，则表明这次运动强度和运动量是适宜的；二是运动后第五分钟时，呼吸应恢复正常，心脏不应再砰砰作响，第二天晨起脉搏应波动不大，体重基本不变。适宜的运动给人的感觉应该是稍感轻松，若很轻松和不轻松都是不适宜的表现。

（3）运动时间　指一次锻炼的持续时间，它与运动强度紧密相关，强度大，时间应稍短；强度小，时间应稍长。人体有600多块肌肉附在骨骼上，主要参加运动的肌肉达400多块，要想这些肌肉都得到收缩和舒张，每次运动时间至少要保持在20分钟以上，有氧锻炼一般在40分钟左右就可以达到较好的效果。运动后的放松是对运动效果的保证，也是运动的延续，放松时间可以在10分钟左右。

（4）运动频度　指每周的锻炼次数。由于人体代谢水平降低，疲劳后恢复的时间延长，因此训练的频率可以视情况增减，一般为每周3～4次为宜。强调低强度和高频率运动，如每周从3次增加到6～7次，每3周增加1次至达到目标为止。

2. 应用效果检查　由于个人情况千差万别，在实行传统功法处方的过程中，可能会有不合适的地方，应在实践中及时检查和修正，以保证锻炼的效果。再好的处方，也不一定适合所有的人，一个安全有效的处方应该是自己制定的，而且应在实施过程中，不断地进行调整。一般情况下，通过8周锻炼就能收到效果，如果心脏功能提高，靶心率亦应提高，若再按原处方规定的运动强度锻炼，则效果不大。

3. 生理、生化指标在传统功法处方中的运用　关于传统功法处方的实践和运用可以给予人以健康的身体，达到临床疗效也结合实际的医务监督。

（1）健康成人的收缩压为90～130mmHg，最高不超过140mmHg；舒张压为60～85mmHg，最高不超过90mmHg；脉压差为30～40mmHg。

（2）让受试者连续测量5次肺活量，每次间隔15秒（呼吸时间在内），记录每次肺活量的结果。5次肺活量值基本相同或有增加者为功能良好，逐渐下降者为功能不良。

（3）闭气试验是让受试者安静、处于坐位，分别测量深吸气后的闭气时间和深呼气后的闭气时间，记录结果。正常时，吸气后的闭气时间，男性为40秒左右，女性为25秒左右；呼气后的闭气时间，男性为30秒左右，女性为20秒左右。

二、针灸推拿处方的设计与应用

针灸推拿处方是在分析病因病机、明确辨证立法的基础上，选择适当的腧穴和刺灸法组合而成。作为针灸推拿临床治疗的实施方案，处方是否得当，直接关系到治疗效果的优劣。因此，针灸推拿处方必须在中医基本理论和针灸推拿治疗原则的指导下，根据各种方法的特点和腧穴的特异性，严密组合，做到配穴精练、方法得当，以更好地发挥针灸推拿的治疗作用。

（一）穴位的选择

腧穴是针灸推拿处方的第一组成要素，选取适当的腧穴是配穴的先决条件。人体每个穴位都有相对的特异性，其主治功能不尽相同。只有依据经络、腧穴理论，结合临床具体实践，掌握取穴的一般原则，才能合理地选取适当的腧穴，为正确拟定针灸推拿处方打下基础。穴位的选择应遵循基本的选穴原则和配穴方法。

1. 选穴原则　选穴原则是临证选取穴位应遵循的基本法则，包括近部选穴、远部选穴、辨证选穴和对症选穴。近部、远部选穴是主要针对病变部位而确立的选穴原则，辨证、对症选穴是针对疾病表现出的证候或症状而确立的选穴原则。

（1）近部选穴　近部选穴是指选取病痛所在部位或邻近部位的腧穴。这一选穴原则的依据是腧穴普遍具有近治作用的特点，体现了"腧穴所在，主治所在"的治疗规律例如，眼病取睛明、耳病取听宫、鼻病取迎香、胃痛取中脘、膝痛取膝眼等，皆属于近部选穴。

近部选穴适用于所有病证，尤以经筋病和筋骨病最为常用，如面瘫属阳明经筋病，宜首取面部穴位；颈椎病、腰椎间盘突出症、膝关节骨性关节炎、网球肘、踝关节扭伤等筋骨病也都应取局部穴位为主。

（2）远部选穴　远部选穴是指选取距离病痛较远处部位的腧穴。这一选穴原则的依据是腧穴具有远治作用的特点，体现了"经脉所过，主治所及"的治疗规律。例如，耳鸣取中渚、胃痛取足三里、颠顶头痛取太冲、久痢脱肛取百会、急性腰痛取水沟等，均为远部选穴的具体应用。

远部选穴在针灸临床上应用十分广泛，尤以在四肢肘膝关节以下选穴，用于治疗头面、五官、躯干、脏腑病证最为常用，"四总穴歌"之"肚腹三里留，腰背委中求，头项寻列缺，面口合谷收"更是远部选穴的典范。

（3）辨证选穴　辨证选穴就是根据疾病的证候特点，分析病因病机而辨证选取穴位的方法。临床上有些病证，如发热、昏厥、虚脱、癫狂、失眠、健忘、嗜睡、多梦、贫血、月经不调等均属于全身性病证，因无法辨位，不能应用上述按部位选穴的方法。此时，就必须根据病证的性质进行辨证分析，将病证归属于某脏腑或经脉，然后再按经选穴。例如，失眠，若心肾不交者，归心、肾两经，应在心、肾两经选穴，可取神门、太溪；属心胆气虚者，归心、胆两经，应在心、胆两经选穴，可取神门、丘墟；属心脾两虚者，归心、脾两经，应在心、脾两经选穴，可取神门、三阴交；也可根据辨证所属的脏，取相应的背俞穴，如心脾两虚者也可取心俞、脾俞等。

（4）对症选穴　对症选穴是根据疾病的特殊症状而选取穴位的原则，是腧穴特殊治疗作用及临床经验在针灸处方中的具体应用，也称经验选穴。例如，哮喘选定喘穴、虫证选百虫窝、腰痛选腰痛点、落枕选外劳宫、小儿疳积取四缝、面瘫取牵正、痔疮取二白、目赤取耳尖、发热取大椎、痰多取丰隆等。

2. 配穴方法　配穴方法就是在选穴原则的指导下，针对疾病的病位、病因病机等，选取主治相同或相近、具有协同作用的腧穴加以配伍应用的方法。其目的在于加强腧穴之间的协同作用，相辅相成，提高治疗效果。具体的配穴方法，主要有按部配穴和按经配穴两大类。

（1）按部配穴　按部配穴是结合身体上腧穴分布的部位进行穴位配伍的方法，主要包括上下配穴法、前后配穴法、左右配穴法。

1）上下配穴法：上下配穴法是指将腰部以上或上肢穴和腰部以下或下肢腧穴配合

应用的方法，在临床上应用较为广泛，如风火牙痛，上取合谷，下取内庭；脱肛，上取百会，下取长强。另外，传统的八脉交会穴配伍也体现了这一特点，如胸腹满闷，上取内关，下取公孙；咽喉疼痛，上取列缺，下取照海；颈椎病，上取后溪，下取申脉。

临床上还有在病变的局部、邻近和远端同时取穴，古称"天人地三才"配穴法。如眼病，可以取局部的睛明、邻近的风池和远端的光明相配伍。

2）前后配穴法：前后配穴法又称"腹背阴阳配穴法"，是指将人体前部和后部的腧穴配合应用的方法，主要指将胸腹部和背腰部的腧穴配合应用，在《黄帝内经》中称"偶刺"。此法多用于治疗脏腑和躯干病证，俞募配穴法亦属于此法。如胃病，前取中脘，后取胃俞；便秘，前取天枢，后取大肠俞；咳嗽、气喘，前取天突、膻中，后取肺俞、定喘；中风失语，前取廉泉，后取哑门；脊柱强痛，前取水沟，后取脊中等。

3）左右配穴法：左右配穴法是指将人体左侧和右侧的腧穴配合应用的方法，本方法是基于人体十二经脉左右对称分布和部分经脉左右交叉的特点总结而成的。临床应用时，一般左右穴同时取用，以加强协同作用，如胃痛可选双侧足三里、内关、公孙等。当然左右配穴法并不局限于选双侧同一腧穴，如左侧面瘫可选同侧的太阳、颊车、地仓和对侧的合谷。

（2）按经配穴　按经配穴就是按经脉理论和经脉之间的联系进行配穴，临床上常用的有本经配穴法、表里经配穴法、同名经配穴法。

1）本经配穴法：本经配穴法是某一脏腑、经脉发生病变时，即选某一脏腑经脉的腧穴，配成处方。如肺病咳嗽，可取局部腧穴肺募中府，同时远取本经之尺泽、太渊；胃火循经上扰导致的牙痛，可在足阳明胃经上近取颊车，远取内庭。运用某条经的起止穴配穴治疗本经病证，称为首尾配穴法，也属于本经配穴法的范畴，如睛明至阴治疗坐骨神经痛。

2）表里经配穴法：表里经配穴法是以脏腑、经脉的阴阳表里配合关系，作为配穴依据，即某一脏腑经脉有病，取其表里经腧穴组成处方施治。例如，肝病以足厥阴肝经期门、太冲配足少阳胆经阳陵泉；腰痛以足太阳膀胱经肾俞、委中配足少阴肾经大钟等。

3）同名经配穴法：同名经配穴法是在同名经"同气相通"的理论指导下，以手足同名经腧穴相配。如牙痛、面瘫、阳明头痛，取手阳明合谷配足阳明内庭；落枕、急性腰扭伤、太阳头痛，取手太阳后溪配足太阳申脉；失眠、多梦，取手少阴神门配足少阴太溪。

临床上治疗关节肌肉的扭伤或疼痛，多用关节对应取穴法，即肩关节与髋关节对应，肘关节与膝关节对应，腕关节与踝关节对应，也属同名经配穴法。如右外踝扭伤肿痛在足太阳膀胱经申脉穴处者，可在左侧腕关节手太阳小肠经养老穴处找压痛点针刺，常有针入痛缓之效。

以上介绍的选穴原则和常见的选穴方法，在临床应用时要灵活掌握，因为一个针灸处方常是几种选穴原则和多种配穴方法的综合运用，如左侧周围性面瘫有味觉减退、听觉过敏和泪腺分泌障碍者，可选同侧的阳白、四白、太阳、颊车、地仓、翳风、足三里、阳陵泉、太冲和对侧的合谷，既包含了左右配穴法，又包含了上下配穴法。因此选穴原则和配穴方法从理论上提供了针灸处方选穴的基本思路。

（二）刺灸法的选择

刺灸法是针灸处方的第二组成要素，包括疗法的选择、具体操作方法和治疗时机的选择。

1. 疗法的选择　针对患者的病情和具体情况而确定的治疗手段，不同的针灸用具各有其适应病证。在针灸处方中，使用何种针灸方法应予说明，如使用毫针刺法、灸法，还是火针、三棱针、皮肤针、耳针、头针、拔罐等，均应注明。

2. 操作方法的选择　在确立疗法后，要对疗法的具体操作进行说明，如毫针疗法用补法还是泻法，针刺是否留针，留针时间长短；艾灸用艾条灸还是艾炷灸，艾灸的壮数和时间等。

3. 治疗时机的选择　治疗时机是提高针灸疗效的重要方面。一般来说，治疗疾病没有特殊严格的时间要求。但是在临床上，针灸治疗部分疾病在时间上却有极其重要的意义。一般来讲，如果疾病的发作和加重有明显的时间规律性，应在发作前进行针灸治疗。如痛经可在月经来潮前 3 ～ 7 天开始针灸，直到月经过去为止。

（三）推拿手法的选择

推拿处方的设计与针灸处方有相同点也有不同点，其手法的选择要根据疾病的性质、部位等而进行选择。

1. 辨病辨部位施治　使用推拿手法前要对病情做充分的了解，病要有明确的诊断，辨明疾病的性质与部位，来选取合适的推拿手法来治疗疾病。如疾病属于软组织损伤，适合选取一指禅推法、滚法、揉法、搓法等；如疾病属于脊柱类病证，选用中医整脊手法进行治疗；同时也要根据疾病的部位选择手法，若病位发生在腰背部，选用作用面积比较大的滚法、推摩法等；如果病位出现在头面、颈项、腕踝部，选用作用面积比较小的按法、点法、揉法等。

2. 辨证施治　推拿治疗疾病，虽不同于中药、针灸作用方式，但同样需要整体观和辨证，应用温通补消、汗和散清等方法治疗疾病，同时非常重视补泻。临床施术时，根据患者体质的强弱和证候的虚实，具体分析，区别对待，酌情施法，采取或补，或泻，或兴奋，或抑制等不同手法作用于患者体表特定的部位或穴位，虚者补之，实者泻之，从而起到扶助正气、祛除邪气或促进人体的生理功能、抑制脏腑组织亢奋的作用。一般情况下，顺着人体经络走向，用力轻柔、速度和缓的推拿手法，适用于虚证；逆着人体经络走向，用力稍重、速度稍快的推拿手法，适用于实证。例如，应用轻柔缓和的一指禅推法、揉法、摩法等，激发特定的募穴、俞穴及其他配穴，能补益相应脏腑的阴虚、阳虚或阴阳两虚；而使用力量强的摩擦或挤压类手法，则能祛邪泻实。

三、中药处方的设计与应用

（一）中药康复处方概念

中药康复处方设计是以辨证康复观为指导，运用方剂以减轻和消除患者身心功能障碍，促进其康复的方法。中药康复处方包括内治和外治两方面，但无论是内治法还是外治法在设计中药处方时应注意以下几个原则。

（二）中药炮制原则

为了充分发挥中药防治疾病的作用，并克服某些反应，保证安全有效，中药材在使用前必须根据病情和实际需要，采用不同的方法进行炮制处理。

1. 炮制的含义　炮制是药物在应用前或制成各种剂型以前，按照其不同性质和医疗要求进行的必要的加工方法的总称。古代称为炮炙、修治、修事等。

2. 炮制的目的和意义

（1）消除或减低药物刺激性和毒性　有些药物具有毒性、烈性或副作用，炮制后可降低或消除其毒、副作用，以保证用药安全。如生川乌、草乌、附子有毒，以甘草和黑豆制后其毒性大为降低；大戟、甘遂、芫花均为有毒的峻下药，经醋制后其毒性烈性均降低。

（2）增强药物疗效　许多药物经炮制后可增强作用，提高疗效，特别是加入辅料炮制后其增效作用更加明显。如元胡醋制后其止痛作用增强，款冬花蜜炙后润肺止咳作用增强，白术土炒后补脾止泻作用增强，荆芥、棕榈炒炭后止血作用增强等。

（3）改变药物性能，使之更能适合病情需要　中药性能包括四气五味、升降浮沉、归经等，经炮制后其原有性能可以发生改变或得到限制，以更加适应临床需要。如天南星苦、辛、温，功善燥湿化痰、祛风止痉，经牛、羊或猪胆汁炮制后成为胆南星，则变为苦、辛、凉，而善于清化热痰、息风定惊；何首乌生用能解毒、通便，制熟后而专补肝肾、益精血。

（4）便于服用、制剂和贮藏　通过炮制，或改变药物的某些性状，或矫除不良气味，或使药物纯净，以保证药材品质，便于服用、制剂与贮存。如植物根茎经水浸润以便于切片；质地坚硬的矿物、贝壳、甲壳类等，经火煅后易于粉碎，从而便于制剂或煎煮出有效成分；多数药材经炮制后既便于服用、保存，又可防止霉变或虫蛀。

（三）中药的药性原则

中药药性，是指药物本身各自具有的与治疗作用有关的若干特性。其内容包括四气五味（性味）归经、升降浮沉及毒性。

1. 四气五味　四气五味是药性理论的重要内容，又是概括药物作用的纲领。

（1）四气　四气是指寒、热温、凉四种药性，亦称四性。它是说明药物作用性质的重要概念之一，也是临床用药的重要依据。其中温热与寒凉属于两类不同的性质，温热属阳，寒凉属阴。而温与热、寒与凉虽性质相同，但却有程度上的差异，温次于热，凉次于寒。其作用及适应证：寒凉药多具清热泻火、解毒凉血作用，适于阳证热证；温热药多具温中散寒、助阳通脉作用，适于阴证寒证。从而体现了《黄帝内经》中"疗寒以热药，疗热以寒药""寒者热之，热者寒之"的治疗原则。还有一些药物寒热之性不甚明显，其中寒、热成分作用均等，其作用平和，寒、热证皆可应用称其为平性药。因此，中药的药性实际可归纳为寒、热、平三性。但因平性药进入人体发挥作用时仍有偏凉、偏热倾向，古称"入腹知性"，故相沿仍称"四气"。

（2）五味　最初指辛、甘、酸、苦、咸五种滋味，是药性理论的基本内容之一。实际药物的滋味不止五种，尚有淡味和涩味，但前人一般将涩味附于酸、淡味附于甘，所以仍常以五味相称。然而淡与甘作用不同，不适合附属，故实际是六种味。

1）辛味：能散、能行，有发散（发散表邪、温散里寒）行气、行血、开窍化湿等作用，可用于治疗表证（如紫苏、薄荷）、气血阻滞证（如红花、川芎）、脾胃湿滞证（如藿香、麝香）、神昏窍闭证（如石菖蒲、麝香）等。

2）甘味：能补能缓、能和、能润，有补气、补血、缓急止痛、和中、和药、润肠、润肺等作用，可用于治疗虚证（如人参补气、熟地黄补血）、痛证（如饴糖、甘草之缓急止痛）、脾胃不和证及药性较偏者（如甘草之调和）、燥证（如蜂蜜之甘润）等。

3）酸味：能收、能涩，具有收敛（止汗、止咳）、固涩（止泻、止遗、止带）的作用，多用于体虚滑脱之证，如五倍子涩肠止泻、五味子敛肺止汗、金樱子涩精止遗等。另外，涩味附于酸，其作用与酸味相似，具有收敛固涩的作用，如煅龙骨、煅牡蛎、乌贼骨、禹余粮、赤石脂等均有显著的收涩作用。

4）苦味：能泄、能燥、能坚阴。"泄"包括通泄、降泄、清泄作用，可以治疗实热便秘、火热实证、上逆之证等，如通便泄热用大黄，降肺平喘用杏仁，和降胃气用枇杷叶，清热泻火用栀子、黄芩等。"燥"是指苦能燥湿，可以治疗湿证，如苦温质燥的苍术可治寒湿，苦寒质燥的黄连可治湿热，称为苦寒。"苦能坚阴"，是指通过苦味"泻火"，而达到间接"存阴"的效果，如大黄泄阳明邪热以存胃阴，黄柏、知母清泻相火以存肾阴。

5）咸味：能软、能下有软坚散结、泻下通便的作用，多用于瘰疬、痰核、便秘等证。如海藻、昆布、牡蛎软坚散结，芒硝软坚通便等。

6）淡味：能渗、能利，有渗利水湿、通利小便的作用，用于治疗水湿停聚之水肿、小便不利等证如茯苓、猪苓等。

2. 升降浮沉

（1）含义　升降浮沉是表示药物对人体作用的不同趋向性。升，即上升提举，趋向于上；降，即下达降逆，趋向于下；浮，即向外发散，趋向于外；沉，向内收敛，趋向于内。升降浮沉也就是指药物对机体有向上、向下、向外、向内四种不同作用趋向。

（2）作用

1）升浮药：升阳、散寒、发散、催吐等。

2）沉降药：清热、潜阳、降逆、泻下、渗利、消导、收敛等。

（3）影响升降浮沉的因素

1）药物的升降浮沉与四气五味有关：一般来讲，凡味属辛、甘，性属温、热的药物，大都是升浮药，如麻黄、升麻、黄芪等；凡味属苦、酸、咸，性属寒、凉的药物，大都是沉降药，如大黄、芒硝等。

2）药物的升降浮沉与药物的质地轻重有关：一般来讲，花叶、皮、枝等质轻的药物大多为升浮药，如苏叶、菊花、蝉蜕等；而种子、果实、矿物、贝壳及质重者大多都是沉降药，如苏子、枳实、牡蛎、代赭石等。除上述一般规律外，某些药也有特殊性，如旋覆花虽然是花，但功能降气消痰、止呕止噫，药性沉降而不升浮；苍耳子虽然是果实，但功能通窍发汗、散风除湿，药性升浮而不沉降，故有"诸花皆升，旋覆独降；诸子皆降，苍耳独升"之说。

3）药物的升降浮沉与炮制的影响有关：药物的炮制可以影响转变其升降浮沉的性能，如有些药物酒制则升，姜炒则散，醋炒收敛，盐炒下行。如大黄，属于沉降药，峻下热结、泄热通便，经酒炒后，大黄可清上焦火热，可治目赤头痛。

4）药物的升降浮沉与配伍的影响有关：药物的升降浮沉通过配伍也可发生转化。如升药升麻配当归、肉苁蓉等咸温润下药同用，虽有升降合用之意，究成润下之剂，即少量浮药配大量沉降药也随之下降；又牛膝引血下行为沉降药，与桃仁、红花及桔梗、柴胡、枳壳等升达清阳开胸行气药同用，也随之上升，主治胸中瘀血证，这就是少量沉降与大队升浮药同用，随之上升的例证。一般来讲，升浮药在大队沉降药中能随之下降；反之，沉降药在大队升浮药中能随之上升。由此可见，药物的升降浮沉是受多种因素的影响，它在一定的条件下可相互转化。

（4）药物升降浮沉与病位病势的关系：升降浮沉是与疾病所表现的趋向性相对而言的。其中，升与降、浮与沉是相对立的，升与浮、沉与降，既有区别，又有交叉，难以截然分开，在实际应用升与浮、沉与降又常相提并论。按阴阳属性区分，则升浮属阳，沉降属阴。升降浮沉表明了药物作用的定向概念，也是药物作用的理论基础之一。由于疾病在病势上常常表现出向上（如呕吐、呃逆、喘息）、向下（如脱肛、遗尿、崩漏）、向外（如自汗、盗汗）、向内（表证未解而入里）；在病位上则有在表（如外感表证）、在里（如里实便秘）、在上（如目赤肿痛）、在下（如腹水尿闭）等的不同，因能够针对病情，改善或消除这些病证的药物，相对来说也就分别具有升降浮沉的作用趋向了。

3. 归经

（1）含义　归经是药物作用的定位概念，即表示药物作用部位，指药物对于机体某部位的选择性作用，即某药对某些脏腑经络有特殊的亲和作用，因而对这些部位的病变起着主要或特殊的治疗作用。

中药归经理论的形成是在中医基本理论指导下，以脏腑经络学说为基础，以药物所治疗的具体病证为依据，经过长期的临床实践，从药物的疗效中归纳总结出来的用药理论。

（2）归经的意义

1）掌握归经便于临床辨证用药：即根据疾病的临床表现，通过辨证审因，诊断出病变所在脏腑经络部位，按照归经来选择适当药物进行治疗。如病患热证，有肺热、心火、胃火、肝火等的不同，治疗时用药不同。若肺热咳喘，当用桑白皮、地骨皮等肺经药来泻肺平喘；若胃火牙痛，当用石膏、黄连等胃经药来清泻胃火；若心火亢盛心悸失眠，当用朱砂、丹参等心经药以清心安神；若肝热目赤，当用夏枯草、龙胆草等肝经药以清肝明目等。归经理论为临床辨证用药提供了方便。

2）掌握归经理论还有助于区别功效相似的药物：如同是利尿药，有麻黄的宣肺利尿、黄芪的健脾利尿、附子的温阳利水、猪苓的通利膀胱之水湿等的不同。又羌活、葛根、柴胡、吴茱萸、细辛同为治头痛之药，但羌活善治太阳经头痛、葛根善治阳明经头痛、柴胡善治少阳经头痛、吴茱萸善治厥阴经头痛、细辛善治少阴经头痛。因此，在熟悉药物功效的同时，掌握药物的归经对相似药物的鉴别应用有十分重要的意义。

（四）中药的内外治法

中药的内外治法都是以中医辨证论治为指导，应用中药方剂，针对病伤残者病情进行调治，促使身心康复的一种疗法。清代吴师机编撰的《理瀹骈文》，精辟提出："外治之理，即内治之理，外治之药即内治之药。"大量实践证明，病伤残疾患者，大多诸虚不足、气机郁滞，应用药物内服，固本复元、补养气血、调畅气机、平调阴阳，配合外治法如热敷法、熏蒸疗法、熏洗疗法、敷贴疗法、脐疗和膏药等，就会有良好的康复作用。

所谓治法，是在治病过程中，根据患者的临床表现，通过辨证求因、审因论治而拟定的。治法是运用成方或创制新方的依据。中药康复处方则是在辨证立法的基础上，按照组方原则，将药物合理有机地组合在一起，用于防治疾病的制剂，是体现和验证治法的主要手段之一。

1. 中药康复处方的组成原则　中药康复处方的组成必须遵循一定的原则。组方是在辨证立法的基础上，针对病因病机，以药物的性味、归经、功用为依据，利用药物之间相辅相成和相反相成等配伍原理，有主次轻重地遣药配伍组合成方，务使方中的药物及其配伍关系与病证的病机丝丝入扣，使药物配伍后的综合效用与所立治法高度统一。中药处方的组成原则可概括为"依法选药，主从有序，辅反成制，方证相合"。遣药组方既要重视药物之间的配伍关系，还应重视药物配伍与病证的针对性，做到方中有法、方证相应。

2. 中药康复处方的组方思路　中药康复处方，不仅要考虑方剂结构的完整性与严谨性，也要考虑到组方用药对疾病病情的针对性与适应性，两者密不可分。基于对病、证、症及其关系和中药药性及其专能的认识，现代临床一些医家在把握疾病发展演变规律和配伍用药经验的基础上，根据"病－证－症"及其之间的相互关系，发展了一种"病－证－症"结合、治有主次、分进合击的组方配伍思路。

（1）因病选药　不同的疾病有其自身发展、变化的规律，其中多有贯穿其全过程的病因病机。中医学强调辨证，但也重视辨病施治，如《伤寒杂病论》的每一篇章，均冠以辨某病脉证并治之名。人们在长期医疗实践中也积累了针对某些病的具有一定专属性的有效方药，如伤食治方保和丸、疟母治方鳖甲煎丸、肺痈治方苇茎汤等。又如黄疸主用茵陈，痢疾主用黄连、白头翁、鸦胆子，尿血主用小蓟，蛔虫主用雷丸、乌梅，疟疾主用常山、槟榔等。临证辨病名、识病性、因病选药、取其专能，是组方的重要思路之一。

（2）因证配伍　证是对疾病的病因、病位、病性、病势等多种状况的概括，反映了疾病不同阶段的病情状态。辨证论治落实在临证组方环节上，则强调以证候为中心来进行组方配伍。因证组方以疾病当时的综合反应状态为调节要点，综合考虑证候病机中的病因、病位、病性、病势等诸要素，在治法指导下，有主次、针对性地配伍用药。不少中药以治证为专长，如人参补脾肺之气而生津液、当归养肝血而能活血、熟地黄滋肾阴而能填精益髓、附子补火助阳而能温经逐寒、桃仁活血而能逐瘀下行等。因证配伍强调把握疾病的阶段性矛盾，多环节动态调节，是"异病同治"的基础。

（3）因症用药　症是组成证候的单位和辨识证候的重要依据，一个证由多个相关症状所构成。尽管单个症状对于疾病证候只有部分意义，而且在构成证候的症状群中，不同症状对于证候内在本质的反映程度也不完全相同，但症状的有无或轻重常常能反映证候的变化和病情的缓急，或对证候的形成、发展起到重要的影响。一些以"疗症"为专长的中药，如蛇床子止痒、麝香开窍、延胡索止痛、杜仲强腰、煅瓦楞子制酸等，常是临床因症用药的基础。例如，胃肠病的肝胃积热证可见胃脘灼痛、吞酸嘈杂、烦躁易怒、口苦口干等症，组方在以泻肝清胃为主体的基础上，兼入乌贼骨、煅瓦楞子以制酸止痛。

总之，中医强调辨证论治，但也重视辨病与辨症。需要指出的是，由于病在一定阶段总是表现为一定的证，而证总是有其特定的主症，"病-证-症"之间是相互联系的。如茵陈治黄疸，以治阳黄为擅长；黄连疗痢疾，用于火毒或湿热证最宜；木贼退目翳，适用于肝经风热证。因此所谓药物疗病、治证、对症的专能只是相对的，很难截然分开。值得注意的是，"病-证-症"的组方用药在主张基于辨识病、证、症的主次轻重和治疗兼顾统一的基础上，同样强调综合药物的性能特点及其配伍规律，力求用药精专，以保证方剂结构上的严谨性。

将"病-证-症"三者结合起来考虑可以提高组方对病情的针对性与适应性，在现代中西医结合临床中尤其得到普遍使用，其中方药药理的研究成果为其提供了一定的依据。在现代临床和中药新药的研究中，人们从"病-证-症"的角度，或以证为切入点，兼顾病和症；或以病为中心，兼顾证和症，不仅创制了一批高效新方，也为探索中医组方新的模式提供了思路。随着中医对病证认识的不断深化和用药经验的不断拓展，"病-证-症"结合组方的理论也将不断得到完善。

四、中国传统作业疗法的设计与应用

传统作业疗法是中国中医康复的重要组成部分，是指结合中国传统文化背景，以患者为中心，通过各种精心设计的有目的性的活动促进患者身体、心理及社会功能障碍康复，帮助病残者最大限度地使用其身体功能，以促进其恢复或取得独立而有意义的生活方式和生活能力。其最终目的是预防伤病带来的残疾和残障、维持健康、提高生活独立程度、提升生活质量、促进人参与社会并对社会作出贡献。中国传统文化不是科技，而是中国人的生活习惯、生存方式和历史印证。因此，将中国传统文化渗透到基础作业疗法中已成为一种必然发展趋势。

与国际功能、残疾与健康分类（international classification of functioning，disability and health，ICF）健康理念相一致，作业治疗的哲学理念认为任何个体的生活质量都是环境因素与个人因素互动的综合结果——作业活动表现。作业活动是传统作业疗法的核心，而合理正确地使用作业活动是决定作业治疗目标可否完成的直接影响因素。作业活动是多元化而复杂的，根据个人因素与环境因素，在疾病康复过程中，可以作为提高患者躯体功能及作业表现的一种作业手段，也可以作为一个具体的作业治疗目标。中医历来重视形神统一及人与自然统一的整体观，作业治疗师要针对每一个人的独特性并结合作业治疗目标选择合适正确的作业活动，以达到全面健康的目的和实现生命的意义。我国传统文娱活动非常丰富，其中许多项目具有锻炼形体、畅怡情志、增强功能的功效，可谓是传统作业疗法的独特优势。根据治疗目的与作用途径的不同，可分传统功能性作业疗法、传统生产性作业疗法及传统文娱性作业疗法。

（一）传统作业疗法设计与应用原则

1. 传统作业活动的选择　根据患者运动、感觉、认知功能障碍情况及患者个人兴趣与能力，制定恰当的康复目标，选择具有针对性的传统作业活动，如下象棋可改善患者手指抓握功能；串珠可改善患者手部感觉功能，复杂立体的串珠可促进患者视觉空间功能。

2. 传统作业活动的应用　一项作业活动可以根据治疗目的设计不同的治疗方案，作业治疗师应善于应用。如书写可用于增强患者手指抓握放取物品的能力，促进手眼协调与手灵活性，根据患者的功能增进可以随之调整文字的复杂性与笔的粗细；若治疗目的为改善患者感觉功能，可将正常笔改良为用魔术贴包裹着的笔对患者手指末端进行感觉刺激。

3. 传统作业活动的训练时间　训练时间长短应与患者病情程度密切结合，若患者能力无法维持长时间的作业活动或训练后有不适现象，治疗时间可逐渐递增，为确保治疗效果，治疗师可鼓励患者训练时间每次达到 30 分钟～1 小时，中途可以根据患者需要安排休息。

4. 传统作业活动的训练频率　当确诊相应的功能障碍后，应尽早干预，每天 1～2 次，每周 5～7 天。可随着患者功能障碍对日常生活的影响的降低，适量减少训练频率，但不可影响治疗效果。

5. 传统作业活动应用的注意事项　所选择的各种作业活动应具有现实性，不应过多地超越客观条件。在一定范围内允许患者改选有意向的作业活动，以促进其积极主动参与治疗。但不可一味迁就、任意频繁更换作业治疗内容。强调采用集体治疗形式，增加患者与他人及外界环境的接触，有助于提高患者的社会参与感。疗程中要定期评定，根据病情的变化及时调整治疗方案，更换传统作业活动。

（二）传统功能性作业疗法设计与应用

传统功能性作业疗法以恢复个体躯体功能为目标，主要训练内容有运动功能、感知功能及认知功能，如肌力、关节活动度、感觉脱敏、实物辨别、注意力、记忆力等多方面。临床中，常应用于因疾病导致的躯体功能障碍患者。

脑卒中患者打破异常协同运动模式，确立各个关节的分离运动可选择上肢推球活动（肘关节）与扔弹珠活动（腕关节）。轻度双手协调障碍患者可选择织毛衣、编织中国结等；踝足损伤患者强化踝关节周围肌力可选用织布机、制陶转轮等进行活动训练；膝损伤患者可选用踢毽子、踢皮球活动。患者尽量参与活动的整个过程，包括准备阶段及收尾阶段，治疗师必须熟悉各项传统作业疗法的活动特征、所需工具与材料，并根据患者客观情况设计活动过程，明确活动中注意事项，保证训练安全性和有效性。以下进行简单举例。

1. 运动、感知功能传统作业疗法应用举例

（1）汉字书法/绘画

1）活动特征：汉字书法与绘画活动易操作，可塑性强，是一项耗费时间和精力的活动，有助于保证患者的训练效果。该类活动主要针对患者精细动作训练、上肢关节活动度训练及耐力训练，要求患者具备一定的认知功能和躯体功能，适用于康复中后期患者。

2）工具与材料准备：①工具：可调节桌板、毛笔、砚台、画笔、颜料盘、画架、样画等。②材料：宣纸、墨汁、颜料等。

3）代表性活动：①在活动之前，作业治疗师与患者可综合客观能力和主观兴趣选择合适的图案或汉字。②执笔：不必按照标准执笔姿势，依照患者用笔习惯，舒适即可，后期可逐渐增加执笔难度。③患者选择合适坐位或站位，作业治疗师放置所需工具与材料于患者可拿取的范围内。④尽量要求患者自己完成所有活动：调整桌板/画架、打开墨汁/颜料、挤颜料、倒墨汁、放宣纸、清洗砚台/颜料盘等。若患者能力不足，作业治疗师可给予部分辅助或者允许患者健侧辅助患侧以保证活动安全，增进患者自信心。⑤可通过变化桌板高度与斜度、工具与材料放置位置、毛笔/画笔粗细、汉字/图案复杂度、辅助量来调整作业活动难度。

4）注意事项　①定时减压。由于活动耗费时间长，作业治疗师要每20～30分钟定时提醒轮椅患者做减压活动，以避免压疮发生。②做好作品管理。每次治疗结束后，保存好患者的作品以保证治疗的连续性。

（2）编绳

1）活动特征：编绳对患者来说趣味性强，操作简便，不需要特定的场所和特殊的工具，易于开展，该活动成本低、无污染、无噪声、安全可行，可根据绳子的粗细和粗糙程度、作品的大小、花样难度进行训练难度分级，增强空间结构能力。可在其中融入串珠活动，引导患者减少视觉辅助的情况下，在装有多种饰品中寻找自己所需的物品，刺激患者感觉输入。饰品大小及形状可依据患者客观功能来决定，也可让患者在装有石子、大米或其他刺激物的盒子中寻找刺激物。

2）工具与材料准备：①工具：镊子、钩针、剪刀、针、大头针、结盘或插垫、打火机等。②材料：线、强力胶、各种玉石、金银、木珠、陶瓷、珐琅等饰品。

3）代表性活动：①平结：以一线或一物为轴，将另一线的两端绕轴穿梭而成的结称为平结。平结因其美观小巧、结构简单、易学且富变化，常用以编制茶壶上的装饰、手链或提带、立体玩偶，也常缠附于环形物体上，搭配其他基本结或添加喜欢的饰品，以构成大型装饰结。②双联结：由两个单结相扣相套形成 X 状，故名"双联结"，有佳偶成对的含义。其结体简单牢固、不易松散，常用于连接其他的结体，或代替纽扣结，作为主体结的开端或结尾，有时用来编项链或腰带中间的装饰结，也别有一番风味。③纽扣结：纽扣结形如纽扣，不易松散。最常用以扣紧衣服，故称纽扣结，亦常作为大型结的开头或结尾，也是盘扣的组成之一。这种结乍看很复杂，其实很简单，编熟了之后可以套在手上利用拇指和食指来编，很快。可以作为扣子用在手链结尾的位置，也可以单独用作手链上的装饰。

2. 认知功能传统作业疗法应用举例 认知功能主要包括定向力、注意力、记忆力、推理能力、问题解决、执行力和自我感知。因大脑及中枢神经系统障碍导致的某一方面或多方面认知功能异常即为认知障碍，临床上以注意障碍、记忆障碍多见，这也是影响作业治疗过程的主要因素。认知功能治疗活动广泛，多数作业活动都有认知功能的参与，作业治疗师需根据患者认知功能受损领域及治疗目标选择适当的作业活动，如针对注意力障碍患者，可选择汉字书法，利用患者喜爱的字体、毛笔、内容吸引患者的注意力；针对记忆力障碍患者，可进行团体治疗，组织患者一同讲故事，分配给每位患者不同的故事内容，鼓励患者尽可能记忆，然后互相分享；象棋是一项对于大多老年男性来说趣味性极高的活动，可同时训练患者注意、记忆、推理能力等多项认知功能，也可针对治疗目标改变游戏规则。

（三）传统生产性作业疗法设计与应用

传统生产性作业疗法以增强劳动工作能力为目标，见于职业康复、精神康复、庇护工厂、戒毒和监狱康复等，包括有金工、木工、制陶、纺织、机械装配、藤工、搬运等活动。生产性活动训练可应用于各类因病、伤、残所致的身体功能障碍、认知心理障碍或工作能力障碍者，如脊髓损伤、手外伤、烧伤、慢性疼痛等。患者病情稳定，不可有严重意识障碍及认知障碍。

工作能力障碍者在进行传统生产性活动之前，作业治疗师应帮助患者完成躯体功能障碍的最大恢复。针对患者功能及个人意愿重新选择适当的目标工作，并进行活动分析，确保较高的可实现性。以下简单举例说明传统生产性作业疗法在临床中的设计与应用。

1. 设备与用具 相应生产性活动工具及材料，如木工工具、金工工具、制陶工具、搬运工具及材料、场地等。

2. 操作方法与步骤

（1）根据功能评定、需求评定及活动分析结果选择适合的生产性活动训练项目。

（2）准备合适的场地、用具及材料。

（3）说明活动的目的、意义、方法，演示操作方法和步骤。

（4）进行生产性活动训练。以工作能力训练——搬运沙包为例。

1）工作能力调适训练：在康复初期，准备体能训练器材，通过渐进式训练来提升工作相关体能，包括肌力、耐力及心肺功能，并训练正确安全的发力姿势，包括符合人体力学的站、行、提举、肩扛等各姿势、辅助工具的使用。

2）工作能力强化训练：在康复前期、中期及后期，准备模拟工作站，包括劳动手套、合适重量和数量的沙包、沙包放置台、简单路况模拟（台阶、窄门、斜坡等）。重建工作习惯及信心。①活动要求：戴上工作手套，按照治疗师要求搜寻符合要求的沙包，扛在肩上，转身，然后通过路面障碍物步行至走道终点，再转身回到放置台前，将沙包放下。完成一次为一个工作周期，重复该工作周期，持续15分钟，并记录完成周期次数。②任务流程：确定目标沙包，双手从放置台抓起沙包、扛在肩上，转身，跨越障碍物，步行至终点，转身，继续步行至放置台，将沙包放置回放置台，在工作记录表上记录一次，重复以上流程到15分钟。

3）工作模拟训练：在康复后期，患者通过完成岗位内所有任务和工序，满足岗位生产、人际及行为要求，以提升工作集中力和耐力、培养工作状态和上下班习惯、学习工作间人际互动团队协作等技巧、提高工作场所行为表现、促进工人角色的建立。

活动训练过程中治疗师进行评定、即时指导及反馈，根据患者情况进一步调整训练强度和内容，必要时提供辅助器具或帮助；结束治疗，整理场地和工具；进行反馈与总结。

3. 注意事项

（1）注意安全防护，必要时戴安全帽，坐轮椅者需有固定腰带，噪音大时需使用防噪音设置（如耳塞），有粉尘和刺激性气体时需配备吸尘和排气装置并佩戴口罩，操作过程姿势和体位应正确。

（2）治疗场所通风、光线良好，安全防护设施齐全，工作台及工具符合人体工效学要求，服务对象出入无障碍。

（3）根据服务对象的需要和功能情况选择合适的活动，可仅完成其中一个或几个步骤，也可进行小组活动，进行流水作业，必要时需对作业进行调整。

（4）平衡训练强度。训练强度太低达不到训练效果，太高容易导致受伤。治疗师可综合考虑患者的最大力量、最高心率、血压及临床观察等客观指标，也包括患者主观困难度、主观辛苦度及主观能动性等主观反馈，调整训练内容的强度和难度，为确保训练效果，一般每几天就要考虑调整。

（四）传统文娱性作业疗法设计与应用

娱乐性活动因极具趣味性成为作业治疗最常用的活动之一，包括棋类游戏、牌类游戏、拼图、迷宫、套圈及电脑游戏等，可达到改善肢体功能、发展个人兴趣、放松身心、转移注意力、增进友谊与交流等目的。如简单电脑小游戏可改进脑卒中患者早期焦虑抑郁情绪，引发患者参与康复锻炼的主观能动性。注意：由于娱乐性活动持续时间长，治疗师需每隔 30 分钟提醒或帮助轮椅患者减压一次。

1. 工具与材料准备　象棋、围棋、跳棋、飞行棋、棋盘、扑克牌、麻将、桌椅、麻将台等。

2. 代表性活动

（1）象棋　常用来改善思维能力、视觉扫描能力或集中注意力的能力，也可用来放松心情。治疗师可在棋盘和棋子上加上魔术贴以增加阻力来训练患者手部肌力。

（2）跳棋　通常需要手部精细抓握能力和思维的敏捷性，也可进行注意力和记忆力的训练、色彩的辨认。治疗师可通过让患者使用筷子夹跳棋来进一步提高手部灵活性和 ADL 能力。

（3）扑克　"斗地主""拖拉机"可用于记忆和思维训练；"十点半""二十一点"可用于计算训练。

（4）麻将　可用于改善手的灵活性，促进感觉恢复，提高认知功能，改善心理状态，增强人际交往能力。

思考题：

1. 简述选穴的基本原则包含哪几个方面。

2. 推拿处方制定与针灸处方制定的异同点有哪些？

3. 中医内治法有哪八法？

4. 康复科常用的外治方法有哪些？

5. 针对脑卒中早期患者坐位平衡训练，请设计可行的传统作业活动。

6. 如何设计举例串珠，应用于哪些患者？

第三章　神经系统疾病及功能障碍的中医康复治疗 ▷▷▷▷

第一节　脑卒中

一、概述

（一）定义

脑卒中（Cerebral Stroke）又称脑中风或脑血管意外（cerebral vascular accident，CVA），是指急性起病，由于脑局部血液循环障碍所导致的局限性或全脑功能障碍，症状持续时间至少达 24 小时或者引起死亡的临床综合征。我国流行病学资料显示，脑卒中在人口死因中居第二位，全国每年新发脑卒中患者约 200 万人，每年死于该病的患者约 150 万人，存活的患者 600～700 万人，存活者中 70% 以上有不同程度的功能障碍，其中 40% 为重度残疾。其发病率和病死率男性略高于女性，男女比例为（1.1～1.5）∶1。

脑卒中的危险因素主要包括高血压、心脏病、糖尿病、血脂异常、高同型半胱氨酸血症、短暂性脑缺血发作、吸烟、酗酒、肥胖、无症状性颈动脉狭窄、长期口服避孕药、抗凝治疗、肺炎衣原体感染、情绪应激等。

（二）病因病机

"脑卒中"属于中医学"中风"范畴，对该病的认识分为两个阶段：第一阶段为唐宋时期以前，外风学说是中风病的主要学说。该学说认为中风病是由人体虚弱、风邪侵入人体虚弱一侧，致使营卫虚衰不行、肢体失养所致。《灵枢·刺节真邪》曰："虚邪偏客于身半，其入深，内居营卫，营卫稍衰，则真气去，邪气独留，发为偏枯。"第二阶段为唐宋时期以后，内风学说认为，中风病是由于脏腑阴阳失调致内风妄动而产生，是体内阴、阳、气、血逆乱形成的病理状态，其中与肝风内动的关系最为密切。清代叶天士在《临证指南医案》中曰："乃身中阳气之变动。肝为风脏，因精血衰少，水不涵木，木少滋荣，故肝阳偏亢，内风时起。"王清任的中风学说是建立在其所创立的气虚血瘀学说基础之上的。以元气亏虚为病因，对于出现半身不遂、血瘀脉中而致半身不遂者，祛瘀通络是关键，补气运血是根本。

（三）诊断与检查

1. 脑梗死

（1）常规检查　血常规、红细胞沉降率、血糖、血脂及心电图等。

（2）CT 检查　通常在起病 24 小时后逐渐可见与闭塞血管一致的低密度灶，并能显示周围水肿程度、有无合并出血。

（3）头颅 MRI　可清晰显示早期梗死、小脑及脑干梗死等。

（4）腰穿检查　仅在无条件行 CT 时进行，脑脊液一般无色透明，压力、细胞数、蛋白均正常。

（5）其他　脑血管造影（DSA）、磁共振血管造影（MRA），或 CT 血管造影术（CTA）可发现血管狭窄或闭塞的部位和程度。经颅多普勒超声（TCD）、超声心动图等检查有助于查明栓子来源。

2. 脑出血

（1）常规检查　血常规、尿常规、肝功能、肾功能、凝血功能、电解质、心电图等。

（2）CT 检查　为确诊脑出血的首选检查方法。

（3）其他　MRI 检查。

（4）脑脊液检查　多提示颅内压力增高，并呈血性。

二、康复评定

（一）脑损害严重程度评定

1. 格拉斯哥昏迷评分法（glasgow coma scale，GCS）　是医学上评估患者昏迷程度的方法，由英国格拉斯哥大学的两位神经外科教授 Graham Teasdale 与 Bryan J.Jennett 在 1974 年发明评估昏迷的方法。评分标准：15 分为正常；13～14 分为轻度昏迷；9～12 分为中度昏迷；4～8 分为重度昏迷；≤3 分为脑死亡。

2. 脑卒中临床神经功能缺损程度评分量表　是目前我国用于评定脑卒中临床神经功能缺损程度最常用的量表之一，其总分为 45 分：0～15 分为轻度神经功能缺损；16～30 分为中度神经功能缺损；31～45 分为重度神经功能缺损。

3. 美国国立卫生研究院卒中量表（the NIH stroke scale，NIHSS）　是国际上公认的、最常用的脑卒中评定量表，分值越低说明神经功能损害程度越严重，分值越高说明神经功能损害程度越轻。

（二）运动功能障碍的评定

偏瘫的运动功能评定是确定康复治疗目标、制定康复治疗计划、评估康复疗效不可或缺的理论依据，较常用的包括 Brunnstrom 运动功能障碍评定量表、Fugl-meyer 运动功能评定量表。

1.Brunnstrom 运动功能障碍评定量表　Brunnstrom 按脑损伤偏瘫患者上述的疾病发生、发展规律为基础，把患侧上肢、手、下肢功能各分为弛缓、痉挛、共同运动、部分分离运动、分离运动和正常六个阶段，各期的判断标准，见表 3-1。

表 3-1　Brunnstrom运动功能分期评定量表

阶段	上肢	手	下肢
I	迟缓，无任何运动	迟缓，无任何运动	迟缓，无任何运动
II	出现痉挛；出现联合反应，不引起关节运动的随意肌收缩	出现轻微屈指动作	出现痉挛；出现联合反应，不引起关节运动的随意肌收缩
III	痉挛加剧，可随意引起共同运动或其成分；屈肌异常运动模式达到高峰	能全指屈曲，可做钩状抓握，但不能伸展，有时可由反射引起伸展	痉挛加剧： 1.随意引起共同运动或其成分 2.坐位和立位时髋、膝可屈曲，伸肌异常运动模式达到高峰
IV	痉挛开始减弱，出现一些脱离共同运动模式的运动： 1.手能置于腰后 2.上肢前屈 90°（肘伸展） 3.肩 0°肘屈 90°的情况下，前臂可旋前旋后	能侧方抓握及拇指带动松开，手指能半随意、小范围地伸展	痉挛开始减弱，开始脱离共同运动出现分离运动： 1.坐位，足跟触地，踝能背屈 2.坐位时，足可向后滑动，使其背屈大于 0°
V	痉挛减弱，共同运动进一步减弱，分离运动增强： 1.上肢外展 90°（肘伸展，前臂旋前） 2.上肢前平举并上举过头（肘伸展） 3.肘呈伸展位，前臂能旋前旋后	用手掌抓握，能握圆柱状及球形物，但不熟练，能随意全指伸开，但范围大小不等	痉挛减弱，共同运动进一步减弱，分离运动增强： 1.立位，髋伸展位能屈膝 2.立位，膝伸直，足稍向前踏出，踝能背屈
VI	痉挛基本消失，协调运动大致正常。V 级动作的运动速度达健侧 2/3 以上。	能进行各种抓握；全范围地伸指；可进行单指活动，但比健侧稍差	协调运动大致正常，下述运动速度达健侧 2/3 以上： 1.立位，伸膝位髋外展 2.坐位，髋交替地内、外旋，并伴有踝内、外翻

2. Fugl-meyer 运动功能评定量表　上下肢运动功能评估，还包括身体平衡、感觉和关节活动度等多个不同方面，评价为 0 ～ 226 分，本测试方法可靠、有效，重复测试可反映运动功能恢复情况，是目前临床应用比较广泛的脑卒中评估量表。

3.上田敏评定法　此法是在 Brunnstrom 评定法的基础上，将 6 个阶段细分为 12 个阶段，Brunnstrom I、II、III、IV、V、VI期分别相当于上田敏的 0、（1、2）、（3、4、5、6）、（7、8）、（9、10、11）、12 级。所以，此法与 Brunnstrom 评定法在本质上是相同的。

4. 运动评估量表（motor assessment scale，MAS）　用以评测身体综合运动能力和肌张力，前者包括从仰卧位到健侧卧位、从仰卧到床边坐、坐位平衡、从坐到站、步行、上肢功能、手的运动、手的精细活动。每项分为 6 个等级，从 1 ～ 6 级分别为 1 ～ 6 分，分值越高表示运动功能越好。

5. 认知功能评定　50% ～ 80% 的脑卒中患者 12 个月内会出现认知功能受损，认知功能不是一个独立的临床表现，还影响患者日常活动能力和运动功能的恢复。常用的认知功能障碍量表有简易智力状态检查量表（mini-mental state examination，MMSE）、蒙特利尔认知评估量表（montreal cognitive assessment，MOCA）、神经行为认知状况测试（neurobehavioral cognitive status examination，NCSE）。

（三）平衡协调功能评定

平衡协调功能评定包括三级平衡测定、Berg 平衡量表评定、非平衡性协调试验和平衡性协调试验等。

（四）日常生活活动能力评定

日常生活活动能力评定包括 Barthel 指数评定、功能独立性评定和社会功能活动问卷。

（五）言语功能和吞咽功能评定

言语功能和吞咽功能评定包括言语障碍评定、构音障碍评定和吞咽障碍评定。

（六）中医辨证评估

1. 辨中经络和中脏腑 中经络者虽有半身不遂、口眼歪斜、语言不利，但意识清楚；中腑则见二便闭塞不通，虽有神志障碍但无昏迷；中脏则肢体不用，昏不知人。

2. 辨中脏腑闭证与脱证 中脏腑闭证属实，由邪气内闭清窍所致。症见神志昏迷、牙关紧闭、口噤不开、两手握固、肢体强痉等。脱证属虚，乃为五脏真阳散脱、阴阳即将离决之候。临床可见神志昏愦无知、目合口开、四肢松懈瘫软、手撒肢冷汗多、二便自遗、鼻息低微等。

3. 辨顺势与逆势 中脏腑有顺势和逆势。若神志转清，病情由中脏腑向中经络转化，病势为顺，预后多好。若中经络者，渐进加重出现神志障碍，可发展为中脏腑，属病势逆转，预后较差。起病即中脏腑，或突然神昏，四肢抽搐不已，或背腹骤然灼热而四肢发凉，及至手足厥逆，或见戴阳证及呕血，均属逆向，病情危重，预后不良。

4. 辨分期 按病程长短分为三期，中风的急性期是指发病后 2 周内，中脏腑类最长病期可至 1 个月；恢复期是发病 2 周或 1 个月至半年内；后遗症期是发病半年以上者。

三、中医康复治疗方法

虽然脑血管疾病的超早期康复尚存争议，但仍需提倡早期康复治疗，一般主张在生命体征稳定 48 小时后开始康复治疗，重症脑梗死一般在发病后 1 周，脑出血一般在发病后 2～3 周；若合并蛛网膜下腔出血，则康复治疗时 30 天内不宜坐起和过多地变换体位，以防再次出血。康复治疗最佳康复时期是发病后 3 个月以内，而发病后 6 个月内都是有效康复期，若病程在 1 年以上，则康复效果相对较差。

（一）传统功法康复治疗

对于脑卒中患者偏瘫恢复的不同阶段，治疗原则则不同。软瘫期应以提高患侧肌张力、促进随意运动出现为主要治疗原则；痉挛期则应以降低肌张力、抑制异常运动模式、促进分离运动为主要治疗原则。不同证型的治疗方法也不相同，络脉空虚、风邪中者，治以疏风通络；肝肾阴虚、风阳上扰者，治以平肝潜阳、息风通络；气虚血瘀、脉络瘀阻者，治以补气养血、祛瘀通络；肝阳上亢、痰火阻络者，治以清热化痰、息风通络。另外，气血两虚者，治以益气养血通络；肝肾亏虚者，治以补益肝肾。

脑卒中功法康复训练要持之以恒，功法康复训练应与药物治疗同时进行。运动康复训练是一个持续进行的过程，脑卒中患者进行功法康复应在专业医生的指导下进行，要注意循序渐进。早期活动应先坐床边，再坐轮椅，最后站立和行走。例如，脑卒中的急性期应注意患者患肢的位置，避免人为造成肢体的畸形。当患者能开始床上活动后，可以在家人的帮助下进行床上翻身训练和坐式八段锦功法训练。当患者能站立时可以采用桩功训练。针对不同功能障碍采取多种功法组合应用。例如，脑卒中患者在上下肢运动功能障碍的同时伴有言语的障碍，除了肢体少林内功、八段锦等功法训练可改善患者肌力与关节活动度外，还可采用六字诀进行呼吸和发音训练。

（二）针灸康复处方

1. 中经络　治法：醒脑开窍，疏经通络。基本治疗：以督脉、手厥阴、足太阴经穴为主。

（1）主穴　水沟、内关、极泉、尺泽、委中、三阴交。

（2）配穴　肝阳暴亢，配太冲、太溪；风痰阻络，配丰隆、合谷；痰热腑实，加曲池、内庭、丰隆；气虚血瘀，配气海、血海、足三里；阴虚风动，配太溪、风池。上肢不遂，配肩髃、手三里、合谷；下肢不遂，加环跳、阳陵泉、悬钟、太冲；头晕，加风池、完骨、天柱；足内翻，配丘墟透照海；便秘，配水道、归来、丰隆、支沟；复视，配风池、天柱、睛明；尿失禁、尿潴留，配中极、曲骨、关元。

（3）操作　水沟穴用雀啄法，以眼球湿润为度；内关用捻转泻法；极泉在原位置下1寸心经上取穴，避开腋毛，直刺进针，用提插泻法，以上肢有麻胀感和抽动为度；尺泽、委中直刺，提插泻法，使肢体抽动；三阴交用提插补法。

（4）其他治疗

1）头针：取对侧顶颞前斜线、顶旁1线及顶旁2线。毫针平刺入皮下，快速捻转2～3分钟，每次留针30分钟，留针期间反复捻转2～3次。头针常规针刺。

2）电针：患侧上、下肢各选一组穴位，针刺得起后留针，接通电针仪，以患者肌肉微颤为度，每次通电20分钟。

2. 中脏腑　治法：醒脑开窍，启闭固脱。基本治疗：以手厥阴经及督脉穴为主。

（1）主穴　内关、水沟。

（2）加减　闭证，加十二井穴、太冲、合谷；脱证，加关元、气海、神阙。

（3）操作　内关、水沟操作同前。十二井穴用三棱针点刺出血；太冲、合谷用泻法，强刺激；关元、气海用大艾炷灸法，神阙用隔盐灸法，直至四肢转温为止。

（4）其他治疗

1）头针法：选顶颞前斜线、顶旁1线及顶旁2线。毫针平刺入皮下，快速捻转2～3分钟，每次留针30分钟，留针期间反复捻转2～3次。

2）电针：患侧上、下肢各选一组穴位，针刺得起后留针，接通电针仪，以患者肌肉微颤为度，每次通电20分钟。

（三）推拿康复处方

1. 中经络

（1）手法　一指禅推法、擦法、按揉法、拿法、搓法、摇法、捻法等。

（2）操作步骤

1）患者取俯卧位，医生立于患者一侧，先用㨰法沿足太阳膀胱经循行部位向下至臀部、大腿后部，小腿后部约3分钟，用按揉法在北部两侧膀胱经自上而下治疗2～3遍；用指揉法在肝俞、胆俞、膈俞、肾俞、承扶、委中、承山、昆仑等穴治疗，时间为5分钟；用擦法在背部督脉、膀胱经治疗，以透热为度。

2）患者取健侧卧位，医生站其身后侧，用㨰法自患侧臀部开始沿足少阳胆经循行部位治疗，时间为2分钟；用指按揉环跳、风市、膝眼、阳陵泉，时间约为3分钟。

3）患者取坐位，医生用一指禅推法在印堂至前发际、印堂至太阳治疗3～5遍；用指揉法在印堂、攒竹、睛明、太阳、神庭治疗，时间为2分钟；用抹法在前额部治疗3～5遍；用五指拿法自前额发际处至风池穴治疗，反复3～5遍，配合扫散法在颞部治疗，时间为1分钟；用按揉法在两侧颈项部、风府治疗，再用拿法在风池、肩井穴治疗，时间为5分钟。

4）患者取仰卧位，医生用㨰法沿患侧下肢足阳明胃经治疗，直至足背；再用拿法在患侧下肢治疗，时间为3分钟；按揉伏兔、足三里、血海、解溪等穴，时间为3分钟。

2. 中脏腑

（1）手法　按揉法、拿法、搓法、摇法、捻法等。

（2）操作

1）患者俯卧位，医生位于其侧方，使腰椎、髋关节做后伸活动，以被动活动关节，时间为3分钟。

2）患者取健侧卧位，医生站于其身侧，重点用㨰法在髋、膝、踝关节部位治疗，时间为3分钟。

3）患者仰卧位，医生站于患者身侧，用㨰法重点在髋、膝、踝关节操作，配合摇法摇髋、膝、踝等关节，然后用搓法在下肢治疗，时间为5分钟。

（四）中药康复处方

1. 急性期

（1）中经络

风阳上扰证：①代表方：天麻钩藤饮。②常用药：天麻、钩藤、石决明、黄芩、栀子、川牛膝、益母草、杜仲、桑寄生、夜交藤、茯神等。头晕，头痛，加菊花、桑叶疏风清热；心烦易怒，加牡丹皮、郁金凉血开郁；便干便秘，加生大黄。

风痰入络证：①代表方：桃红四物汤合涤痰汤。②常用药：桃仁、红花、生地、赤芍、川芎、当归、茯苓、人参、甘草、陈皮、胆星、半夏、竹茹、枳实、菖蒲等。若热象明显，加黄芩、山栀。头晕、头痛，加菊花、夏枯草；若大便不通，可加大黄通腑泻热凉血，大黄用量宜轻，不可过量。

（2）中脏腑

1）阳闭-痰热腑实证：①代表方：桃核承气汤。②常用药：大黄、芒硝、桃仁、桂枝、甘草等。痰热重，加瓜蒌、胆南星；瘀阻明显，加丹参、赤芍、鸡血藤；热象较重，加山栀、黄芩；年老体弱津亏，加生地黄、麦冬、玄参。

2）阳闭-痰热瘀闭证：①代表方：羚羊角汤合安宫牛黄丸。②常用药：羚羊角、钩藤、石决明平肝息风；胆南星、竹沥、半夏、天竺黄、黄连清热化痰；水牛角片、牡丹皮、赤芍凉血散瘀；石菖蒲、郁金化痰开窍。

3）阴闭-痰蒙神窍证：①代表方：涤痰汤合苏合香丸。②常用药：半夏、茯苓、橘红、竹茹化痰；郁金、石菖蒲、胆南星豁痰开窍；天麻、钩藤、僵蚕息风化痰。

4）元气败脱证：①代表方：参附汤合生脉散。②常用药：人参、附子补气回阳；麦冬、五味子、山茱萸滋阴敛阳。

2. 恢复期和后遗症期

（1）气虚血瘀证

1）代表方：补阳还五汤。

2）常用药：黄芪、当归、赤芍、川芎、桃仁、红花、地龙等。若气虚明显，加人参；言语不利，加远志、石菖蒲、郁金；肢体麻木，加木瓜、伸筋草；上肢偏废，加桂枝；下肢瘫软无力，加牛膝；小便失禁，加桑螵蛸；血瘀重，加莪术、水蛭。

（2）阴虚风动证

1）代表方：大定风珠。

2）常用药：鸡子黄、阿胶、地黄、麦冬、白芍、龟板、鳖甲、五味子、炙甘草等。偏瘫较重，可加地龙、蜈蚣、桑枝等；舌质暗红、脉涩等有血瘀证时，加桃仁、地鳖等；语言不利甚，加菖蒲、郁金、远志等。

（3）肝肾亏虚证

1）代表方：地黄饮子。

2）常用药：生地黄、石斛、麦冬滋肾养阴；制首乌、枸杞子、山茱肉补益精气；当归、鸡血藤、桑寄生养血和络。

思考题:

1. 脑梗死的检查有哪些?

2. 中风的针灸治疗有哪些?

3. 中风的康复评定有哪些?

第二节　帕金森病

一、概述

(一)定义

帕金森病(Parkinson disease,PD)又称震颤麻痹(paralysis agitans),是一种慢性退行性中枢神经系统疾病,最早由英国医生詹姆斯·帕金斯(James Parkinson)于1817年提出并报道。目前认为其特征性病理改变为黑质多巴胺能神经元大量变性或丢失,残余的神经元胞浆中生成路易小体。PD临床表现以静止性震颤、运动迟缓、肌强直和姿势异常为主要特征,好发于中老年人,发病率男性稍高于女性。

(二)病因病机

帕金森病属于中医学"颤证"范畴,又称"振掉""颤振""震颤"。本病的基本病机为肝风内动、筋脉失养,与脑髓及肝、肾、脾等关系密切,多因年老体虚、情志过极、饮食不节及劳逸失当等因素所致。

《素问·至真要大论》曰:"诸风掉眩,皆属于肝。"《素问·脉要精微论》曰:"骨者,髓之府,不能久立,行则振掉,骨将惫矣。"《黄帝内经》已基本阐述了本病的主要特征,与肝、肾相关。《证治准绳·颤振》曰:"此病壮年鲜有,中年以后乃有之,老年尤多。夫老年阴血不足,少水不能制盛火,极为难治。"其论述了本病的发病特点和预后。清代张璐在《张氏医通·颤振》中系统地总结了前人的经验,全面阐述了颤证的病因病机、辨证治疗和预后。

(三)诊断与检查

1. 帕金森病的诊断标准

(1)临床确诊的帕金森病

1)不存在绝对排除标准。

2)至少存在2条支持标准。

3)没有警示征象。

(2)临床很可能的帕金森病

1)不符合绝对排除标准。

2）如果出现警示征象则需要通过支持标准来抵消：如果出现 1 条警示征象，必须需要至少 1 条支持标准抵消；如果出现 2 条警示征象，必须需要至少 2 条支持标准抵消；如果出现 2 条以上警示征象，则诊断不能成立。

2. 帕金森病的检查流程　帕金森病的早期诊断非常困难，且不能通过单一的检查方法来诊断帕金森病。一般在短时间内出现以下核心运动症状，才考虑诊断为帕金森病：静止性震颤、运动迟缓、肌强直。帕金森病准确的诊断需要根据诊断标准和征象进行，见图 3-1。

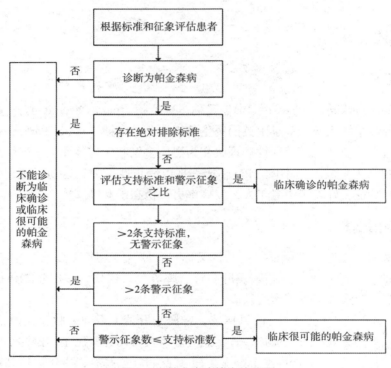

图 3-1　帕金森病检查流程图

（1）支持标准

1）患者对多巴胺能药物的治疗明确且显著有效。在初始治疗期间，患者的功能可恢复或接近至正常水平。在没有明确记录的情况下，初始治疗的显著应答可定义为以下两种情况：药物剂量增加时症状显著改善，剂量减少时症状显著加重。以上改变可通过客观评分（治疗后 UPDRS-Ⅲ 评分改善超过 30%）或主观描述（由患者或看护者提供的可靠而显著的病情改变）来确定；存在明确且显著的开/关期症状波动，并在某种程度上包括可预测的剂末现象。

2）出现左旋多巴诱导的异动症。

3）临床体检观察到单个肢体的静止性震颤（既往或本次检查）。

4）以下辅助检测阳性有助于鉴别帕金森病与非典型性帕金森综合征：存在嗅觉减退或丧失，或头颅超声显示黑质异常高回声（＞20mm²），或心脏间碘苄胍闪烁显像法显示心脏去交感神经支配。

（2）绝对排除标准

1）存在明确的小脑性共济失调，或小脑性眼动异常（持续的凝视诱发的眼震、巨大方波跳动、超节律扫视）。

2）出现向下的垂直性核上性凝视麻痹，或者向下的垂直性扫视选择性减慢。

3）在发病后5年内，患者被诊断为高度怀疑的行为变异型额颞叶痴呆或原发性进行性失语。

4）发病3年后仍局限于下肢的帕金森样症状。

5）多巴胺受体阻滞剂或多巴胺耗竭剂治疗诱导的帕金森综合征，其剂量和时程与药物性帕金森综合征相一致。

6）尽管病情为中等严重程度［即根据国际帕金森和运动障碍协会（MDS）-统一帕金森病评估量表（UPDRS），评定肌强直或运动迟缓的计分大于2分］，但患者对高剂量（不少于600mg/d）左旋多巴治疗缺乏显著的治疗应答。

7）存在明确的皮质复合感觉丧失（如在主要感觉器官完整的情况下出现皮肤书写觉和实体辨别觉损害），以及存在明确的肢体观念运动性失用或进行性失语。

8）分子神经影像学检查突触前多巴胺能系统功能正常。

9）存在明确可导致帕金森综合征或疑似与患者症状相关的其他疾病，或者基于全面诊断评估，由专业医生判断其可能为其他综合征，而非帕金森病。

（3）警示征象

1）发病后5年内出现快速进展的步态障碍，以致于需要经常使用轮椅。

2）运动症状或体征在发病后5年内或5年以上完全不进展，除非这种病情的稳定是与治疗相关的。

3）发病后5年内出现延髓性麻痹状，表现为严重的发音困难、构音障碍或吞咽困难（需进食较软的食物，或通过鼻胃管、胃造瘘进食）。

4）发病后5年内出现吸气性呼吸功能障碍，即在白天或夜间出现吸气性喘鸣或者频繁的吸气性叹息。

5）发病后5年内出现严重的自主神经功能障碍，包括体位性低血压，即在站起后3分钟内，收缩压下降至少30mmHg或舒张压下降至少20mmHg，并排除脱水、药物或其他可能解释自主神经功能障碍的疾病；发病后5年内出现严重的尿潴留或尿失禁（不包括女性长期存在的低容量压力性尿失禁），且不是简单的功能性尿失禁（如不能及时如厕）。对于男性患者，尿潴留必须不是由前列腺疾病所致，且伴发勃起障碍。

6）发病后3年内由于平衡障碍导致反复（大于1次/年）跌倒。

7）发病后10年内出现不成比例的颈部前倾或手足挛缩。

8）发病后5年内不出现任何一种常见的非运动症状，包括嗅觉减退、睡眠障碍（睡眠维持性失眠、日间过度嗜睡、快动眼期睡眠行为障碍）、自主神经功能障碍（便秘、日间尿急、症状性体位性低血压）、精神障碍（抑郁、焦虑、幻觉）。

9）出现其他原因不能解释的锥体束征。

10）起病或病程中表现为双侧对称性的帕金森综合征症状，没有任何侧别优势，且客观体检亦未观察到明显的侧别性。

二、康复评定

（一）中医辨证

本病是由于年老体虚、情志过极、饮食不节、劳逸失当，导致筋脉失养。临床可辨证分为风阳内动、痰热风动、气血亏虚、髓海不足和阳气虚衰。

1. 风阳内动证　肢体颤动粗大，程度较大，不能自制，眩晕耳鸣，面赤烦躁，易激动，心情紧张时颤动加重，伴有肢体麻木，口苦而干，言语迟缓不清，流涎，尿赤，大便干，舌质红，苔黄，脉弦。

2. 痰热风动证　头摇不止，肢麻震颤，重则手不能持物，头晕目眩，胸脘痞闷，口苦口黏，甚则口吐痰涎，舌体胖大，有齿痕，舌质红，苔黄腻，脉弦滑数。

3. 气血亏虚证　头摇肢颤，面色㿠白，表情淡漠，神疲乏力，动则气短，心悸健忘，眩晕，纳呆，舌体胖大，舌质淡红，苔薄白滑，脉沉濡无力或沉细弱。

4. 髓海不足证　头摇肢颤，持物不稳，腰膝酸软，失眠心烦，头晕，耳鸣，善忘，老年患者常兼有神呆，痴傻，舌质红，舌苔薄白，或红绛无苔，脉象细数。

5. 阳气虚衰证　头摇肢颤，筋脉拘挛，畏寒肢冷，四肢麻木，心悸懒言，动则气短，自汗，小便清长或自遗，大便溏，舌质淡，舌苔薄白，脉沉迟无力。

（二）康复医学评定方法

1. 运动功能评定　评定内容通常包括肌力评定、肌张力评定、关节活动度评定、平衡功能评定、姿势评定及步行能力评定。肌力评定通常采用手法肌力测定（manual muscle testing，MMT）来判断肌肉的力量，但 PD 患者多伴有肌张力增高，MMT 检查敏感性降低，可采用等速测试或等长测试评估肌力。平衡功能评定分为主观评定和客观评定，主观评定以观察和量表为主，客观评定主要是指平衡测试仪评定。步行能力评定分为定性分析和定量分析，定性分析主要通过目测患者的步态做出定性判断，定量分析则是借助器械或设备对步态进行客观分析，定量分析往往准确性和可靠性更优。

2. 言语功能评定　PD 患者的言语障碍是一种运动减少型构音障碍，表现为音调单一、音量减弱、声音嘶哑、发声吃力、不协调、言语清晰度下降等，部分伴有鼻音化构音和语速的变化。国际上通常采用 Frenchay 构音障碍评定法进行检查，国内通常采用根据汉语特点进行了修改的版本。

3. 吞咽功能评定　通常采用饮水试验和反复唾液吞咽测试（repetitive saliva swallowing test，RSST）进行吞咽功能评定。此外，还可以采用影像学等辅助检查。

4. 认知功能评定　PD 患者通常具有不同程度认知功能下降的症状。评定方法可采用 MMSE、长谷川痴呆量表和洛文斯顿（Loewenstein）作业疗法认知评定。

5. 日常生活能力评定　通常采用 Barthel 指数（Barthel index，BI）或改良 BI 进行评估，内容包括进食、洗澡、修饰、穿衣、控制大便、控制小便、用厕、床椅转移、平地行走及上下楼梯 10 项，也可以采用功能独立性评定（functional independence measure，FIM）量表。

6. 帕金森专科量表　①帕金森病综合评价包含四大部分：评价日常生活中的非运动症状、评价日常生活中的运动症状、运动功能检查和评价运动并发症。②Hoehn-Yahr 分期评定法是根据患者临床症状严重程度的不同，将 Hoehn-Yahr I～II 级评为早期 PD，Hoehn-Yahr III 级评为中期 PD，Hoehn-Yahr IV～V 级评为晚期 PD。

三、中医康复治疗方法

（一）传统功法康复处方

1. 康复处方原则

（1）功法的选择　目前治疗帕金森病的手段并不能阻止病情的发展，但对于患者的运动能力、生活质量的提高具有重要意义。因此，功法的选择要倾向于难度、运动量较低，运动时间较短的功法。太极拳、气功、放松功均是适合 PD 患者的功法。传统功法可以促进气血运行，疏通经脉。如太极拳，强调全身心的放松，动作缓慢、柔和，患者调整呼吸，屈腿半蹲，人体重心不断在两足之间移动，并在不断变化的方位进行对角线运动，腰部、四肢屈伸旋转，可增加神经灵敏度，改善肢体肌力、耐力及柔韧性，提高心肺功能。放松功属于静功的一种，通过积极主动地意念导引配合均匀细长的吸，有节奏地依次注意身体相应的部位，可逐步放松肌肉骨骼，宜长期练习。

（2）训练的强度　以心率、RPE 主观劳累程度及出现限制活动的症状观测指标。靶心率 = [（220- 年龄）- 静态心率] × （60%～85%）+ 静态心率，RPE 主观劳累程度不超过 11～13。限制活动的症状主要为头痛眩晕、肢体疼痛、胸闷不适、劳累、气喘等。为保证患者训练过程的安全，可以佩戴心率遥测仪进行实时监控。

（3）训练时间　训练时间长短应与患者病情程度密切结合，包括热身训练、专项功能训练及放松的牵伸训练，实际运动时间每次 30 分钟至 1 小时，中途可以暂停休息。

（4）训练的频率　训练的频率同样应与患者病情程度密切结合，宜每天 1～2 次，每周 3～4 天。若病情加重，则可适度降低训练频率。

2. 辨证施功

（1）首先要辨清标本虚实。肝肾阴虚、气血不足为病之本，属虚；风、火、痰、瘀等病理因素多为病之标，属实。

（2）帕金森病的初期，本虚之象并不明显，常见风火相煽、痰热壅阻之标实证，治疗当以清热、化痰、息风为主，宜采用安神定志的功法，如太极拳、内养功、意守功、静功及呼吸吐纳等方法；病程较长、年老体弱、肝肾亏虚、气血不足等本虚之象逐渐突出，治疗以滋补肝肾、益气养血、调补阴阳为主，兼以息风通络，宜采用强筋健骨、调和阴阳的功法，如易筋经、武八段锦、调息筑基功或双人功法练习。

3. 注意事项

（1）进行帕金森病的传统功法康复治疗宜选用难度、强度较低的功法，且练功时间不宜过长。

（2）帕金森病的传统功法康复治疗要持之以恒，功法康复治疗应与药物治疗同时进行。传统功法康复治疗需要低强度但持续的进行。

（3）避免过度劳累和运动损伤，严禁超常规、超负荷的运动训练。

（二）针灸康复处方

针灸治以补益脾肾、化痰息风。以督脉、手足少阳经穴为主。

1. 体针

（1）主穴　①四神聪、曲池、外关、足三里、阳陵泉、丰隆。②百会、本神、风池、合谷、三阴交、太溪。

（2）配穴　风阳内动，加大椎、风府；髓海不足，加肾俞、太溪；气血亏虚，加气海、公孙；痰热动风，加中脘、阴陵泉；颤抖甚，加后溪、三间、大椎；僵直甚，加大包、期门（均灸）、大椎（刺血）；汗多，加肺俞、脾俞、气海；口干舌麻，加廉泉、承浆。

（3）操作　两组主穴交替使用。每天或隔天治疗1次，30次为1个疗程。头部穴针刺后可加用电针，选用疏波，通电20～30分钟。针刺用平补平泻法或根据病情施用补泻。僵直甚加灸大包、期门，每穴灸10分钟。或用三棱针刺大椎出血，再加拔火罐，使之出血，1周或2周刺血1次。

2. 头针　顶中线、顶颞后斜线、顶旁1线、顶旁2线。将2寸毫针刺入帽状腱膜下，快速行针，使局部有热感，或加用电针，留针40分钟。

3. 耳针　皮质下、脑点、神门、枕、颈、腕、指、膝、肝、脾、肾、心。每次选用3～5穴，毫针用轻刺激。亦可用揿针埋藏或用王不留行籽贴压。

（三）推拿康复处方

推拿治以补益肝肾、息风止痛。

1. 取穴　百会、风池、肝俞、肾俞、合谷、三阴交、太冲、膻中、中脘、关元、气海、足三里、脾俞、命门、肺俞、中府、云门等穴。

2. 手法　滚法、一指禅推法、点按法、擦法等。

3. 操作步骤

（1）患者取仰卧位，医生用滚法施于肩胸部，以胸大肌、三角肌、喙肱肌、肱二头肌肌腱长头等为主，2～3分钟；用滚法施于患侧的上臂、前臂，以肱二头肌、肱三头肌、肱肌等前臂肌群和屈肌群为主，2～5分钟；用滚法施于大腿前侧、外侧、内侧，以股四头肌、阔筋膜肌、髂胫束、缝匠肌、内收肌等为主，10分钟；用滚法施于小腿内外侧直至足背，以胫骨前肌、腓骨肌、短肌、趾长伸肌、踇长伸肌为主，5分钟；用滚法施于跖

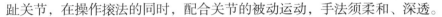

趾关节，在操作㨰法的同时，配合关节的被动运动，手法须柔和、深透。

（2）患者取俯卧位，医生用㨰法施于斜方肌、冈上肌、冈下肌、三角肌、大小圆肌为主，约5分钟，可配合擦法，擦至发热发红为度，用㨰法施于腰部、臀部、大腿后侧、腘窝、小腿后侧，止于跟腱，以腰肌、髂腰肌、臀肌、梨状肌、股二头肌、半腱肌、半膜肌、腓肠肌、比目鱼肌、趾长屈肌、蹈长屈肌为主，约10分钟，可配合患肢的被动运动，擦腰骶至发热为度。

（3）医生弹拨华佗夹脊穴，2～3分钟。

（4）医生捏脊从长强穴至大椎穴10遍。

（四）中药康复处方

1. 风阳内动证 方用天麻钩藤饮合镇肝息风汤加减。常用药：天麻、钩藤、石决明、代赭石、生龙骨、生牡蛎、生地黄、白芍、玄参、龟板、天门冬、怀牛膝、杜仲、桑寄生、黄芩、山栀、夜交藤、茯神等。肝火偏盛，焦虑心烦，加龙胆草、夏枯草；痰多，加竹沥、天竺黄；肝肾不足，痰火上扰，眩晕耳鸣，加知母、黄柏、牡丹皮；心烦失眠，加炒枣仁、柏子仁、丹参；颤动不止，加僵蚕、全蝎。

2. 痰热风动证 方用导痰汤合羚角钩藤汤加减。常用药：半夏、胆南星、竹茹、川贝母、黄芩、羚羊角、桑叶、钩藤、菊花、生地黄、生白芍、甘草、橘红、茯苓、枳实等。痰湿内聚，加煨皂角、白芥子；震颤较重，加珍珠母、生石决明、全蝎；心烦易怒，加天竺黄、牡丹皮、郁金；胸闷脘痞，加瓜蒌皮、厚朴、苍术；肌肤麻木不仁，加地龙、丝瓜络、竹沥；神识呆滞，加石菖蒲、远志。

3. 气血亏虚证 方用人参养荣汤加减。常用药：熟地黄、当归、白芍、人参、白术、黄芪、茯苓、炙甘草、肉桂、天麻、钩藤、珍珠母、五味子、远志等。气虚运化无力，加半夏、白芥子、胆南星；血虚心神失养，加炒枣仁、柏子仁；气虚血滞，加鸡血藤、丹参、桃仁、红花。

4. 髓海不足证 方用龟鹿二仙膏合大定风珠加减。常用药：龟板、鳖甲、生牡蛎、钩藤、鸡子黄、阿胶、枸杞子、鹿角、熟地黄、生地黄、白芍、麦冬、麻仁、人参、山药、茯苓、五味子、甘草等。肢体颤动，眩晕较著，加天麻、全蝎、石决明；阴虚火旺兼见五心烦热，躁动失眠，便秘溲赤，加黄柏、知母、牡丹皮、元参；肢体麻木，拘急强直，加木瓜、僵蚕、地龙，重用白芍、甘草。

5. 阳气虚衰证 方用地黄饮子加减。常用药：附子、肉桂、巴戟天、山萸肉、熟地黄、党参、白术、茯苓、生姜、白芍、甘草等。大便稀溏，加干姜、肉豆蔻；心悸，加远志、柏子仁。

思考题：

1. 帕金森病的诊断中支持标准包括什么？

2. 中医学认为帕金森病发生的病因病机是什么？

3. 帕金森病的针灸康复处方体针法的主穴有几套？分别是什么？

第三节 小儿脑瘫

一、概述

(一) 定义

小儿脑性瘫痪 (cerebral palsy, CP) 简称脑瘫, 是指出生前至出生后 1 个月内由于各种原因 (如感染、出血、外伤等) 引起的非进行性中枢性运动功能障碍, 可伴有智力低下、惊厥、听觉与视觉障碍及学习困难等多种脑部症状的脑损伤后遗症。脑瘫属于中医"五迟""五软""痿证"等范畴。

(二) 病因病机

小儿脑瘫的病因主要包括先天因素与后天因素两个方面。

1. 先天因素 多责之于先天禀赋不足, 主要有以下两个方面: ①父母精血虚损, 或年高得子, 导致胎儿先天精血不足, 脑髓失充。如《医宗金鉴·幼科心法》云:"小儿五迟之证, 多因父母气血虚弱, 先天有亏, 致儿生下筋骨软弱, 行步艰难, 齿不速长, 坐不能稳, 皆肾气不足之故。"②孕妇孕期因调摄失宜, 或药治不慎, 或者堕胎不成等因素损伤胎元、伤及脑髓。

2. 后天因素 多责之于分娩难产产伤, 或者生后窒息, 或患温热病, 或中毒, 或脑部外伤等诸多因素, 致瘀血、毒浊伤及脑髓。

脑为元神之府, 脑髓不充或受损, 神失其聪, 导致智力低下, 反应迟钝, 语言不清, 咀嚼无力, 时流涎水, 四肢无力, 手软不能握持, 足软不能站立。总之, 先天因素所致的脑髓不充或者后天因素所致的脑髓受损是本病的病因病机。西医学认为, 本病系先天性大脑发育不良或者多种脑损伤而致的后遗症。

(三) 诊断与检查

诊断要点: 智力低下、发育迟缓、脑功能障碍为主症, 分为先天因素和后天因素。医生询问产伤史及各种脑炎病史有助于诊断。

1. 运动发育落后或异常 主要表现在粗大运动与精细运动两个方面。

2. 肌张力异常 表现为肌张力增高、降低、不变与不均衡, 同时伴有肌力的改变。

3. 反射异常 痉挛型脑瘫表现为深反射活跃或亢进, 可引出踝阵挛及病理反射, 年龄小的患儿主要观察反射是否呈对称。反射异常主要表现为原始反射延迟消失、立直反射减弱或延迟出现、平衡反射延迟出现。

4. 姿势异常 脑瘫患儿的异常姿势主要表现为四肢和躯干的非对称姿势, 与肌张力异常、原始反射延迟消失有关。

二、康复评定

（一）小儿发育水平测定

小儿发育水平主要评定脑瘫患儿的发育水平较正常同龄儿童落后的程度，见表 3-2。

表 3-2　小儿发育水平测定工具

工具	评估
丹佛发育筛选测试（DDST）	评估 2 个月至 6 岁，最适年龄≤4.5 岁；测试内容包括大运动、精细运动、语言、个人 - 社会 4 个能区
儿童发育评估（PEDS）	评估从出生到 7 岁 11 个月儿童发育行为水平
年龄及阶段问卷（ASQ）	评估 1 ～ 66 个月婴幼儿发育状况
儿童发育调查表（CDI）	评估 15 个月至 5 岁儿童的社交、运动、语言等技能的发展
婴儿神经发育筛查（Bayley）	评估 3 ～ 24 个月高危儿的详尽发育测试
运动发育测试（Peabody）	评估从出生到 83 个月儿童粗大及精细运动的量表
bruininks-oseretsky（B&Q）	评估 4.5 ～ 14.5 岁儿童运动熟练度的量表

（二）原始反射与自动反应评定

1. 原始反射　包括紧张性迷路反射、不对称性颈紧张反射、拥抱反射、呕吐反射、觅食反射、自动站立和行走反射、躯干侧弯反射、握持反射、咬合反射和交叉伸展反射，见表 3-3。

2. 自动反应　包括调正反应（头部侧面调正、俯卧位头部调正、仰卧位头部调正、躯干旋转调节反应）、平衡反应（俯卧位、坐位、垂直悬空位的平衡反应）、保护性伸展反应（头部朝下、向侧方、向后方的保护性伸展反应、放置反应）。

表 3-3　原始反射评定表

内容	时间
交叉性伸肌反射	出生～ 2 个月
Galant 反射（躯干侧弯反射）	出生～ 2 个月
Moro 反射（拥抱反射）	出生～ 6 个月
抓握反射	出生～ 6 个月
姿势性反射	出生～ 6 个月
紧张性迷路反射	出生～ 4 个月
非对称性紧张性颈反射	出生～ 4 个月
对称性紧张性颈反射	出生～ 4 个月

（三）肌张力评定

肌张力过高是脑性瘫痪患儿的主要表现，通常用修订的 Ashworth 痉挛评定量表进行评定。年龄小的患者可配合肌肉硬度、摆动度及关节伸展度的评定。

（四）运动功能评定

粗大运动功能测试量表（gross motor function measure，GMFM）是对粗大运动进行量化评定的一种方法，此量表主要评定脑性瘫痪儿童的粗大运动功能随时间的推移而发生变化的情况。

（五）平衡与协调能力评定

1. 平衡功能评定

（1）传统观察法　如 Romberg 检查法。

（2）量表评定法　如 Berg 平衡量表、Tinnetti 量表及"起立 – 行走"测试等。

（3）平衡测试仪评定

2. 共济运动检查　指鼻试验、跟 – 膝 – 胫试验、轮替试验、对指试验、闭目难立征等可检查患儿共济情况，有震颤、舞蹈病、手足徐动表现者均完成不好。

（六）智力评定

1. 智商测试　智力评定应用的智力量表分为筛查和诊断两种。最常用的筛查检测手段是丹佛发育筛选测试（DDST），适用于 0 ～ 6 岁儿童；还有图片词汇测试（PPVT）、画人测验（DAP）等。诊断性测验包括韦氏儿童智力量表（WISC）和中国韦氏儿童智力量表、格塞尔婴幼儿发展量表（GDS）、斯坦福 – 比奈尔智力量表等。

2. 社会适应行为测试　我国一般采用中南大学湘雅二医院的适应行为量表和婴儿 – 初中学生社会生活能力量表。

（七）言语功能评定

为了解儿童的语言发育水平、评估语言治疗的效果或观察外界因素对语言发育的影响，需要对儿童的语言发育水平进行评定。

1. 含有言语语言项目的综合性发育测验　如 DDST、GDS、贝利婴儿发育量表（BSITD）、WISC。

2. 根据使用者测试目的、受试对象的不同　选用自然语言分析、试验测试、父母报告三种方法来评定儿童语言的发育水平。

（八）中医症候评定

医生需对患者所属中医症候进行评定，可分为肾精不足、肝肾阴虚、气血两虚、阴津亏虚、瘀阻脑络、痰湿阻窍。

1. 肾精不足　四肢瘫痪，痿软不用，发育迟缓，智力低下，囟门迟闭或未闭，抬头、坐起、站立、行走、生齿等较同期正常小儿显著延迟，口软唇弛、易于流涎，咀嚼无力，语言不清，甚至抬头或坐立困难，苔白，脉细微。

2. 肝肾阴虚　下肢瘫痪，颈项强硬，手足缓慢动作，不能自己，站立时双足拘挛，向内翻转，站立不稳，步履困难，颜面抽搐，言语不清，时见痫证样发作，哭闹易急，心烦少寐，舌红，脉细数。

3. 气血两虚　四肢瘫痪，智力不全，体倦懒言，神情呆滞，不哭不闹，数岁不语，言语欠清晰，发稀萎黄，面色苍白，纳差，大便秘结，脉细弱无力。

4. 阴津亏虚　肢体瘫痪，肌肉萎缩，口干唇裂，皮肤干燥，面色无华，两目干涩，小便短赤，大便干结，低热，时有盗汗，舌质降，苔光剥或如镜面，脉细数无力。

5. 瘀阻脑络　肢体瘫痪，神情呆滞，发稀易落，颜面紫暗，头颅青筋暴露，或头晕头痛，或耳聋目眩，或言语不利，四肢厥冷，舌质紫暗或有瘀斑、瘀点，脉细涩。

6. 痰湿阻窍　四肢瘫痪，言语不清，头晕重或喉间痰鸣，时伴抽搐或痫证样发作，脘痞呕恶，纳呆，口黏多涎，口渴不欲饮或不多饮，舌苔黄腻，脉滑数。

三、中医康复治疗方法

（一）康复治疗

脑瘫中医康复治疗的目的主要在于减轻功能障碍，提高生活质量。肝肾不足者治以补肾养肝、通经活络；瘀血阻络者治以活血化瘀；脾虚气弱者治以补脾益气、健脑益智；肢体痉挛者治以疏通经络、缓解痉挛；肌张力低下者治以行气活血、养筋柔肝；智力障碍者治以健脑补肾、益精填髓；听力障碍者治以补肾填精、通利耳窍；癫痫者治以活血化瘀、涤痰开窍。

本病病变在脑，多累及四肢，主要表现为中枢性运动障碍及姿势异常，并可能同时伴有智力低下、听力障碍、癫痫、行为异常等症状。一般在新生儿期可发现，本病严重影响患儿生长发育及生活能力，是儿童致残的主要原因之一。由于婴儿运动系统、神经系统正处于发育阶段，异常姿势运动还没有固化，所以临床上对于小儿脑瘫的治疗应该做到早诊断、早治疗。提倡在出生后 3 ～ 6 个月内确诊，脑瘫一旦确诊，康复治疗应立即进行，康复治疗最佳时间是在 3 岁以前。

康复治疗主要根据不同类型的脑瘫患儿进行康复治疗。痉挛型脑瘫主要采用神经肌肉促进技术中的 Bobath 技术缓解痉挛，加强体位控制，抑制异常痉挛模式；改善平衡、步态功能；注意关节活动范围训练，防止关节挛缩畸形；及时进行作业治疗，提高 ADL 能力。弛缓性脑瘫主要采用 Bobath 技术、感觉促进技术提高肌张力，提高躯干控制和肢体负重能力，配合理疗、作业治疗、注意支具保护。手足徐动型通过躯干肌肉的平衡和控制训练，提高患者在各种体位下完成作业治疗的能力，实现 ADL 自理。

（二）针灸康复处方

治以健脑益智、调补五脏。以督脉、足太阴经、足少阴经穴为主。

1. 体针

（1）主穴　百会、大椎、肾俞、涌泉、心俞、脾俞、合谷、足三里。

（2）配穴　下肢瘫痪者，加环跳、风市、承扶、委中、伏兔、阴市、解溪、昆仑；上肢瘫痪者，加肩髃、臂臑、曲池、手三里、外关、后溪穴；抬头困难者，加巨骨、天柱；足内翻者，加悬钟、昆仑、申脉；足外翻者，加阴陵泉、三阴交、血海、照海；剪刀步态者，加风市、阳陵泉；语言障碍者，加哑门、金津、玉液、廉泉；智力障碍者，加神门、四神聪、印堂、神庭；肾精不足者，为命门、太溪；肝肾阴虚者，加肝俞、曲泉、太冲、阴陵泉；气血虚弱者，加神阙、血海、足三里；阴津亏虚者，加内关、三阴交；瘀阻脑络者，加风池、风府、血海；痰湿阻窍者，加丰隆、劳宫。

（3）操作　毫针常规刺、补法，不留针，可灸。

2. 头针　取额中线、顶颞前斜线、顶旁1线、顶旁2线、顶中线、颞后线、枕下旁线、选2～3线，头针常规刺法。

3. 耳针　取枕、皮质下、心、肾、肝、脾、交感、神门。每次选用2～4穴，毫针刺法，压丸法。

4. 穴位注射　取风池、大椎、肾俞、曲池、手三里、足三里、阳陵泉。每次选2～3穴。选用胎盘注射液、黄芪注射液、维生素B_1注射液、维生素B_{12}注射液，常规穴位注射。

（三）推拿康复处方

1. 治则　健脑益智，疏经通络。

2. 处方　头部、背腰部及四肢部，常规手法操作40分钟左右。

3. 具体操作

（1）头部操作　推攒竹与推坎宫各5～10次，点按或按揉百会、四神聪、风池、哑门、运太阳各1分钟。五指扫散整个头部至头皮有热感。

（2）背腰部　推揉和捏脊督脉及两侧膀胱经，自上而下依次点按华佗夹脊穴各5～10遍。

（3）四肢部　先用拿捏、按揉、擦法等手法放松患肢5～10分钟，然后进行穴位操作。穴位以选取手足阳明经穴为主。病在上肢者，取肩髃、曲池、手三里、外关、合谷等穴位；病在下肢者，取环跳、承扶、髀关、伏兔、足三里、阳陵泉、解溪等穴位。采用点按或按揉法，每穴约1分钟。

（四）中药康复处方

1.肾精不足　治以填精补髓、益肾健脑。方选左归丸加减，药用熟地黄、山药、枸杞子、茯苓、炙甘草、紫河车、龟甲胶（烊化）、杜仲。面色无华、头晕心悸者，加黄芪、何首乌、阿胶（烊化）；痿软甚者，加秦艽、川牛膝、木瓜；日久累计肾阳亏虚者，加肉苁蓉、鹿角胶。

2.肝肾阴虚　治以补肾养肝。方选六味地黄丸加减。常用药：熟地黄、山茱萸滋养肝肾；山药健脾益气；茯苓、泽泻健脾渗湿；牡丹皮凉血活血。齿迟，加紫河车、何首乌；立迟，行迟，加牛膝、杜仲；头项软，加菟丝子、巴戟天。

3.气血两虚　治以益气补血、健脑养心。方选菖蒲丸加减，药用党参、当归、茯苓、白术、川芎、石菖蒲、远志、熟地黄、五味子、酸枣仁、炙甘草。肢体麻木，加赤芍、鸡血藤、木瓜；纳差，加砂仁、焦三仙；恶心呕吐，加竹茹、姜半夏；经脉迟缓者，加黄芪、牛膝。

4.阴津亏虚　治以养阴清热、生津润燥。方选增液汤加减，药用玄参、麦冬、生地黄、天花粉、玉竹、丹参、沙参、石斛、党参。阴津亏，虚而动风，加白芍、牡蛎（先煎）、鳖甲（先煎）；津液耗脱，加人参、生龙牡（先煎）；低热不退，加龟甲（先煎）、地骨皮；肢体挛缩，加白芍、全蝎、僵蚕。

5.瘀阻脑络　治以活血通络、开窍醒脑。方选通窍活血汤加减，药用川芎、桃仁、红花、赤芍、丹参、细辛、生黄芪、天麻、白芷、麝香（研末冲服）、葱白、石菖蒲。手足厥逆者，加桂枝、桑枝、制川乌；喉间有痰声，加白芥子、全瓜蒌、半夏；手足拘挛，关节畸形，加全蝎、穿山甲。

6.痰湿阻窍　治以健脾化湿、祛痰醒脑。方选半夏白术天麻汤合黄连温胆汤加减，药用半夏、炒白术、天麻、钩藤（后下）、陈皮、茯苓、白芷、细辛、生姜、枳实、竹茹、黄连、白术、橘络、僵蚕、石菖蒲。脾胃虚弱，加人参、薏苡仁、砂仁；嗜睡昏蒙，加安息香（冲服）、苏合香（冲服）；口渴甚，苔黄腻，重用黄连，加淡竹叶、石斛；痫证发作，加全蝎、生龙牡（先煎）、生铁落；心烦不寐，加川贝母、远志、夜交藤。

（五）康复护理

1.生活起居

（1）居室保持空气新鲜，环境舒适安静，光线柔和，温湿度适宜。

（2）教家长掌握正确的脑瘫患儿的抱姿、睡姿、穿脱衣方法、喂食方法及生活自理能力训练等。

（3）教家长适合患儿年龄合理喂养方法。

（4）根据患儿家长的心理状况，给予有针对性的心理疏导。

（5）加强安全防护，防止患儿在治疗、训练中发生意外伤。

（6）加强日常生活能力的训练，逐渐培养患儿自理能力。

2. 饮食指导

（1）肾精不足者　宜进食补肾养元、填精益髓之品，如养肾强骨的猪蹄筋汤。

（2）肝肾阴虚者　宜进食滋阴填精、滋养肝肾之品，如枸杞子、黑芝麻、黑白木耳等。食疗方：莲子百合煲瘦肉汤。

（3）气血两虚者　宜进食益气养阴的食品，如莲子、大枣、桂圆等。食疗方：桂圆莲子汤、大枣圆肉煲鸡汤等。

（4）阴津亏虚者　进食滋阴填精、滋养肝肾之品，如枸杞子等。食疗方：虫草全鸭汤。

（5）瘀阻脑络者　宜进食活血通络之品，如山楂、白萝卜、木耳等。

（6）痰湿阻窍者　宜进食涤痰开窍之品，忌食辛辣、燥热、肥腻等生痰助湿之品。

思考题：

1. 简述小儿脑瘫的康复护理。
2. 小儿脑瘫的针灸治疗都包括什么？
3. 小儿脑瘫的康复评定都包括什么？

第四节　阿尔茨海默病

一、概述

（一）定义

阿尔茨海默病（Alzheimer disease，AD）是一种起病隐匿的进行性发展的神经系统退行性疾病。临床上以记忆障碍、失语、失用、失认、视空间功能损害、执行功能障碍及人格和行为改变等全面性痴呆表现为特征，病因迄今未明。该病患病女性多于男性，多见于 70 岁以上老年人。美国国立老化研究所与阿尔茨海默病协会（National Institude on Aging-Alzheimer's Association，NIA-AA）根据 AD 病理生理程度可以分为 AD 临床前阶段、AD 源性轻度认知障碍及 AD 痴呆三个阶段。从目前研究来看，该病的发生与家族史、女性、头部外伤、低教育水平、甲状腺病、母育龄过高或过低、病毒感染等多种可能因素（包括生物和社会心理因素）相关。我国 AD 患者占全球总发患者数的 1/4，疾病晚期的患者生活完全不能自理，多因各种并发症而致死致残，严重降低患者的生活质量，给患者个人、家庭和社会造成极大经济负担。

（二）病因病机

中医古籍但散见相关描述，如"不慧""善忘""健忘""呆病""痴呆""愚痴""文痴"等。现主要认为该病属于中医学"痴呆""呆病"范畴。晋代皇甫谧《针灸甲乙经》及明代杨继洲《针灸大成》命名为"呆痴",《医学正传》谓之"愚痴"。明代《景岳全书·杂证谟》记载："痴呆证,凡平素无痰,而或以郁结,或以不遂……其证千奇万怪,无所不至。"首次将该病作为独立病种。该病病位在脑,脑为元神之府,清代汪昂在《本草备要》中曰："人之记性皆在脑中。"本病与人体脏腑经络功能衰退密切相关,其中以肾虚、督脉失调最为密切。该病属于虚实夹杂、本虚标实。患者年高体弱,脏腑精气耗损导致髓海空虚,此为本虚;日久痰、瘀、毒邪搏结,神机失常而发病,此为标实。痰、瘀、毒邪是脏腑功能衰退的病理产物,一旦形成,相互搏结,反过来又阻遏气机,耗伤正气,影响阳气运行,进一步加重认知功能障碍。

(三)诊断与检查

对该病的诊断需要结合病史、一般及神经系统体格检查、神经心理评估、实验室和影像学检查结果进行综合分析,见图3-2。

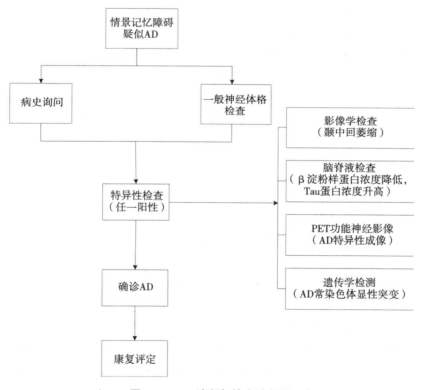

图3-2 AD诊断与检查流程图

1. 核心诊断标准

(1)出现早期和显著的情景记忆障碍 包括以下特征：①患者或知情者诉有超过6个月的缓慢进行性记忆减退。②测试发现有严重的情景记忆损害的客观证据：主要为回忆受损,通过暗示或再认测试不能显著改善或恢复正常。③在AD发病或AD进展时,情景记忆损害可与其他认知功能改变独立或相关。

（2）支持性特征　①颞中回萎缩：使用视觉评分进行定性评定（参照特定人群的年龄常模），或对感兴趣区进行定量体积测定（参照特定人群的年龄常模），磁共振显示海马体、内嗅皮质、杏仁核体积缩小。②异常的脑脊液生物标记：β 淀粉样蛋白 1-42 浓度降低，总 Tau 蛋白浓度升高，或磷酸化 Tau 蛋白浓度升高，或此三者的组合。③正电子发射计算机断层显像（PET）功能神经的特异性成像：双侧颞、顶叶葡萄糖代谢率减低。其他经验证的配体，包括匹兹堡复合物 B 或 1-{6-[（2-18F- 氟乙基)- 甲氨基]-2- 萘基 }- 亚乙基丙二氰（18F-FDDNP）。④直系亲属中有明确的 AD 相关的常染色体显性突变。

2. 排除标准

（1）病史　突然发病；早期出现下列症状：步态障碍、癫痫发作、行为改变。

（2）临床表现　局灶性神经表现，包括轻偏瘫、感觉缺失、视野缺损、早期锥体外系症状。

（3）其他内科疾病，严重到足以引起记忆和相关症状　非 AD 痴呆、严重抑郁、脑血管病、中毒和代谢异常，这些还需要特殊检查。与感染性或血管性损伤相一致的颞中回 MRI 的磁共振成像液体衰减反转恢复序列（FLAIR）或 T2 信号异常。

3. 确诊 AD 的标准　如果有以下表现，即可确诊 AD。

（1）既有临床又有组织病理（脑活检或尸检）的证据，与 NIA-Reagan 要求的 AD 尸检确诊标准一致。两方面的标准必须同时满足。

（2）既有临床又有遗传学（1 号、14 号或 21 号染色体的突变）的 AD 诊断证据。两方面的标准必须同时满足。

二、康复评定

（一）认知功能评定

1. 简易精神状态检查表（MMSE）　该表由 Folstein 等人于 1975 年绘制，是最具影响的标准化智力状态检查工具之一，其作为认知障碍检查方法；可以用于阿尔茨海默病的筛查，简单易行。每项回答正确计 1 分，错误或不知道计 0 分；不适合计 9 分，拒绝回答或不理解计 8 分。在合计总分时，8 分和 9 分均按 0 分计算。最高分为 30 分。划分是否痴呆与受教育程度有关，划分是否痴呆与受教育程度有关，如老年人是文盲又 ≤ 17 分、小学文化又 ≤ 20 分、中学文化或以上又 ≤ 24 分，则为认知功能障碍。痴呆评分参考：① 27 ～ 30：正常。② 21 ～ 26：轻度痴呆。③ 10 ～ 20：中度痴呆。④ 0 ～ 9：重度痴呆。也可以选择蒙特利尔认知评价量表（MOCA）、神经行为认知状态检查表（NCSE）来进行认知功能的评定。

2. 记忆力评定　目前常用的记忆检查量表有韦氏记忆量表第 4 版（WMS- Ⅳ）中文版（成人版）、词语学习测试等。WMS- Ⅳ可从逻辑记忆、词语配对、图形重置、视觉再现、空间叠加等方面全面评定记忆力，具有良好的信效度。词语学习测试有多种范式，Rey 听觉词语学习测试是目前使用较广泛的测试范式，可预测轻度认知功能障碍（MCI）在 3 年内转化为 AD 的概率，其准确性与基于 MRI 的生物标志物相当。注意在进行记忆力评定时，纵向比较 AD 患者记忆力，观察患者记忆力较以前是否有明显下降。

3. 执行功能评定　常用的执行功能测验包括连线测验、斯特鲁色词测验、言语流畅性测验、数字符号转换测验、威斯康星卡片分类测验、伦敦塔测试等，可以选择 1～2 种评定方法对 AD 患者的执行功能进行评定。

4. 语言能力评定　可采用波士顿命名测试（BNT）对患者语言能力进行评定。

5. 视空间功能评定　视空间功能与右侧海马体积相关，有必要对 AD 患者的视空间功能进行评定。常用的评估测验有 Rey-Osterreith 复杂图形测验，可选择信效度较好的计算机辅助认知评定工具对患者进行认知评定，提高效率。

（二）日常和社会能力评定

常采用改良巴氏指数（modified barthel index，MBI）和功能独立性测量（functional independence measure，FIM）评定穿衣、进食、洗漱、坐、站、行等身体活动有关的基本生活活动能力（BADL）；应用 Frenchay 活动指数和功能活动性问卷等评定做家务、做饭、购物、驾车等的工具性日常生活活动（IADL）。社会参与能力的评定常应用 AD 生命质量测评量表（QOL-AD），也可应用健康状况调查问卷（SF-36）。

（三）其他康复评定

1. 综合运动功能评定　当 AD 患者合并锥体系受损，存在肢体瘫痪和痉挛时，可以采用 Brunnstrom 评定运动功能，采用改良 Ashworth 量表评定肌张力；失用性肌无力时采用徒手肌力检查的 Lovett 6 级分级法；用目测法或者量角器测定关节活动度；可用指鼻试验、指 - 指试验、对指试验、轮替试验、跟 - 膝 - 胫试验以及姿势转换评定肢体粗大运动的协调功能；可用简易上肢功能检查（STEF）和九孔柱测试（NHPT）评定上肢精细运动的协调功能；应用 Lind mark 平衡反应测试和 Berg 平衡量表（BBS）评定站立平衡能力，也可用动静态平衡测试系统等进行精确定量评定。

2. 步态功能评定　AD 患者步态障碍多表现为起步困难、步态缓慢、步幅小、易跌倒等，早期对 AD 患者进行步态评定，有助于提前干预，预防跌倒。选择功能性步行分级（FAC）进行整体步行能力评估；威斯康星步态量表（WGS）；10 米步行测试（10MWT）评定步速；计时起立 - 步行测验（TUGT）评估功能性移动能力及步行安全性；三维步态评定中的时空参数如步频、步幅等变化可辅助早期识别 AD。

3. 事件相关电位技术　对大脑高级心理活动如认识过程做出客观评价，为大脑认识活动过程提供了新的方法和途径。AD 患者的事件相关电位（ERP）的潜伏期会随病情加重而明显延长，能够较为敏感地从正常认知个体中识别出 AD。

4. 中医辨证评估

（1）*脾肾两虚证*　记忆减退，食少纳呆，气短懒言，口涎外溢或四肢不温，腹痛喜按，黎明泄泻，或二便失禁，舌质淡或有齿痕，苔白，脉沉细弱、两尺尤甚。

（2）髓海不足证　遇事善忘，重者言谈中不知首尾，陡然忘之，尽力思索不来，步行艰难，或行动迟缓，耳鸣耳聋，耳轮萎枯，发脱齿摇，舌红瘦苔白，脉细弱。

（3）痰浊蒙窍证　神情呆滞或反应迟钝，吐痰或痰多而黏，鼾睡痰鸣，口中黏涎秽浊，头昏且重，面色秽浊如蒙污垢，舌体胖大有齿痕，舌苔腻而润或腻浊如痰，脉滑。

（4）瘀阻脑络证　善忘，寡言少语，或头痛难愈，夜寐多梦，或彻夜难寐，面色晦暗，舌质暗紫、有瘀点或瘀斑，苔薄白，脉细弦、沉迟，或见涩脉。

三、中医康复治疗方法

（一）传统功法康复处方

1. 康复处方原则

（1）功法的选择　根据 AD 的不同分期及患者具体的功能障碍，采用有针对性的功法。由于 AD 涉及的范围较广，宜结合多种功法，制定个性化的运动处方。

（2）训练的强度　以心率、主观疲劳感觉感（RPE）及出现限制活动的症状为观测指标。靶心率 = [（220- 年龄）- 静态心率] ×（60% ～ 85%）+ 静态心率，RPE 维持在 12 ～ 14。限制活动的症状主要为头痛眩晕、肢体疼痛、胸闷不适、劳累、气喘等。为保证患者训练过程的安全，可以佩戴心率遥测仪进行实时监控。

（3）训练时间　训练时间长短应与患者的病情程度密切结合，包括热身训练、专项功能训练及放松的牵伸训练，实际运动时间为每次 30 分钟至 1 小时，中途可以暂时休息。

（4）训练的频率　由于 AD 起病隐匿、发展较快，要进行早期、及时的干预，并且保证患者运动量和频率，每周 3 ～ 5 次，每次 60 分钟。待患者病情较为稳定后，可适当减少运动频率。

2. 辨证施功　明确患者主要功能障碍，明辨本病为本虚标实，根据临床表现注意辨别病性属痰、瘀、毒邪的不同，选择合适的功法训练。若患者以记忆减退、食少纳呆、气短懒言、行动迟缓、耳鸣耳聋、耳轮萎枯、发脱齿摇、舌质淡或有齿痕、苔白、脉沉细弱等虚弱表现为主要症状，认知功能和运动功能为主要功能障碍，宜采用太极拳、放松功、内养功、意守功、静功及呼吸吐纳等功法，培补五脏，安神定志；若患者神情呆滞或反应迟钝，吐痰或痰多而黏，鼾睡痰鸣，口中黏涎秽浊，舌苔腻而润或腻浊如痰，脉滑，头痛难愈，夜寐多梦或舌质暗紫、有瘀点或瘀斑，宜采用疏通经络、调和阴阳的功法，如易筋经、八段锦、调息筑基功或双人功法练习。

3. 注意事项

（1）AD 患者的运动康复治疗应遵循早期、个体化和循序渐进的原则。在病情稳定的情况下，只要不妨碍治疗就应开始康复训练，可以尽早开展针对患者个体化的康复训练，要求患者能持之以恒地坚持训练；训练要在专业功法医生的指导下循序渐进、持续地进行。

（2）针对不同的功能障碍，采取多种组合功法，如 AD 患者认知障碍伴肢体运动、平衡功能障碍，可以结合练习少林功法、八段锦、太极拳等。

（3）避免过度劳累和运动损伤，严禁超常规、超负荷的运动训练。当运动量、运动次数和强度超过了自身所能承受的极限时，会引起全身性疲劳、局部肌肉、关节损伤等。

（二）针灸康复处方

治以醒脑开窍、滋补肝肾、填精益髓、豁痰开窍、活血通络。取任督二脉、厥阴、少阴、太阴等。

1. 体针（醒脑开窍针法）

（1）主穴　内关、人中、三阴交。

（2）配穴　百会、四神聪、风池、印堂、神门。语言障碍者，加金津、玉液、廉泉；半身不遂者，加极泉、肩髃、曲池、委中、足三里、阴陵泉等。

（3）操作　先刺双内关，直刺 0.5～1 寸，采用捻转提插的泻法；继刺入中向鼻中隔斜刺 0.3～0.5 寸，用雀啄法让眼球湿润或流泪为度；再刺三阴交，沿胫骨后缘刺入 1～1.5 寸，采用提插补法，以患侧下肢抽动为度。金津、玉液可用三棱针点刺放血。每周日 1 次，连续针刺 4 周。

2. 头针加电针

（1）取穴　取额中线，位于额部正中线发际内，属督脉，自神庭穴沿经向下针 1 寸；额旁线：在额中线外侧直对目内眦，属太阳膀胱经脉，自眉冲穴沿经向下针 1 寸（1 线）；自头临泣向下针 1 寸，属足少阳胆经（2 线）；在足少阳与阳明经之间，本神与头维穴中向下针 1 寸（3 线）；顶颞前斜线：从前顶穴起，止于悬厘穴，穿足太阳、少阳经脉，每间隔 1 寸针处，根据病情视主穴或副穴。

（2）操作　选以上 1～3 对头皮针穴，取低频震荡电针器，负极接主穴、正极接配穴，使用疏密波促进气血运行，每次治疗 20～30 分钟，每日 1～2 次。

3. 耳穴

（1）取穴　神门、皮质下、肾、脑点、枕。

（2）操作　每日 1 次，每次选 2～3 穴（双耳），20 次为 1 个疗程。

4. 穴位注射

（1）取穴　风池、足三里。

（2）操作　每穴注入丹参注射液 1mL，每日 1 次，10 次为 1 个疗程。

（三）推拿康复处方

对于确诊的 AD 患者，建议尽早介入推拿康复治疗，有助于缓解肌肉和关节异常引起的运动功能障碍等。

1. 取穴　百会、四神聪、神庭、肝俞、肾俞、三阴交、天突、膻中、中脘、膈俞、委中、悬钟、丰隆、足三里、血海、手三里、内关、合谷等。

2. 手法 一指禅推法、擦法、按揉法、拿法、搓法、摇法、捻法、敲法、掐法等。

3. 操作步骤 根据施术部位嘱患者取合适体位，如坐位或卧位。医生根据患者具体的辨证分型选用相应的穴位处方，头部穴位可以选用按揉、敲法、梳法等手法；背部等肌肉丰厚处用按揉法、擦法，如掌根揉或敲法按摩背俞穴，每个穴位 1～3 分钟；天突至膻中穴可以用一指禅推法，宽胸理气；四肢部位的穴位如内关、足三里等可以用掐法、按揉法；腹部主要选用推运或点穴手法。

（四）中药康复处方

根据患者的病情，医生辨证选取口服中药汤剂、中成药或中药注射剂。

1. 脾肾两虚证

（1）治法 补肾健脾。

（2）推荐方药 还少丹加减。组成：熟地黄、枸杞子、山萸、肉苁蓉、淫羊藿、远志、巴戟天、小茴香、杜仲、怀牛膝、人参、茯苓、山药、大枣、五味子、石菖蒲等。

（3）中成药 还少丸、右归丸、人参健脾丸、八味地黄丸等。

2. 髓海不足证

（1）治法 填精补髓。

（2）推荐方药 扶老丸加减。熟地黄、山茱萸、玄参、麦冬、柏子仁、酸枣仁、人参、黄芪、白术、茯苓、当归、龙齿、石菖蒲、远志、龟甲、鹿角胶等。

（3）中成药 可合用龟鹿二仙膏，也可酌情选用左归丸或右归丸等。

3. 痰浊蒙窍证

（1）治法 化痰开窍。

（2）推荐方药 洗心汤加减。组成：人参、甘草、半夏、陈皮、茯神、石菖蒲、远志、郁金、荷叶、酸枣仁、神曲等。

（3）中成药 加味温胆丸等。

4. 瘀阻脑络证

（1）治法 活血通络。

（2）推荐方药 通窍活血汤加减。组成：桃仁、红花、赤芍、川芎、三七、葱白、菖蒲、郁金、生姜等。

（3）中成药或中药注射液 三七类制剂、银杏叶制剂、丹参类制剂。

思考题：

1. 中医学认为阿尔茨海默病发生的主要病因病机有哪些？

2. 对阿尔茨海默病患者进行传统功法康复训练的原则是什么？

3. 阿尔茨海默病中医辨证分型主要有哪些？

第五节 面 瘫

一、概述

(一) 定义

面瘫指面神经炎（facial neuritis），又称特发性面神经麻痹（idiopathic facial palsy）或贝尔麻痹（Bell's palsy），是最常见的面神经疾病之一，因乳突孔内面神经非特异性炎症导致。男女发病率相近，任何年龄均可发生，无明显季节性。

中医学认为，面瘫是人体正气不足，络脉空虚，卫外不固，风、寒、热、等外邪侵袭面部经络，导致人体气血痹阻、经筋缓纵不收而引起的一种病证。临床以一侧额纹消失、眼睑闭合不全、鼻唇沟变浅、口角㖞斜，或出现患侧舌前 2/3 味觉减退或丧失等为主要症状。西医学认为，周围性面瘫多由急性非化脓性茎乳突孔内的面神经炎引起，常因夜间工作疲劳、面部受冷风侵袭而诱发；中枢性面瘫因脑血管疾病或脑肿瘤等原因而发生。

二、康复评定

面神经损伤根据不同的部位，分为中枢性及周围性，各有其特点。上运动神经元损伤所致的中枢性面神经麻痹，病变在一侧中央前回下部或皮质延髓束，临床仅表现为对侧下部面部表情肌瘫痪，即鼻唇沟变浅、口角轻度下垂，而上部面肌（额肌和眼轮匝肌）不受累，皱眉、皱额和闭眼动作均无障碍。下运动神经元损伤所致的周围性面神经麻痹，病变在面神经核或核以下周围神经，临床表现为同侧面肌瘫痪，即患侧额纹变浅或消失，不能皱眉，眼裂变大，眼睑闭合无力，用力闭眼时眼球向上外方转动，显露白色巩膜，称为贝尔征；患者鼻唇沟变浅，口角下垂并歪向健侧，鼓腮漏气，不能吹口哨，食物易残存于颊部与齿龈之间。发生周围性面神经麻痹时，还可以进一步根据伴发的症状和体征确定病变的具体部位。

近年来，Sunnybrook 面神经评定系统（sunnybrook facial grading system，SFGS）逐渐受到国内外研究者的重视。该系统结合面部肌肉静态、动态及联带运动来评定面神经功能，从 0 ～ 100 分，其中 0 分表示面瘫程度最严重，100 分为正常。对于面神经瘫痪患者的康复评定，可以采用中文版 Sunnybrook 面神经评分系统，见表 3-4 ～ 表 3-7。

表 3-4 Sunnybrook（多伦多）面神经评定系统

静态时患侧与健侧比较	每项评分只能选择一种	评分
眼（眼睑）	正常	0
	缩窄	1
	增宽	1

续表

静态时患侧与健侧比较	每项评分只能选择一种	评分
做过眼睑整形手术	是	1
颊（鼻唇沟）	正常	0
	消失	2
	不明显	1
	过于明显	1
口	正常	0
	口角下垂	1
	口角上提	1
总分		

注：静态分 = 总分 ×5

表 3-5　Sunnybrook（多伦多）面神经评定系统

标准表情	与健侧相比随意运动的对称性				联动分级				
	无运动（完全不对称）	轻度运动	有运动但又错乱的表情	运动接近对称	运动完全对称	没有联动	轻度联动	有明显联动但无毁容	严重毁容性联动
抬额头	1	2	3	4	5	0	1	2	3
轻微闭眼	1	2	3	4	5	0	1	2	3
张嘴微笑	1	2	3	4	5	0	1	2	3
耸鼻	1	2	3	4	5	0	1	2	3
唇吸吮	1	2	3	4	5	0	1	2	3
得分									
总分									

注：随意运动得分 = 总分 ×4，联动分 = 联动总分

表 3-6　联动评分标准说明

随意运动部位	运动侧与健侧相比较	程度	评分
抬前额	眼区和 / 或口区	正常	0
		轻度：有轻微运动	1
		中度：运动不明显	2
闭眼	前额和 / 或眼区	重度：有明显联动运动	3
提上颌肌	前额、眼		
颧肌（微笑时）	前额和 / 或眼区		
上下口轮匝肌 – 撇嘴	前额和 / 或眼区		

表 3-7 静态评分标准说明及随意运动评分标准说明

静态部位	评分标准（符合下列条件之一）	分值	随意运动部位	评分标准（符合下列条件之一）	分值
眼	正常	0	前额：皱眉产生额纹	正常	5
	与健侧比，患侧眼睑下垂，未完全闭合	1		基本正常：很好，无明显差异	4
	与健侧比，患侧眼睑下垂，完全闭合	1		中：运动不明显，但仍然正常	3
	眼睑手术	1		运动困难	2
				无任何运动：运动前	1
			闭眼和眼轮匝肌	正常：眼睑闭合完全正常	5
				基本正常：眼睑能完全闭合，但速度较慢	4
				中度：眼睑闭合不全，有狭窄缝隙，使眼球暴露	3
				眼睑闭合不全，只能闭合一半	2
				无运动：眼睑不能闭合，眼球全部暴露	1
鼻唇皱襞	正常	0	提上颌肌	正常	5
	无皱襞	2		基本正常：双侧运动对称	4
	相对于另一边，皱襞不明显	1		中：运动不明显，基本正常	3
	相对于另一边有明显的深的皱褶	1		可轻微移动	2
				无运动	1
			颧肌（微笑）	正常	5
				基本正常：双侧运动基本对称	4
				中：运动不明显，但仍然正常	3
				可有轻微运动	2
				无运动	1
口	正常	0	上下口轮匝肌（撇嘴）	正常	5
	较另一边嘴角向下倾斜	1		基本正常：撇嘴时基本对称	4
	较另一边嘴角向上倾斜	1		中度：有明显不对称	3
				轻微的运动，不明显	2
				无运动	1

三、中医康复治疗方法

（一）针灸康复处方

1. 体针

（1）治法 祛风通络，疏调经筋。以局部穴和手足阳明经穴为主。

（2）主穴 阳白、四白、颧髎、颊车、地仓、翳风、牵正、太阳、合谷。

（3）配穴 风寒外袭，配风池、列缺；风热侵袭，配外关、曲池；气血不足，配足三里、气海；味觉减退，配廉泉；听觉过敏者，配听宫、中渚；抬眉困难，配攒竹；鼻唇沟变浅，配迎香；人中沟歪斜，配水沟；颌唇沟歪斜，配承浆；流泪，配太冲。

（4）操作 急性期面部穴位手法宜轻、针刺宜浅、取穴宜少，肢体远端的腧穴手法宜重。

2. 皮肤针 取阳白、颧髎、地仓、颊车、翳风，叩刺以局部潮红为度。本法适用于恢复期。

3. 拔罐 取阳白、颧髎、地仓、颊车。行闪罐或刺络拔罐。

4. 穴位贴敷 取太阳、阳白、颧髎、地仓、颊车。将马钱子锉成粉末，取 1～2 分，撒于胶布上，然后贴于穴位处，5～7 日换药 1 次；或用蓖麻仁捣烂加麝香少许，取绿豆粒大的一团，贴敷穴位上，每隔 3～5 日更换 1 次；或用白附子研细末，加冰片少许做面饼，贴敷穴位，每日 1 次。

5. 电针 恢复期可采用电针疗法，急性期一般不用。

6. 灸疗

（1）艾灸 温经活络，行气活血。急性期辨证为风寒证者，取穴以翳风、阳白、牵正、颧髎、下关为主，采用艾条灸行回旋灸。

（2）温针灸 散寒祛风，活血行气，温经通络。急性期辨证为风寒证者，最佳灸量为 2 壮。

（3）雷火灸 散寒祛风，温经通络。取翳风、风池、足三里等穴位进行治疗，能缩短恢复时间。

（4）其他 管灸可改善耳面部血液循环；热敏灸可激发经气感传，个体化调节灸量，提高临床疗效。

（二）推拿康复处方

通过推拿按摩治疗能够吸收组织水肿，顺畅传输，改善局部组织末梢循环功能，提高面部神经的兴奋度，扩张面部毛细血管，加速神经炎症物质分解，促进面部血液循环，刺激肌肉活动，利于肌肉组织和受损神经的恢复，改善神经营养，发挥止痛、消炎、活血化瘀、疏通经络等功效。

1. 手法 一指禅推法、摩法、揉法、按法、拿法。

2.具体操作 患者采取平卧位，在头下垫放薄枕，施术者以拇指腹沿督脉由印堂推抹至神庭数次后，再点揉至百会，进而点按四神聪；然后沿阳白点揉至四神聪，左右各数次；双手拇指沿眶上缘左右分推至太阳，拇指点揉太阳，其余四指伸入枕部托起头部，点按安眠，四指与拇指交替对称用力。操作者需一只手固定患者头部，随后从患者额部正中线开始，向太阳穴两侧延伸，利用大鱼际和掌面朝向前下方转移推拿按摩，在抵达耳部后，稍微放松，手法需尽量轻柔，随后以中指的指腹对承浆穴、颊车穴、地仓穴、迎香穴、阳白穴、攒竹穴、双侧太阳穴点按，每次 3 ～ 4 分钟，对健侧翳风穴和风池穴进行一指禅法按摩，直至患者感到胀痛感和酸麻感即可，并加强对侧合谷穴和肩井穴的拿法按摩，每日 1 次，整套按摩手法需维持 20 ～ 30 分钟。

（三）中药康复处方

1.内治法 通过中药方，能够有效治疗患者体内的炎症，使患者的病毒得到有效控制，不仅增强了患者的免疫力，还能使患者的症状得到明显改善。《杨氏家藏方》注有牵正散"治口眼㖞斜"。临床上经常用牵正散辨证加味来治疗面瘫病。

常用药：制白附子、全蝎、白僵蚕、蜈蚣、地龙、当归、桂枝、防风、川芎、生甘草。临证加减：偏于风寒袭络者，加炙麻黄、荆芥；偏于风热袭络者，加金银花、秦艽；偏于风痰阻络者，加白芥子、陈皮；偏于气虚血瘀者，加黄芪、川芎。

2.外治法

（1）中药熏洗 中药熏蒸疗法是通过药物煎煮产生蒸气，对人整体或局部进行熏蒸的一种外治方法。常用药：黄芪、当归、荆芥、防风、石菖蒲、半夏、丹参、红花、川芎、全蝎、白附子、僵蚕、甘草。方法：将上药煎成药液，每次取 300mL 药液和 1000mL 清水，一起放入中药熏蒸仪容器中，沸腾后蒸气直接熏蒸患侧面部，以不烫伤为度，每次 20 ～ 30 分钟，每日 1 次，每 10 次为 1 个疗程。

（2）中药外敷 中药外敷是运用药物的性味归经理论，取气味俱厚药物，再加以药引"领导"其他药物直达病所，透过皮肤开结行滞，达到祛风散寒、行气活血、通经走络的功效。

常用牵正散加味：先取白附子、僵蚕、全蝎（去毒）、蜈蚣、制马钱子、酒大黄、威灵仙、天麻和地龙各等份。将僵蚕、全蝎（去毒）、蜈蚣、地龙放置烘焙箱中烘干水分，研碎成粉末状，再将白附子、酒大黄、制马钱子、威灵仙、天麻入粉碎机打碎成末，然后将以上各药混和拌匀，用生姜汁均匀调后贴敷患侧。每天 2 次，7 天为 1 个疗程。

还可用消瘀膏加减：生川乌、生南星、续断、紫荆皮、生栀子、白芷、赤芍、泽兰，烘干细末过 100 目筛，药粉、凡士林、蜂蜜的比例为 3∶2∶5，调膏备用。

（四）康复护理

1.生活护理 医生发放周围性面瘫健康宣传册，说明周围性面瘫性质、发病原因、治疗方法及日常注意事项等，叮嘱患者注意避风，在必要时戴口罩及眼罩防护。患者患病期间应注意休息，少看书报、电视、电脑，以免加重眼睛疲劳；少说话、忌大笑，以免加重口歪等症状。

2. 心理护理　因患者对病情不够了解，所以当突然发病时，内心会感到恐惧。针对这样的情况，医生应该耐心地劝导患者，使患者保持良好的心情，进而增强战胜疾病的信心。

3. 表情动作训练　通过对患者面部进行热敷和训练结合，使患者能够每天进行表情（如皱眉、大笑）和动作（如抬眉、张嘴）等功能性训练；咀嚼口香糖也是一项很好的措施，有利于患者的病情恢复。

4. 穴位按摩　医生指导患者每天进行穴位按摩，选择合谷、阳白、四白、地仓、风池、颊车、鱼腰等穴位每天以轻柔的方式按摩 30 分钟，每日 1 次，坚持按摩 30 天。

思考题：

1. 面瘫患者的康复介入时机为何时？
2. 临床上如何区分中枢性面瘫与周围性面瘫？

第六节　头　痛

一、概述

（一）定义

头痛是指头部或上颈部以上部分出现的疼痛。根据头痛发生病因，分为三大类：①原发性头痛（the primary headaches）：包括偏头痛、紧张型头痛、丛集性头痛等。②继发性头痛（the secondary headaches）：包括头颈部外伤、颅颈部血管性因素、颅内非血管性疾病、感染、药物戒断、精神性因素等多种原因所致的头痛。③颅神经痛、中枢性和原发性面痛，以及其他颜面部结构病变所致头痛及其他类型头痛。本节主要论述脑卒中和颈椎病导致的头痛。凡符合头痛证候特征者均可参考本节辨证论治。本病近年来发病呈上升趋势，尤其偏头痛为多，一般人群发病率达 5%。

头痛病是指由于外感与内伤，致使脉络拘急或失养、清窍不利所引起的以头部疼痛为主要临床特征的疾病。我国医者对头痛病认识得很早，在殷商甲骨文就有"疾首"的记载，《黄帝内经》称本病为"脑风""首风"。《素问·风论》认为其病因乃外在风邪寒气犯于头脑而致。《伤寒论》在太阳病、阳明病、少阳病、厥阴病篇章中较为详细地论述了外感头痛病的辨证论治。《东垣十书》指出外感与内伤均可引起头痛，根据病因和症状的不同，可有伤寒头痛、湿热头痛、偏头痛、真头痛、气虚头痛、血虚头痛、气血俱虚头痛、厥逆头痛等；还补充了太阴头痛和少阴头痛，从而为头痛分经用药创造了条件。《丹溪心法》认为头痛多因痰与火。《普济方》曰："气血俱虚，风邪伤于阳经，入于脑中，则令人头痛。"《古今医统大全·头痛大法分内外之因》曰："头痛自内而致者，气血痰饮、五脏气郁之病，东垣论气虚、血虚、痰厥头痛之类是也；自外而致者，风寒暑湿之病，仲景伤寒、东垣六经之类是也。"

中医学认为，头痛的病因有感受外邪、情志郁怒、饮食不节、先天不足等。临床上患者自觉头部包括前额、额颞、顶枕等部位疼痛，为本病的证候特征。按部位，有太阳、阳明、少阳，或在太阴、厥阴、少阴，或痛及全头的不同，但以偏头痛者居多。按头痛的性质，有掣痛、跳痛、灼痛、胀痛、重痛、头痛如裂或空痛、隐痛、昏痛等的不同。按头痛发病方式，有突然发作、缓慢而病。疼痛时间有持续疼痛、痛无休止，有痛势绵绵，时作时止。根据病因，还有相应的伴发症状。

二、康复评定

（一）头痛的评定要点

1.感觉和反射的评定。

2.疼痛的评定（VAS 评分），见图 3-3。

（1）0 分　无疼痛。

（2）3 分以下　有轻微的疼痛，能忍受。

（3）4 分～ 6 分　患者疼痛并影响睡眠，尚能忍受。

（4）7 分～ 10 分　患者有强烈的疼痛，疼痛难忍，影响食欲，影响睡眠。

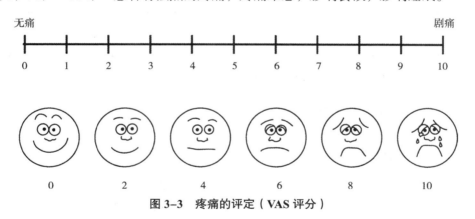

图 3-3　疼痛的评定（VAS 评分）

（二）十二经辨证

十二经脉中，六阳经及足厥阴经循行于头的不同部位，故临床上可分别将前头痛、偏头痛、后头痛、颠顶痛，辨位归经为阳明头痛、少阳头痛、太阳头痛、厥阴头痛。

（1）阳明头痛　疼痛部位在前额、眉棱、鼻根部。

（2）少阳头疼　疼痛部位在侧头部。

（3）太阳头疼　疼痛部位在后枕部，或下连于项。

（4）厥阴头疼　疼痛部位在颠顶部，或连于目系。

（三）中医辨证评估

1. 外感头痛

（1）风寒证　头痛时作，连及项背，呈掣痛样，时有拘急收紧感，常伴恶风畏寒，遇风尤剧，头痛喜裹，口不渴，舌淡红，苔薄白，脉浮或浮紧。

（2）风热证　起病急，头呈胀痛，甚则头痛如裂，发热或恶风，口渴欲饮，面红目赤，便秘溲黄，舌红苔黄，脉浮数。

（3）风湿证　头痛如裹，肢体困重，胸闷纳呆，小便不利，大便或溏，苔白腻，脉濡。

2. 内伤头痛

（1）肝阳证　头胀痛而眩，以两侧为主，心烦易怒，面赤口苦，或兼耳鸣胁痛，夜眠不宁，舌红苔薄黄，脉弦有力。

（2）肾虚证　头痛而空，每兼眩晕耳鸣，腰膝酸软，遗精，带下，少寐健忘，舌红少苔，脉沉细无力。

（3）气虚证　头痛隐隐，时发时止，遇劳则加重，纳食减少，倦怠乏力，气短自汗，舌质淡，苔薄白，脉细弱。

（4）血虚证　头痛而晕，心悸怔忡，神疲乏力，面色少华，舌质淡，苔薄白，脉细弱。

（5）痰浊证　头痛昏蒙，胸脘满闷，呕恶痰涎，苔白腻，或舌胖大有齿痕，脉滑或弦滑。

（6）瘀血证　头痛经久不愈，其痛如刺，入夜尤甚，固定不移，或头部有外伤史，舌紫或有瘀斑、瘀点，苔薄白，脉沉细或细涩。

三、中医康复治疗方法

（一）传统功法康复处方

临床实践证明，对于脑卒中和颈椎病患者而言，患肢关节活动与全身功能锻炼对损伤部位有推动气血流通和加速祛瘀生新的作用，可改善血液与淋巴液循环，促进水肿的吸收和消散，使关节、筋络得到濡养，防止关节僵硬、骨质疏松，有利于功能恢复。脑卒中患者多伴有不同程度的肌张力异常和肌力减退，传统功法的介入可以改善患者异常的运动模式，提高肌力，降低异常增高的肌张力。颈椎病患者关节活动度差且伴不同程度的周围肌群肌肉萎缩，加强关节周围肌群的锻炼能增强肌力、改善关节的稳定性和功能，是防止颈椎病进一步发展的重要手段。目前练功疗法已在中医临床广泛应用，也成为治疗头痛的新兴方法之一，如延年九转法、太极拳、八段锦、五禽戏等。练功时应注意：评估患者病情后，行分期个体化治疗法，在医护人员的指导下制定详细的计划（包括长期的计划和近期、短期的计划），确定练功的内容和运动强度，确定中医康复运动处方。由专业人员正确指导患者练功，是取得良好疗效的一个关键。将练功的目的、意义及必要性对患者进行解释，使患者乐于接受，充分发挥其主观能动性，加强其练功的信心和耐心，从而自觉地进行积极的锻炼。严格掌握循序渐进的原则，防止加重肢体损伤和出现功法偏差。练功时动作数量应逐渐增加，频次由少到多，动作幅度由小到大，锻炼时间由短到长。定期随访复查，了解患者病情和功能恢复的情况，随时调整练功内容和运动量，修订传统功法康复处方与训练计划。

（二）针灸康复处方

1. 体针

（1）主穴　阳明头痛：头维、印堂、阳白、阿是穴、合谷、内庭；少阳头痛：太阳、风池、阿是穴、外关、侠溪、足临泣；太阳头痛：天柱、后顶、风池、阿是穴、后溪、申脉；厥阴头痛：百会、四神聪、阿是穴、太冲、中冲；全头痛：风池、百会、头维、率谷、太阳、合谷。

（2）配穴　风寒头痛：风门、列缺；风热头痛：大椎、曲池；风湿头痛：偏历、阴陵泉；肝阳头痛：行间、太冲；肾虚头痛：太溪、肾俞；气虚头痛：气海、足三里；血虚头痛：三阴交、足三里；痰浊头痛：丰隆、中脘；瘀血头痛：血海、膈俞。

（3）操作　毫针常规针刺。医生应严格掌握风池穴的针刺方向和深度，防止伤及延髓；瘀血头痛可点刺出血。头痛急性发作时每日治疗 $1 \sim 2$ 次，慢性头痛每日或隔日治疗 1 次。

2. 耳针　取枕、额、脑、神门。毫针刺法，或埋针法、压丸法。对于顽固性头痛可在耳背静脉点刺出血。

3. 皮肤针　取太阳、印堂及阿是穴，用皮肤针中、重度叩刺。本法适用于外感头痛及瘀血头痛。

4. 穴位注射　取风池穴。选用1% 盐酸普鲁卡因或维生素 B_{12} 注射液，每穴 $0.5 \sim 1.0 \text{mL}$。本法适用于顽固性头痛。

（三）推拿康复处方

1. 基本治法

（1）手法　一指禅推法、按法、揉法、拿法、扫散法。

（2）操作

1）患者取仰卧位，医者先用一指禅推法从印堂向上推至前发际；再沿发际推至头维、太阳穴，往返 5 遍；再点揉至百会，进而点按四神聪；然后沿阳白点揉至四神聪左右各数次；双手拇指沿眉上缘左右分推至太阳，拇指点揉太阳，余四指伸入枕部托起头部，点按安眠，四指与拇指交替对称用力。

2）双手拇指沿眼眶上缘左右分推，并顺势点揉睛明、鱼腰、丝足空双手中、食指呈剪刀状沿耳屏前后上下推抹数次，并以拇指点按耳部相应穴位；拿五经，扫散头部两侧少阳经，时间 $1 \sim 2$ 分钟；采用指尖击法，从前额部向后颈部反复叩击 2 分钟。

3）患者俯卧位，医者站于患者身侧，用一指禅推法沿颈部两侧膀胱经、督脉上下往返治疗 3 分钟。

4）患者坐位，医者站于患者身侧，用拿法从风池穴至大椎穴，反复操作 3 分钟；拿风池穴、肩井穴 2 分钟。

2. 随证加减

（1）风寒头痛　在基础手法上加背部擦法，约 5 分钟；按揉肺俞、风门，拿肩井穴，每穴 1 分钟；擦项背部膀胱经，横擦大椎，以透热为度。

（2）风热头痛　在基础手法上加背部膀胱经推法与拍法，以皮肤透热为度；按揉大椎、肺俞、风门、曲池、合谷，每穴 1 分钟，同时配合擦大椎，以透热为度；拿合谷、肩井，约 2 分钟。

（3）风湿头痛　在基础手法上加提捏项部皮肤，拍击背部膀胱经，提捏印堂，以皮肤潮热为度；按揉大椎、风池、拿肩井、合谷，每穴 1 分钟。

（4）肝阳头痛　在基础手法上加推桥弓，每侧 30 次；扫散头部胆经，两侧交替进行；按揉角孙、太冲、行间，每穴 1 分钟；擦涌泉，以皮肤透热为度。

（5）血虚头痛　在基础手法上加逆时针摩腹 3 分钟，以腹部有温热感为佳，按揉中脘、气海、关元、足三里、心俞、膈俞、脾俞 3 分钟；横擦背部脾俞，直擦背部督脉，以透热为度。

（6）肾虚头痛　肾阳虚者，在基础手法上加摩腹 4 分钟（顺逆时针各摩 2 分钟），并按揉气海、关元，直擦背部督脉，横擦肾俞、命门、腰骶部，以透热为度。肾阴虚者，在基础手法上加头部胆经扫散，两侧交替进行；推桥弓，两侧交替进行，各 20 次；按揉膈俞、肝俞、脾俞、肾俞、命门、足三里、太冲、行间，每穴 1 分钟；横擦膈俞、脾俞，擦涌泉，以皮肤透热为度。

（7）痰浊头痛　在基础手法上加摩腹，一指禅推中脘、天枢 6～8 分钟；按揉足三里、丰隆、内关、脾俞、胃俞、大肠俞 6 分钟；横擦背俞穴以皮肤透热为度。

（8）瘀血头痛　在基础手法上加抹前额、推抹太阳穴 20 遍；按揉太阳、攒竹、鱼腰、前额、头侧胆经及阿是穴 5 分钟。

（四）中药康复处方

头痛的治疗须分"内外虚实"，外感所致属实，治疗当以祛邪活络为主，视其邪气性质之不同，分别采用祛风、散寒、化湿、清热等法，外感以风为主，故强调风药的使用。内伤所致多虚，治疗以补虚为要。若因风阳上亢则治以息风潜阳，因痰瘀阻络治以化痰活血为。虚实夹杂、扶正祛邪并举。

【外感头痛】

1. 风寒证　方用川芎茶调散加减。常用药：川芎、白芷、藁本、羌活、细辛、荆芥、防风等。若头痛恶寒明显者，酌加麻黄、桂枝、制首乌等温经散寒；寒邪侵于厥阴经脉，症见颠顶头痛、干呕、吐涎沫、四肢厥冷、苔白、脉弦者，方用吴茱萸汤去人参，加藁本、川芎、细辛、法半夏，以温散寒邪，降逆止痛。若寒邪客于少阴经脉，症见头痛、足寒、气逆、背冷、脉沉细者，方用麻黄附子细辛汤加白芷、川芎温经散寒止痛。

2. 风热证 方用芎芷石膏汤加减。常用药：菊花、桑叶、薄荷、蔓荆子、川芎、白芷、羌活、生石膏等。烦热口渴、舌红少津者，可重用石膏，配知母、天花粉清热生津，黄芩、山栀清热泻火；大便秘结、腑气不通、口舌生疮者，可用黄连上清丸泻热通腑。

3. 风湿证 方用羌活胜湿汤加减。常用药：羌活、独活、藁本、白芷、防风、细辛、蔓荆子、川芎等。

【内伤头痛】

1. 肝阳头痛 方用天麻钩藤饮加减。常用药：天麻、钩藤、石决明、山栀、黄芩、牡丹皮、桑寄生、杜仲、牛膝、益母草、白芍、夜交藤等。若阴肝郁化火，肝火上炎，症见头痛剧烈、目赤口苦、急躁便秘溲黄者，加夏枯草、龙胆草、大黄；若兼肝肾亏虚，水不涵木，症见头晕目涩、视物不明、遇劳加重、腰膝酸软者，可选加枸杞子、白芍、山萸肉。

2. 肾虚头痛 方用大补元煎加减。常用药：熟地黄、枸杞子、女贞子、杜仲、川断、龟板、山萸肉、山药、人参、当归、白芍等。若头痛而晕，头面烘热，面颊红赤，时伴汗出，证属肾阴亏虚、虚火上炎者，去人参，加知母、黄柏，以滋阴泻火，或用知柏地黄丸加减。若头痛畏寒，面色㿠白，四肢不温，腰膝无力，舌淡，脉细无力，证属肾阳不足者，当温补肾阳，选用右归丸或金匮肾气丸加减。

3. 气虚头痛 方用益气聪明汤加减。常用药：黄芪、人参、升麻、葛根、蔓荆子、白芍、黄柏、甘草等。若头痛绵绵不休、心悸、失眠者，加当归、熟地黄、何首乌；若畏寒怕冷、手足欠温者，加附子、肉桂、葱白等。

4. 血虚头痛 方用加味四物汤加减。常用药：当归、熟地黄、白芍、川芎、首乌、菊花、蔓荆子、五味子、远志、枣仁等。若阴血虚气弱者，兼见乏力气短、神疲懒言、汗出恶风，可选加党参、黄芪、白术；若阴血亏虚、阴不敛阳、肝阳上亢者，可加入天麻、钩藤、石决明、菊花等。

5. 痰浊头痛 方用半夏白术天麻汤加减。常用药：半夏、陈皮、白术、茯苓、天麻、蔓荆子、白蒺藜等。若痰湿久郁化热、口苦便秘、舌红苔黄腻、脉滑数者，可加黄芩、竹茹、枳实、胆星。若胸闷、呕恶明显者，加厚朴、枳壳、升降和中降逆。

6. 瘀血头痛 方用通窍活血汤加减。常用药：川芎、桃仁、益母草、赤芍、当归、白芷、细辛等。若头痛较剧、久痛不已者，可加全蝎、蜈蚣、地鳖虫等，搜风剔络止痛。

治疗上述各证，均可根据经络循行在相应的方药中加入引经药，能显著地提高疗效。偏头风，又称偏头痛，其病暴发，痛势甚剧，或左或右，或连及眼、齿，痛止如常人，不定期地反复发作，此多肝经风火所致，治以平肝息风为主，可用天麻钩藤饮或羚角钩藤汤。

　　本节主要论述脑卒中和颈椎病导致的头痛，治病必求于本。凡因脑卒中和颈椎病所导致的头痛，除了采用上述中医康复治疗处方外，还应对原发疾病进行对症康复治疗，方可起到较好疗效。

思考题：

1. 西医学中常见能引起头痛的疾病有哪些？
2. 对脑卒中引起的头痛应如何治疗？

第四章　肌肉骨关节系统疾病及功能障碍的中医康复治疗 ▷▷▷▷

第一节　纤维肌痛

一、概述

（一）定义

纤维肌痛（fibromyalgia syndrome）是一种持续时间长达 3 个月以上的原因不明性全身弥漫性疼痛及发僵的慢性疾病，可伴有疲乏无力、睡眠障碍、情感异常和认知功能障碍等多种其他症状。该病分为原发性和继发性。继发于外伤、骨关节炎、类风湿关节炎及多种非风湿病称为继发性纤维肌痛，而不伴有其他疾患，则为原发性。该病的患病率与年龄存在线性增加的关系，发病率女性高于男性。慢性广泛性肌肉疼痛是纤维肌痛的特征性症状，无特异性实验室检查。

（二）病因病机

纤维肌痛属于中医学"肌痹"范畴。中医学对"肌痹"的认识有着悠久的历史，早在《黄帝内经》中就对肌痹的病因、病位等有深刻认识，如《中藏经》将肌痹称为肉痹，曰："肉痹者，饮食不节，膏粱肥美之所为也。"其认为肌痹乃是因为饮食不节、进食膏粱肥美之品所致。隋代巢元方在《诸病源候论》中曰："人腠理虚者，则由风湿气伤之，搏于血气，血气不行则不宣，真邪相击，在于肌肉之间，故其肌肤尽痛。"其指出肌痹内因乃是肌腠亏虚，外因则是感受风湿邪气痹阻肌腠。综上所述，肌痹的外因是风寒湿邪气痹阻脉络、肌腠；内因则是由于脾气亏虚，气血不足，肌腠失养。本病病机为正虚邪实，病位在肌肉、脾。

（三）诊断与检查

1. 纤维肌痛诊断　参照 1990 年美国风湿病学会制定的诊断标准。

（1）持续 3 个月以上的全身性疼痛，包括身体的左侧、右侧，腰的上部、下部及中轴（颈椎或前胸或胸椎或下背部）同时疼痛。

（2）以拇指按压，压力为 4kg，18 个压痛点（即 9 对，解剖位点：枕骨下肌肉附着点两侧、第 5 和第 7 颈椎横突间隙前面的两侧、两侧斜方肌上缘中点、两侧肩胛棘上方近内侧缘的起始部、两侧第 2 肋骨与软骨交界处的外上缘、两侧肱骨外上髁远端 2cm 处、两侧臀部外上象限的臀肌前皱襞处、两侧大转子的后方、两侧膝脂肪垫关节褶皱襞线内侧）中至少有 11 个疼痛。在排除其他疾病后，同时满足以上 2 个条件可诊断为纤维肌痛。

2. 纤维肌痛检查　纤维肌痛综合征一般无实验室异常。研究发现，纤维肌痛存在一些异常：病变肌肉的肌纤维不整、缺血等；纤维肌痛患者垂体激素、色氨酸、5- 羟色胺及其代谢物减少；应用功能性磁共振成像（fMRI）对纤维肌痛患者进行扫描，可能发现额叶皮质、杏仁核、海马和扣带回等激活反应异常及相互之间的纤维联络异常。但这些异常不能作为纤维肌痛的诊断和病变的客观指标。

二、康复评定

（一）疼痛评定

纤维肌痛的特征性症状是慢性广泛性肌肉疼痛，故需对疼痛进行评估。疼痛评估参数主要有疼痛强度、疼痛阈值、疼痛敏感度、疼痛的持续时间、身体对疼痛的应答、缓解疼痛状况等。目前，疼痛的评估多依赖于患者的主诉，最常用的疼痛测量方法包括视觉模拟评分、数字评定量表、多因素疼痛调查评分等。

1. 视觉模拟评分　视觉模拟评分（visual analogue scales，VAS）是一种简单、有效的测量方法，被广泛应用于临床和研究工作中，可快速评判疼痛强度。最普通的 VAS 采用一条 10cm 的横线或竖线，两端分别标有"无疼痛"和"最严重疼痛"，患者需在 10cm 长的线上标出与他正在感觉的疼痛强度相对应的点，从 VAS 底端到患者标出点的距离读数就是疼痛强度的程度指标。

2. 数字评定量表　数字评定量表（numerical rating scales，NRS）是在 VAS 方法的基础上延伸出来的一种疼痛评定方法，常用的有 11 点数字评分法（11-point numerical rating scale，NRS-11）、101 点数字评分法（101-point Numerical Rating Scale，NRS-101）和 11 方框评分法（11-point box scale，BS-11）。

（1）11 点数字评分法　此方法有 0 ～ 10 共 11 个点组成，数字从低到高表示从无痛到最痛。0 分表示不痛，10 分表示剧痛，由患者自己选择不同分值来量化疼痛程度，评分越高则疼痛强度越大。

（2）101 点数字评分法　与 11 点数字评分法相似。在一根直尺上从 0 到 100 共 101 个点，0 表示无痛，100 表示最剧烈的疼痛。与 11 点数字评分法相比，由于选择点增多，使疼痛的评分更加数据化。

（3）11 方框评分法　使用 0 ～ 10 共 11 个点表示从无痛到最剧烈的疼痛，用方框包绕每个数字，使数字更为直观，方便患者将抽象的数字与疼痛联系起来。

3. 多因素疼痛调查评分

（1）McGill 疼痛问卷　McGill 疼痛问卷（McGill pain questionnaire，MPQ）将疼痛分为感觉、情感、评价和其他相关 4 个方面因素及现时疼痛强度（PPI）进行较全面的评价。共含有 4 类 20 组疼痛描述词，每组词以疼痛程度递增为例。其中，1 ～ 10 组为感觉类，11 ～ 15 组为情感类，16 组为评价类，17 ～ 20 组为其他类。被测者在每一组词中选一个与自己痛觉程度相同的词。测量方法如下。

1）疼痛评定指数（PRI）：根据被测者所选出词在组中的位置可以得出一个数值，所有这些选出词的数值之和即疼痛评定指数。MPQ 可以求出 4 类之和，也可以分类计算。

2）选出词的总和。

3）现时疼痛强度（PPI）：用 6 分 NRS 评定当时患者全身总的疼痛强度，并将疼痛分为 6 级，即 0- 无痛、1- 轻微疼痛、2- 不适疼痛、3- 窘迫疼痛、4- 严重疼痛、5- 剧烈疼痛。MPQ 需要由受过培训的医护人员协助患者完成。要求患者在每一组词中选择出最适合描述自己痛觉的词，没有适合的词可以不选，见表 4-1。

表 4-1　疼痛评定指数（PRI）分级

	分组	1 级	2 级	3 级	4 级	5 级
感觉	1 组	时隐时现	时轻时重	搏动性痛	跳痛	重击样痛
	2 组	跳跃样痛	掠过样痛	弹射样痛	抽击样痛	
	3 组	穿刺样痛	钻痛	锥刺样痛	戳刺样痛	撕裂样痛
	4 组	锐痛	刀割样痛	撕裂样痛		
	5 组	挤捏样痛	挤压样痛	咬痛	夹痛	
	6 组	牵拉样痛	重扯样痛	扭痛		
	7 组	热痛	烧灼样痛	滚烫样痛	烧烙样痛	
	8 组	刺痛	痒痛	剧痛	惨痛	
	9 组	钝痛	酸痛	伤害样痛	创伤样痛	猛烈样痛
	10 组	触痛	紧张性痛	挫痛	裂开样痛	
情感	11 组	疲倦	疲惫			
	12 组	厌恶的	窒息的			
	13 组	害怕的	恐怖的	恐惧的		
	14 组	处罚的	严惩的	残酷的	狠毒的	致死的
	15 组	沮丧样的	不知所措的			
评价	16 组	烦忧的	烦人的	悲惨的	严重的	难忍的
	17 组	扩散的	放射的	穿通的	刺骨的	
其他	18 组	紧的	麻木的	抽吸的	碾压的	撕碎的
	19 组	凉的	冷的	冰冷的		
	20 组	烦恼的	作呕的	极痛苦的	畏惧的	折磨的

（2）简化 McGill 疼痛问卷　简化 McGill 疼痛问卷（short form McGill pain questionnaire, SF-MPQ）是在 MPQ 基础上简化而来的。SF-MPQ 由 MPQ 的 15 个代表词组成，11 个为感觉类、4 个为情感类，每个描述语都使患者进行强度等级的排序：0-无，1-轻度，2-中度、3-严重。SF-MPQ 适用于检测时间有限、需要得到的比 VAS 或 PPI 更多信息的情况。SF-MPQ 应与 VAS 和 PPI 同时使用，以便于进行总的疼痛强度评分，见表 4-2。

表 4-2　简化的 McGill 疼痛问卷（SF-MPQ）

	无疼痛	轻度	中度	严重
跳动的	0	1	2	3
射穿的	0	1	2	3
刺伤的	0	1	2	3
锐利的	0	1	2	3
痉挛的	0	1	2	3
剧痛的	0	1	2	3
热 / 烧灼的	0	1	2	3
隐痛的	0	1	2	3
沉重的	0	1	2	3
触痛的	0	1	2	3
分裂痛的	0	1	2	3
疲劳的 / 筋疲尽的	0	1	2	3
令人厌恶的	0	1	2	3
可怕的	0	1	2	3
惩罚的 / 令人痛苦的	0	1	2	3

（二）关节活动度评定

关节活动度测量是评定肌肉、骨骼、神经病损患者的基本步骤，是评定关节运动功能损害的范围与程度的指标之一。测量关节活动度的主要目的是确认有无关节活动受限及关节活动受限的程度，寻找和确认关节活动受限的原因或因素，为选择适当的治疗方式提供依据，客观测量关节活动范围的进展情况以评价康复治疗及训练的效果。但需要注意的是，在关节急性炎症期不做被动关节活动范围测量；关节内骨折未做处理时，不进行主动和被动关节活动范围测量。

（三）肌力评定

肌力评定采用徒手肌力。徒手肌力评定是根据受检者肌肉或肌群的功能，使患者处于不同的受检位置，嘱患者在减重、抗重力或抗阻力的状态下做规定的动作，并使动作达到最大的活动范围。徒手肌力评定适用于健康人群及失用性、肌源性、神经源性和关节源性等各种原因引起的肌力减弱。禁忌证：骨折未愈合、关节脱位、关节不稳、急性渗出性滑膜炎、严重疼痛、急性扭伤及各种原因引起的骨关节破坏等。目前徒手肌力评定标准有 Lovett 分级法，见表 4-3；MRC 分级法，见表 4-4。

表 4-3 Lovett 分级法评定标准

分级	评价	评级标准
0	零	无可见或可触及的肌肉收缩
1	微弱	可触及肌肉的收缩，但不能引起关节活动
2	差	解除重力的影响，能完成全关节活动范围的运动
3	可	能抗重力做全关节活动范围的运动，但不能抗阻力
4	良好	能抗重力及轻度阻力完成全关节活动范围的运动
5	正常	能抗重力及最大阻力完成全关节活动范围的运动

表 4-4 MRC 分级法评定标准

分级	评定标准
0	无可测知的肌肉收缩
1	可触及肌肉轻微收缩，但无关节运动
1+	肌肉强力收缩，但无关节运动
2-	去除肢体重力的影响，关节能活动到最大活动范围的 1/2 以上，但不能达到最大活动范围
2	去除肢体重力的影响，关节能活动到最大活动范围
2+	去除肢体重力的影响，关节能活动到最大活动范围（如抗重力，可活动到最大活动范围的 1/2 以下）
3-	抗肢体本身重力，关节能活动到最大活动范围的 1/2 以上，但不能达到最大活动范围
3	抗肢体本身重力，关节能活动到最大活动范围
3+	抗肢体本身重力，关节能活动到最大活动范围，且在运动终末可抗轻度阻力
4-	能抗比轻度稍大的阻力，活动到最大活动范围
4	能抗中等度阻力，活动到最大活动范围
4+	能抗比中等度稍大的阻力，活动到最大活动范围
5-	能抗较充分阻力，活动到最大活动范围
5	能抗充分阻力，活动到最大活动范围

（四）日常生活能力评定

狭义的日常生活活动是指人们为了维持独立的日常生活而每天必须反复进行的、最基本的、具有共性的一系列活动，包括衣、食、住、行，个人卫生等方面内容。随着人们对社会功能的日益重视，逐渐出现广义的日常生活活动的概念。广义的日常生活活动除了包括上述内容外，还包括与人交往、社区活动及社会活动等。

日常生活活动能力（ADL）评定是通过科学的方法全面而准确地了解患者日常生活的基本能力，着重了解功能障碍对日常活动的影响，为解决实际生活中的能力障碍提供科学的依据，为患者尽快回归社会提供帮助。ADL 评定主要通过各种标准化量表来进行，包括 Barthel 指数量表、Katz 指数量表及功能独立性测量表（functional independence measurement，FIM）等。

（五）心理功能评定

心理功能评定是指应用心理学理论与方法，对因疾病等原因造成的各类躯体功能障碍者的心理状况进行量化评估的过程。其范围包括认知功能、情绪情感、人格、行为等多方面。心理功能评定方法主要有在自然条件下对患者表现出来的心理现象的外部活动进行系统、有目的和计划的观察法，心理医生或医护人员运用词语或非词语语言与患者进行的一种有目的的沟通和交流，以更深入地了解患者心理状况的访谈法，以及运用一套预先经过标准化的问题（量表）来评估患者某些心理状况的心理测验法。目前常用的心理测试量表有韦氏智力测验、艾森克人格测验、简易智力状态检查量表（MMSE）、抑郁自评量表（self-rating depression scale，SDS）、焦虑自评量表（self-rating anxiety scale，SAS）。

（六）中医辨证评估

1. 辨部位　如疼痛偏于上肢或肩背，多属风；若下肢痛重，多属湿。

2. 辨风、寒、湿、热之偏盛　如疼痛呈游走性，部位不定，属于风；疼痛部位比较固定，疼痛较剧，遇寒加重，得温痛减，周身拘急，手足不温，属于寒；若疼痛困重，或肿胀，属于湿；若局部红、肿、热、痛，属于热。

3. 辨新久虚实　疾病初起多为风寒湿热之邪乘虚入侵人体，阻闭经络气血，以邪实为主。如反复发作，或渐进发展，由于经络长期为邪气壅阻，营卫不行，湿聚为痰，络脉瘀阻，痰瘀互结，多为正虚邪实。病久入深，气血亏耗，肝肾虚损，筋骨失养，遂为正虚邪恋之证，以正虚为主。

4. 证候分型

（1）行痹（风痹）　关节肌肉疼痛，疼痛游走，痛无定处，舌淡，苔薄白，脉浮。

（2）痛痹（寒痹）　关节肌肉疼痛，疼痛较剧，痛有定处，遇寒痛增，得热痛减，局部皮色不红，触之不热，舌淡，苔薄白，脉弦紧。

（3）着痹（湿痹）　关节肌肉重着疼痛，或有肿胀，肌肤麻木不仁，阴雨天加重或发作，舌淡胖，苔白腻，脉濡缓。

（4）风湿热痹　关节肌肉疼痛，局部灼热红肿，痛不可触，关节活动不利，可累及多个关节，伴有发热、恶风、口渴烦闷，舌红，苔黄，脉滑数。

（5）痰瘀痹阻证　痹证日久，肌肉关节刺痛，固定不移，或关节肌肤紫暗、肿胀，按之较硬，肢体顽麻或重着，或关节僵硬变形，屈伸不利，面色黧黑，眼睑浮肿，或胸闷痰多，舌质紫暗或有瘀斑，舌苔白腻，脉弦涩。

（6）肝肾亏虚证 痹证日久不愈，关节屈伸不利，肌肉消瘦，腰膝酸软，或畏寒肢冷，阳痿，遗精，或骨蒸痨热，心烦口干，舌质淡红，舌苔薄白或少津，脉沉细或细数。

三、中医康复治疗方法

（一）传统功法康复处方

功法在应用过程中应遵循以下几点原则。

1. 循序渐进 医生要根据患者体质情况和患病状态制定合适的针对性功法，使功法训练既有效又安全。更重要的：一方面，所采用的功法锻炼量要由小到大，功法的动作和内容要求由易到难，使身体逐步适应；另一方面，随着病情好转，也要不断加大功法锻炼量和难度，对患者指导更高、更难的功法，以增强患者对功法的适应能力。

2. 动静结合 动静结合主要指练功上的动功与静功相互结合。掌握好功法的动静结合，要根据练功者自身的具体情况而定，如年龄、性别、体重、身体状况、练功进度、练功时间和次数等。如年龄较大、体质较差、病情较重者，可先练静功，待体力恢复、病情好转时再加练动功。

3. 因人制宜 医生应针对患者的年龄、性别、体质等不同特点来制定适宜的功法锻炼原则。因先天禀赋与后天生活环境的不同，个体体质存在差异，需要制定最适合个体差异的功法训练计划。如气血亏虚的人群不宜进行高强度、大运动量的功法锻炼，宜选用放松功、保健功等，具有补益气血的功效。

（二）针灸康复处方

治以通痹止痛。取穴以局部腧穴和手厥阴心包经、手少阴心经经穴为主。

1. 体针

（1）取穴 肝俞、脾俞、膈俞、血海、足三里、三阴交、内关、阿是穴。

（2）操作 常规消毒，上述穴位均施以平补平泻手法，得气后留针30分钟，其间行针1次。每日1次，10日为1个疗程。疗程间隔2日。

2. 温针

（1）取穴 肩背部取肩髃、大椎、秉风、阿是穴、合谷、外关；腰部取肾俞、腰阳关、膀胱俞、气海俞、秩边、阿是穴、委中、三阴交。

（2）操作 穴位局部常规消毒，用毫针按常规方法刺入穴位，得气后取长约0.5寸艾炷插套入针柄上灸之，灸2～3壮，每次取2～3个穴位交替灸之。留针30分钟，每日1次，10次为1个疗程。疗程间隔2日。

3. 电针

（1）取穴 胸腰段的华佗夹脊穴、双侧委中及阿是穴。

（2）操作 华佗夹脊穴1.5～2寸毫针向背部正中方向斜刺0.8～1寸，提插捻转得气；阿是穴根据局部情况用 2 ~ 3 寸毫针，针尖与皮肤呈 15°平刺 1.5 ~ 2 寸，捻转到明显酸胀沉重；委中穴直刺 1.5 寸，提插捻转得气。以上穴位得气后，选 3 ~ 5 组接电针仪，连续波，频率宜快，每秒 10 次左右。留针 30 分钟，同时辅以照射。

4. 齐刺温针

（1）定位　患者取俯卧位，在背部寻找痛点，扪及结节状、条索状物之压痛最甚点为进针部位。

（2）操作　局部常规消毒后，采用指切法进针，得气后以该进针点为中心在其上、下 2 ~ 4 寸处，呈 45°斜刺，三点一线，得气后，于 3 针上加套 3cm 的艾炷，行温针灸。留针 30 分钟，每日 1 次，10 次为 1 个疗程。

5. 八针透刺

（1）取穴　昆仑透太溪（直透法）、合谷透鱼际（斜透法）、太阳透丝竹空（斜透法）、阳陵泉透阴陵泉（直刺法）、条口透承山（斜刺法）、内关透外关（直刺法）、鱼腰透阳白（横刺法）、风池透风府（斜刺法）。

（2）操作　令患者取合适体位，常规消毒后进针，每次留针 30 ~ 40 分钟，留针期间行针 3 次。就诊前 3 周每周 2 次，3 周后每周 1 次，6 周为 1 个疗程。疗程间隔 7 日。

（三）推拿康复处方

1. 取穴　风池、风府、心俞、膈俞、肝俞、天应、百会、命门、关元俞、脾俞、胃俞、肾俞、八髎、阴陵泉、丰隆等。

2. 手法　一指禅推法、按法、揉法、拿法、搓法、捻法、抖法、摇法、拍法、擦法。

3. 操作步骤

（1）患者俯卧位，医生站在患者一侧。用推法在背部督脉、膀胱经治疗 3 ~ 5 遍，用按揉法在脾俞、肾俞、膈俞治疗，以酸胀为度。

（2）大关节病变，用揉法在大关节周围治疗，配合按法、拿法；用点按法在病变关节周围的穴位治疗，以酸胀为度；用搓法治疗 5 ~ 10 遍。

（3）小关节病变，用一指禅推法在小关节周围治疗，同时用点按法在病变关节周围的穴位治疗，以酸胀为度；用捻法治疗 2 ~ 3 遍。

（4）用摇法辅助受限关节活动 3 ~ 5 次，操作时幅度由小渐大；用擦法在关节周围治疗，以透热为度；用抖法在病变关节治疗 1 分钟。

（四）中药康复处方

1. 行痹　方用防风汤加减。常用药：防风、麻黄、桂枝、葛根、当归、茯苓、生姜、大枣、甘草等。腰酸背痛为主者，多与肾气虚有关，加杜仲、桑寄生、淫羊藿、巴戟天、续断等补肾壮骨。

2. 痛痹　方用乌头汤加减。常用药：制川乌、麻黄、芍药、甘草、蜂蜜、黄芪等。

若寒湿甚，制川乌可改用生川乌；关节发凉，疼痛剧烈，遇冷更甚，加附子、细辛、桂枝、当归温经散寒，通脉止痛。

3. 着痹　方用薏苡仁汤加减。常用药：薏苡仁、苍术、甘草、羌活、独活、防风、麻黄、桂枝、制川乌、当归、川芎等。关节肿胀甚，加萆薢、五加皮利水通络；肌肤麻木不仁，加海桐皮、豨莶草祛风通络；小便不利，浮肿，加茯苓、泽泻、车前子利水祛湿；痰湿盛，加半夏、南星。

4. 风湿热痹　方用白虎汤加桂枝合宣痹汤加减。常用药：生石膏、知母、黄柏、连翘、桂枝、防己、杏仁、薏苡仁、滑石、赤小豆、蚕沙等。皮肤有红斑者，加牡丹皮、赤芍、生地黄、紫草清热凉血，活血化瘀；发热，恶心，咽痛，加荆芥、薄荷、牛蒡子、桔梗疏风清热，解毒利咽；热毒炽盛，化火伤津，深入骨节，而见关节红肿，触之灼热，疼痛剧烈如刀割，筋脉拘急，入夜尤甚，壮热烦渴，舌红少津，脉弦数，宜清热解毒，凉血止痛，可选用五味消毒饮合犀黄丸。

5. 痰瘀痹阻证　方用双合汤加减。常用药：桃仁、红花、川芎、当归、白芍、茯苓、半夏、陈皮、白芥子、竹沥、姜汁等。痰浊滞留，皮下有节结，加胆南星、天竺黄；瘀血明显，关节疼痛、肿大、强直、畸形，活动不利，舌质紫暗，脉涩，可加莪术、三七、地鳖虫；痰瘀交结，疼痛不已，加穿山甲、白花蛇、全蝎、蜈蚣、地龙搜剔络道；有痰瘀化热之象，加黄柏、牡丹皮。

6. 肝肾亏虚证　方用独活寄生汤加减。常用药：独活、防风、秦艽、细辛、肉桂、人参、茯苓、甘草、当归、地黄、芍药、杜仲、牛膝、桑寄生等。肾气虚，腰膝酸软，乏力较著，加鹿角霜、续断、狗脊；阳虚，畏寒肢冷，关节疼痛拘急，加附子、干姜、巴戟天，或合用河车大造丸加减。

思考题：

1. 纤维肌痛的特征性痛点有哪些？
2. 应用传统功法治疗纤维肌痛（肌痹）过程中应遵循哪些原则？
3. 纤维肌痛（肌痹）的辨证分型及用药。

第二节　膝关节骨性关节炎

一、概述

（一）定义

膝关节骨性关节炎（knee osteoarthritis，KOA）是一种膝关节的退行性疾病，以膝关节软骨变性、破坏及关节软骨面反应性增生为主要病理改变，又称退行性关节炎、老年性关节炎等。本病多发生于中老年人，分为原发性和继发性两种。原发性多见于老年人，病因至今尚不完全清楚。继发性多继发于创伤、畸形、过度使用等，日久导致本病。临床主要表现为膝关节的疼痛、肿胀与活动受限，严重者甚至有肌肉萎缩，并可出现关节积液。

（二）病因病机

膝关节骨性关节炎属于中医学"痹证"范畴，病位在膝关节，与肝和肾关系最为密切。中医学认为，肾主骨，肝主筋，筋骨相连，人至中年以后，肝肾亏虚，肝虚则血不养筋，肾虚则筋骨均失所养，筋骨衰惫；加之风、寒、湿等外邪侵袭，或劳损外伤，致使局部气机阻滞，血行不畅，在膝关节周围形成寒凝、痰阻、瘀滞，引起筋骨、关节处疼痛、麻木、屈伸不利，从而发为本病。因此，肝肾亏虚、筋骨衰惫是本病发生的内因，感受风、寒、湿等外邪及劳损外伤为外因。

（三）诊断与检查

膝关节骨性关节炎诊断，具备以下 1、2 或 1、3、5、6 或 1、4、5、6 可诊断为膝关节骨性关节炎。

1. 近 1 个月内大多数时间有膝关节疼痛。
2. X 线（站立或负重位）显示关节间隙变窄、软骨下骨硬化和（或）囊性变、关节缘骨赘形成。
3. 关节液（至少两次）清亮、黏稠，白细胞计数（WBC）< 2000 个 / 毫升。
4. 年龄 ≥ 40 岁。
5. 晨僵 ≤ 30 分钟。
6. 关节活动时有响声。

二、康复评定

（一）疼痛评定

疼痛是膝关节骨性关节炎的主要症状。积极准确地评估疼痛，不仅可以识别疼痛的程度，也有助于对疼痛治疗效果进行评价。较常用的评定包括视觉模拟评分法（visual analogue scale，VAS）及面部表情量表（face rating scale，FRS）。

面部表情量表包括从微笑到悲伤及哭泣的 6 张不同表现的面部表情图，图下依次标有数字 0、1、2、3、4、5。疼痛评估时要求患者选择一张最能表达其疼痛程度的脸谱，该方法较为直观，适用面较广。

（二）膝功能评定

医生积极而准确地评估膝关节骨性关节炎严重程度，对于明确治疗目标、制定训练计划、评估康复疗效是至关重要的。较常用的评估包括 Lequesne 指数评分方法、膝关节 AKS 评分方法和 WOMAC 骨性关节炎指数评分方法。

1. Lequesne 指数评分方法 由膝关节的疼痛或不适、最大行走距离和日常活动 3

部分组成。评分合计分数大于 14 分，表示极其严重；11 ～ 13 分，非常严重；8 ～ 10 分，严重；5 ～ 7 分，中度；1 ～ 4 分，轻度。具体的评分细节，见表 4-5。

表 4-5　Lequesne 指数评定

项目		评分
1.疼痛或不适		
（1）夜间床上休息时	无不适	0
	只在活动时或某种姿势下痛	1
	不活动也痛	2
（2）晨僵或起床后进行性疼痛	≤ 1 分钟	0
	＞ 1 分钟，＜ 15 分钟	1
	＞ 15 分钟	2
（3）站立持续 30 分钟后疼痛加重		0 ～ 1
（4）行走时疼痛	无不适	0
	走一定距离后	1
	走不久即痛，且走后增加	2
	走不久即痛，走后不增加	1
（5）E 从座位站起时不需要上肢的帮助		
2.最大行走距离（可以带痛行走）		
不受限		0
超过 1km，但受限制		1
大约 1km（在 15 分钟内）		2
500 ～ 900m（在 8 ～ 15 分钟）		3
300 ～ 500m		4
100 ～ 300m		5
少于 100m		6
用单个手杖或单拐		1
用双手杖或双拐		2
3.日常活动		
可上标准高度楼梯		0 ～ 2
可下标准高度楼梯		0 ～ 2
可用膝关节蹲或弯腰		0 ～ 2
可在不平道路行走		0 ～ 2

2.膝关节 AKS 评分方法　AKS 评分系统分为膝评分和功能评分两部分。膝评分包含疼痛、活动度和稳定性；功能评分包括行走能力和上下楼能力的评价。85 ～ 100 分为优秀，70 ～ 84 分为良好，60 ～ 69 分为及格，＜ 60 分为差。此评分系统全面评估膝

关节的整体功能和形态，更精确地评价了关节自身条件，是目前临床应用比较广泛的膝关节评估量表。具体的评分细节，见表 4-6。

表 4-6　膝关节 AKS 评分

项目		评分	最高得分
1. 膝评分（如总分为负数，得分为 0）			
（1）疼痛	不痛	50	50
	偶尔觉轻微疼痛	45	
	上楼时偶尔觉轻微疼痛	40	
	上楼和走路时偶尔觉轻微疼痛	30	
	中度疼痛　偶尔痛得比较厉害	20	
	经常痛得比较厉害	10	
	痛得特别厉害，需服药	0	
（2）活动度	由屈曲到伸膝	每增加 5°得 1 分	25
（3）稳定性（在任何位置上的最大活动度）	前后侧　　　< 5mm	10	25
	5 ～ 10mm	5	
	> 10mm	0	
	内外侧　　< 5°	15	
	6°～ 9°	10	
	10°～ 14°	5	
	> 15°	0	
（4）减分	屈曲挛缩（-15）　5 ～ 10°	-2	-50
	10°～ 15°	-5	
	16°～ 20°	-10	
	> 20°	-15	
	伸展缺失（-15）　< 10°	-5	
	10°～ 20°	-10	
	> 20°	-15	
	对线　　　　　外翻 5 ～ 10°	0	
	内翻 0 ～ 4°	每增加 1°减少 3 分	
	外翻 11°～ 15°	每增加 1°减少 3 分	
	其他	-20	
项目		评分	最高得分
2. 功能评分（总评分为各项之和）			

续表

	项目	评分	最高得分
（1）行走能力	不受限制	50	50
	> 10 个街区（约 1km 以上）	40	
	5 ～ 10 个街区（500 ～ 1000m）	30	
	< 5 个街区（不到 500m）	20	
	只能在户内活动	10	
	不能行走	0	
（2）上下楼	正常上下楼	50	50
	上楼正常，下楼需要扶栏杆	40	
	上下楼都需要扶栏杆	30	
	上楼需要扶栏杆，下楼很困难	15	
	无法上下楼	0	
（3）减分	用手杖	−5	−20
	用双手杖	−10	
	用双手杖 / 双拐、步行架	−20	

3.WOMAC 骨性关节炎指数评分方法 根据患者相关症状和体征来评价膝关节骨性关节炎的严重程度及治疗疗效，分别从疼痛、僵硬和关节功能三方面来评价膝关节的结构和功能，共有 24 个项目，覆盖了整个骨关节炎的基本症状和体征。采用 VAS 评价每一个问题，根据总积分，按轻度 < 80 分、中度 80 ～ 120 分、重度 > 120 分标准评估膝关节骨性关节炎轻重程度。具体的评分细节，见表 4-7。

表 4-7 WOMAC 骨性关节炎指数评分

疼痛	僵硬	进行日常活动的难度	
1. 在平坦的地面上行走 2. 上下楼梯 3. 晚上，在床上打扰您睡眠的疼痛 4. 坐着或站着 5. 挺直身体站立	6. 您的僵硬情况在早晨醒来时有多严重 7. 您的僵硬情况在之后的时间里坐、卧或休息后有多严重	8. 下楼梯 9. 上楼梯 10. 由坐着站起来 11. 站着 12. 向地面弯腰 13. 在平坦的地面行走 14. 进出小轿车，或上下公共汽车 15. 出门购物	16. 穿上鞋、袜 17. 从床上起来 18. 脱掉鞋、袜 19. 躺在床上 20. 进出浴缸 21. 坐着的时候 22. 在卫生间蹲下或站起来 23. 做繁重的家务 24. 做轻松的家务

（三）中医辨证评估

1. 辨病邪的性质 膝关节疼痛酸楚、屈伸不利、疼痛游走不定者为行痹，属风邪盛；膝关节痛势较剧、痛有定处、遇寒加剧、得热痛减者为痛痹，属寒邪盛；膝关节疼痛、重着、漫肿、肌肤麻木不仁者为着痹，属湿邪盛；膝关节肿胀、疼痛拒按，可伴有皮下结节或红斑者为热痹，属热邪盛；膝关节疼痛僵硬、痛处固定不移、肌肤紫暗或有瘀斑者，为瘀；膝关节疼痛日久，肿胀局限，或见皮下结节者，为痰。

2. 辨疾病虚实 膝关节骨性关节炎初起以邪实为主；病久多正虚邪实，虚中夹实。

三、中医康复治疗方法

（一）传统功法康复处方

1. 康复处方原则

（1）功法的选择 功法的选择应考虑到患者年龄、疼痛程度及病情的差异，以内外、动静结合为原则，选择具有针对性改善患者膝关节疼痛、关节活动度、功能障碍的功法。由于膝关节骨性关节炎所涉及的范围较为局限，故主要选择改善膝关节功能的功法运动处方。

（2）训练强度 适度训练，因人制宜，以膝关节是否出现疼痛为观测指标，避免加重膝关节的损伤。

（3）训练时间 训练时长应与患者病情密切结合。以疼痛为主症的患者，可减少练功时间；以功能障碍为主症的患者，可适当延长练功时间。实际运动时间每次为 10～30 分钟，中途可适当休息。青年人训练时间宜长，中老年人训练时间宜适当减少。

（4）训练的频率 功法训练应从疾病的初期就开始，注意保持训练的全程性、连续性和系统性。以疼痛为主症的患者，应减少运动频率，每天 1 次，每周 3～4 天。以功能障碍为主症的患者，可适当增加运动频率，每天 1～2 次，每周 5～7 天。

2. 辨证施治

（1）要分辨患者的主症，若患者以疼痛为主症，且肿胀明显，不宜练习动功，应当选择以静养为主的功法。若以功能障碍为主症，则可以选择动功进行功能锻炼。

（2）明辨本病病机为本虚标实，同时应根据临床表现，鉴别风、寒、湿等致病因素的不同。关节、肌肉疼痛酸楚，屈伸不利，疼痛呈游走性，初起可见发热、恶风等，舌苔薄白，脉浮或浮缓则多属风邪为患；关节疼痛剧烈，且位置固定，遇寒加重，得热痛减，关节屈伸不利，局部皮肤或有寒冷感，舌质淡，舌苔薄白，脉弦紧，多属寒邪为患；关节肌肉酸楚、重着、疼痛、肿胀、肌肤麻木不仁，舌质淡，苔白腻，脉濡数，多属湿邪为患。患者宜采用扶正祛邪的功法，如太极拳、八段锦、五禽戏等。患病日久多表现为气血不足、肝肾亏虚，如关节隐隐作痛，腰膝酸软无力，酸困疼痛，眩晕耳鸣，舌红少苔，脉沉细无力，多属肝肾亏虚，宜采用强筋健骨、调和阴阳的功法，如易筋经、调身功或内养功练习。

3. 注意事项 肥胖的患者应注意控制体重，以减轻膝关节的负荷。

（二）针灸康复处方

治以通筋活络、活血止痛。以足厥阴、足少阴和足太阴经穴为主。

1. 体针

（1）主穴　膝眼、梁丘、阳陵泉、血海、犊鼻、大杼、阿是穴。

（2）配穴　寒湿，配腰阳关；瘀血，配膈俞；肝肾亏虚，配肝俞、肾俞、气海。

（3）操作　毫针常规针刺，可加电针，或加灸，或温针灸。

2. 耳针　取肝、肾、神门、交感、皮质下、内分泌、膝。每次选用 3～5 穴，毫针刺法或压丸法。

3. 穴位注射　取膝眼、阳陵泉、梁丘、膝阳关。每穴选用 2～3 穴，选用当归注射液或丹参注射液，每穴注射 1～2mL。

4. 穴位贴敷　选择适当溶剂调和药物，取患侧膝部及其邻近穴位，将药物贴压固定于穴位，视患者的反应确定贴敷时间，一般为 1～3 天换药 1 次。

（三）推拿康复处方

推拿治疗宜早期介入，舒筋活络，活血化瘀，滑利关节，减轻并发症。操作以膝关节周围穴位为主。

1. 取穴　膝关节周围、鹤顶、梁丘、血海、内膝眼、外膝眼、阴陵泉、阳陵泉、足三里、伏兔、委中、委阳、承山等。

2. 手法　擦法、按揉法、拿法、弹拨法、摇法等。

3. 操作步骤

（1）患者取仰卧位，医生用揉法、弹拨法作用于大腿股四头肌、膝关节周围，手法由轻到重，以局部酸胀为度，时间约 5 分钟。按揉和弹拨法交替作用于髌骨周围、内外侧副韧带、股四头肌腱等处，时间约 5 分钟。点按鹤顶、内外膝眼、阳陵泉、血海、梁丘、伏兔、风市等穴，以局部有酸胀感为宜，时间约 3 分钟，以舒筋活络。

（2）患者取俯卧位，医生站于一侧，以㨰法作用于大腿后部、腘窝和小腿后部，以腘窝为重点治疗部位；点揉肝俞、胆俞、膈俞、肾俞、承扶、昆仑等穴，拿委中、承山穴数次，时间约 10 分钟，以活血化瘀。

（3）患者取仰卧位，医生用拇指将髌骨向上、下、左、右方向推挤，力量由轻到重，时间约 3 分钟。患者屈髋屈膝，医生站于一侧，一手固定患者大腿，一手握持小腿远端，做膝关节摇法，同时配合膝关节屈伸、内外旋等被动活动数次；然后在膝关节周围行擦法，透热为度，以滑利关节。

（四）中药康复处方

1. 行痹　方用防风汤加减。常用药：防风、麻黄、桂枝、葛根、当归、茯苓、生姜、甘草等。腰酸背痛，加杜仲、桑寄生、巴戟天补肾壮骨；关节肿胀，有化热之象，宜用桂枝芍药知母汤。

2. 痛痹　方用乌头汤加减。常用药：制川乌、麻黄、芍药、甘草、黄芪等。疼痛剧烈，加附子、细辛、桂枝、干姜通脉止痛。寒湿甚，改制川乌为生川乌或生草乌。

3. 着痹　方用薏苡仁汤加减。常用药：薏苡仁、苍术、羌活、独活、防风、麻黄、桂枝、制川乌、当归、川芎等。关节肿胀甚，加萆薢、五加皮利水祛湿；肌肤麻木不仁，加海桐皮、豨莶草祛风通络。

4. 风湿热痹　方用白虎加桂枝汤合宣痹汤加减。常用药：生石膏、知母、黄柏、连翘、桂枝、防己、薏苡仁、滑石、赤小豆等。皮肤有红斑，加牡丹皮、赤芍、生地黄清热凉血；热盛伤阴，加麦冬、生地黄清热滋阴。

5. 痰瘀痹阻证　方用双合汤加减。常用药：桃仁、红花、当归、川芎、白芍、茯苓、半夏、陈皮、白芥子、竹沥等。皮下有结节，加胆南星、天竺黄化痰散结；瘀血明显，加莪术、三七、地鳖虫活血化瘀。

6. 肝肾亏虚证　方用独活寄生汤加减。常用药：独活、防风、桑寄生、秦艽、细辛、肉桂、当归、地黄、杜仲、牛膝等。腰膝酸软，乏力较著，加续断、狗脊强筋壮骨；阳虚，畏寒肢冷，加附子、干姜、巴戟天温肾助阳。

思考题：

1. 医生在对膝关节骨性关节炎的患者进行传统功法处方设计时应注意什么？
2. 风、寒、湿邪所致的膝关节疼痛有何区别？

第三节　颈椎病

一、概述

（一）定义

颈椎病（cervical spondylosis）又称颈椎综合征，是由于颈椎骨质增生、椎间盘退行性改变以及颈部损伤等原因引起脊柱内、外平衡失调，刺激或压迫颈神经根、椎动脉、脊髓或交感神经而引起的一组综合征。本病多见于中老年人群，发病率男性多于女性，近年来有明显低龄化趋势。本病临床表现为头、颈、肩臂麻木疼痛，肢体酸软无力，病变累及椎动脉、交感神经、脊髓时可出现头晕、心慌、大小便失禁、瘫痪等。

（二）病因病机

颈椎病属于中医学"项痹病"范畴。中医学认为，颈椎病与人的年龄及气血盛衰、筋骨强弱有关。年过半百，肝肾始虚，气血生化功能减退。年老体弱，肝肾、气血亏虚，筋肌骸节失却滋荣；或被风寒湿邪所侵，气血凝滞痹阻；或反复积劳损伤，瘀聚凝结于脊窍，发为本病。

（三）诊断与检查

1. 软组织型颈椎病

（1）症状　以颈部僵硬、痛、胀及不适感为主，常在清晨醒后出现或起床时发觉转头或抬头困难，患者常诉说头颈不知放在何种位置为好。约半数以上的患者颈部活动受限或成强迫体位，个别患者上肢可有短暂的感觉异常。活动时疼痛加剧，休息可以缓解。

（2）体征

1）颈部肌肉疼痛痉挛，双侧肩胛骨内侧缘触之呈条索状。

2）压痛。在胸锁乳突肌处有肌张力增高感和压痛者，为胸锁乳突肌痉挛；在锁骨外1/3处（肩井穴）或肩胛骨内侧缘有肌紧张感和压痛者，为斜方肌痉挛；在上三个颈椎棘突旁和同侧肩胛骨内上角处有肌紧张感和压痛者，为肩胛提肌痉挛。

3）活动障碍。轻者向某一方位转动障碍，或两侧转动幅度不对称，严重时各方位活动均受限制。

（3）辅助检查　X线检查，一般颈椎骨质无明显变化。少数患者可有椎体前缘增生，脊椎生理弧度改变、序列不整、侧弯、颈椎小关节紊乱等改变。

2. 神经根型颈椎病

（1）症状　根性痛为神经根型颈椎病的主要症状。其性质呈钻痛或刀割样痛，也可以是持续性隐痛或酸痛，也可以向不同部位放射，如头、耳后或眼窝后部、肩、臂、前胸乃至手指，多局限于一侧。当咳嗽、喷嚏，或上肢伸展，以及颈部过屈、过伸时均可诱发或加剧疼痛。部分患者患侧手指指端有麻木感。夜间症状加重，常影响睡眠。

（2）体征

1）颈椎生理前凸减少或消失，甚至反弓，脊柱侧凸。上肢及手指感觉减退，严重时可有肌肉萎缩。

2）颈部有局限性条索状或结节状反应物，在病变颈椎节段间隙、棘突、棘突旁及其神经分布区可出现压痛。手指放射性痛、麻本常与病变节段相吻合。

3）患侧肌力减弱，病久可出现肌肉萎缩。

4）臂丛神经牵拉试验、压头试验、椎间孔挤压试验、拔伸试验均可出现阳性。

5）腱反射可减弱或消失。

（3）辅助检查

1）X线检查：可显示颈椎生理前凸变直或消失，脊柱、棘突侧弯，椎间隙变窄，椎体前、后缘骨质增生，钩椎关节变锐及椎间孔狭窄等改变。

2）CT检查：可清楚地显示颈椎椎管和神经根管狭窄、椎间盘突出及脊神经受压情况。

3）MRI检查：可以从颈椎的矢状面、横断面及冠状面对椎管内结构的改变做观察，清晰显示脊髓、椎间盘组织。

3. 脊髓型颈椎病

（1）症状　多数患者首先出现一侧或双侧下肢麻木、沉重感，随后逐渐出现行走困难；上下楼梯时需要借力；严重者步态不稳、行走困难；严重者双脚有踩棉感；出现一侧或双侧上肢麻木、疼痛，双手无力、不灵活，像写字、系纽扣等精细动作难以完成；严重者甚至不能自己进食；患者常感觉在胸腹部，或双下肢有如皮带样的捆绑感，同时下肢可有烧灼感、冰凉感，部分患者出现排尿无力、尿频、尿急、尿不尽、尿失禁或尿潴留等排尿障碍、大便秘结等，性功能减退。

（2）体征

1）颈部活动受限不明显，病变相应节段压痛存在。

2）上肢动作欠灵活，肌力减弱。

3）下肢肌张力增高，低头一分钟后症状加重。

4）肱二、三头肌肌腱减弱；膝腱反射、跟腱反射亢进。

5）髌阵挛和踝阵挛。

6）腹壁反射和提睾反射减弱。

7）霍夫曼征、巴宾斯基征均可出现阳性。

（3）辅助检查

1）X线检查：可见病变椎间隙狭窄、椎体骨质增生、节段不稳定等退行性改变；有时可见椎管狭窄，椎间孔缩小。

2）脊髓造影：脊髓造影可发现硬膜囊前后压迫情况，如压迫严重可呈现不完全性或完全性梗阻。

3）CT检查：可确切了解颈椎椎管的大小、椎间盘突出程度、有无椎体后骨刺等情况。

4）MRI检查：可明确有无颈椎间盘变性、突出或脱出及其对脊髓的压迫程度，了解脊髓有无萎缩变性等。

4. 椎动脉型颈椎病

（1）症状　眩晕，视物模糊；有时伴随恶心、呕吐、耳鸣或听力下降；下肢可能会突然无力，猝倒，但是意识清醒；偶尔也会有肢体麻木、感觉减退等情况，甚至出现一过性瘫痪，发作性昏迷。

（2）体征　病变节段横突部压痛，旋颈试验阳性。

（3）辅助检查

1）X线检查：颈椎X线正侧位、张口位、斜位片可见颈椎生理弧度减小或消失，可出现侧凸畸形；可见钩椎关节侧方或后关节部骨质增生，椎间孔变小等、寰枢关节不对称等。

2）椎动脉造影：可见椎动脉因钩椎关节骨赘压迫而扭曲或狭窄，可作为确切诊断。

3）经颅多普勒超声（TCD）检查：为目前临床常用的检查项目，可发现椎动脉血流速减慢或增快，可供临床参考。

4）3D-CTA检查：可清晰观察椎动脉及椎－基底动脉全貌，分析椎动脉与椎体、椎间孔及周围软组织的关系，可明确诊断。

5. 交感神经型颈椎病

（1）症状

1）头部症状：如头昏或眩晕、头痛或偏头痛、睡眠差、记忆力减退、注意力不集中等。

2）五官部症状：眼胀、干涩或多泪、视力变化、视物不清；耳鸣、听力下降；鼻塞、咽部异物感、口干、声带疲劳；味觉改变。

3）胃肠道症状：恶心、呕吐、腹胀、腹泻、消化不良等。

4）心血管症状：心悸胸闷、心律失常、情绪不稳定、血压不稳定等。

5）面部或某一肢体多汗或无汗、畏寒或发热，有时感觉疼痛、麻木。

（2）体征 两侧颈椎横突前压痛点明显。部分患者出现霍纳征。有"类冠心病样综合征"征象。

（3）辅助检查

1）X线检查：颈椎生理弧度有不同程度的改变、椎体和钩椎关节骨质增生、横突肥厚等。

2）心电图检查：无异常或有轻度异常。

6. 混合型颈椎病 兼具上述两种类型或两种以上类型的诊断要点。

二、康复评定

（一）疼痛评定

医生采用视觉模拟评分法评定疼痛程度。

（二）颈部功能障碍评定

颈部功能障碍采用颈椎功能障碍指数（the neck disability index，NDI）评定。询问患者颈椎病对其生活的影响程度，包括疼痛强度、自理能力、提物、阅读、头痛情况、注意力集中程度、工作、驾车或乘车、睡眠和娱乐共10项内容，每项评分为6级评分法（0～5分），分值越高表示失能越严重。研究表明，NDI具有良好的效度和信度，适用于多种类型的颈椎病，对于判断患者病情轻重、选择合理治疗方案均有重要意义，见表4-8。

表4-8 颈椎功能障碍指数评定

问题	选项	评分	得分
1. 疼痛强度	没有疼痛	0	
	比较轻微的疼痛	1	
	中度的疼痛	2	
	较严重的疼痛	3	
	非常严重的疼痛	4	
	难以想象的疼痛	5	

问题	选项	评分	得分
2. 生活自理（洗漱、穿衣等）	我能正常自理生活且不引起疼痛	0	
	我能正常自理生活但会引起疼痛	1	
	生活自理时会疼痛，因此须缓慢、小心	2	
	生活大部分自理但需要帮忙	3	
	每天的生活都需要帮忙	4	
	无法穿衣，洗漱困难，需卧床	5	
3. 提重物	我可以提物而不引起疼痛	0	
	我可以提物但会造成疼痛	1	
	疼痛使我不能将重物提离地面，但如果想，我可以移动它，比如在桌子上	2	
	疼痛使我不能从地面上提起重物，但对于放在台子上的轻、中等重物我可以移动它	3	
	我只能提很轻的物体	4	
	我完全不能提任何物体	5	
4. 阅读	我能长时间阅读且不会引起颈部疼痛	0	
	我能长时间阅读但会造成轻微颈部疼痛	1	
	我能长时间阅读但会引起明显的颈部疼痛	2	
	颈部明显的疼痛使我不能长时间阅读	3	
	颈部严重的疼痛使我阅读很困难	4	
	我根本无法阅读	5	
5. 头痛	我从不头疼	0	
	我偶有轻微头疼	1	
	我偶有明显头疼	2	
	我经常有明显头疼	3	
	我经常有严重头疼	4	
	我几乎每时每刻都头疼	5	
6. 集中注意力	我能很自如地集中注意力	0	
	我能集中注意力但有一点点难度	1	
	我能集中注意力但有一定的难度	2	
	集中注意力对我来说很困难	3	
	集中注意力对我来说非常困难	4	
	我无法集中注意力	5	

续表

问题	选项	评分	得分
7. 工作	我想做多少工作都能完成	0	
	我只能完成我日常的工作，无法再增加	1	
	我只能完成我日常的工作中的大部分	2	
	我完成不了日常的工作	3	
	我几乎不能工作	4	
	我根本无法工作	5	
8. 开车	我开车时不会造成颈部疼痛	0	
	我能长时间开车但会引起轻微颈部疼痛	1	
	我能长时间开车但会引起明显的颈部疼痛	2	
	因为颈部明显的疼痛我不能长时间开车	3	
	因为颈部严重的疼痛我开车很困难	4	
	我根本无法开车	5	
9. 睡眠	我睡眠没问题	0	
	我的睡眠仅受到轻微影响（失眠小于 1 小时）	1	
	我的睡眠受到轻度影响（失眠 1～2 小时）	2	
	我的睡眠受到明显影响（失眠 2～3 小时）	3	
	我的睡眠受到重度影响（失眠 3～5 小时）	4	
	我几乎无法入睡（失眠 5～7 小时）	5	
10. 娱乐	我可以参与日常所有的娱乐活动而不会引起颈部疼痛	0	
	我能参与日常的所以娱乐活动但会引起一些颈部疼痛	1	
	因为颈部疼痛我只能参与日常大部分的娱乐活动	2	
	因为颈部疼痛我只能参与小部分的日常娱乐活动	3	
	因为颈部疼痛我几乎不参与日常娱乐活动	4	
	我根本无法参与娱乐活动	5	

10 个问题，每个问题最低 0 分，最高 5 分，分值越高功能障碍越重　　　　　　　总分

使用方法　颈椎功能受损指数（%）=（每个项目总得分 / 完成的项目数 ×5）×100%

结果判定　　　　　　0～20%，轻度功能障碍

　　　　　　　　　　20%～40%，中度功能障碍

　　　　　　　　　　40%～60%，重度功能障碍

　　　　　　　　　　60%～80%，极重度功能障碍

　　　　　　　　　　80%～100%，完全功能障碍

（三）颈部活动度测定

以中立位为标准，即颈直立位，前屈 45°，后仰 45°；左、右侧屈各 45°；左、右旋转各 60°～ 80°。简单评定就是前屈时下巴可触及胸骨上窝，后仰时可舒服地直视天花板，左右侧屈时耳朵可碰触肩部，左右旋转时两侧基本对称。检查时嘱患者坐正，呈中立位，固定住其肩部及躯干，以防止在颈椎运动时发生代偿运动；然后再做各方向的运动。

（四）肌力测定

检查肌力能说明有无影响颈部活动的肌力情况，也能证实神经支配是否完整。徒手肌力评定法对容易受累的肌肉进行肌力评定，并与健侧对照。常评定的肌肉为冈上肌、三角肌、胸大肌、肱二头肌、肱三头肌、伸腕肌、骨间肌等。还有握力测定，使用握力计，测试姿势为上肢在体侧下垂，用力握 2 ～ 3 次，取最大值，可反映屈指肌肌力。

（五）颈部特殊检查

1. 椎间孔挤压试验　让患者取坐位，头部微向患侧侧屈，医生于患者身后方，用手按住其顶部向下施加压力，如患肢发生放射性疼痛即为阳性。

2. 臂丛神经牵拉试验　检查时，让患者颈部略前屈，医生一手放于头部患侧，另一手握住患肢的腕部，呈反方向牵拉，如感觉患肢有疼痛、麻木感，则为阳性。

3. 压头试验　当患者头部处于中立位和后中立位时，医生于其头部依纵轴方向施加压力，若患肢出现放射性疼痛症状加重者，即为阳性。

4. 拔伸试验　患者端坐，医生将一手掌张开放在患者颏下，另一手放在其枕部，然后双手逐渐向上牵引头部，如患者感觉颈及上肢疼痛减轻，即为阳性。

5. 头前屈旋转试验　患者取坐位，先将患者头部前屈，继而向左右旋转，如颈椎出现疼痛，即为阳性。

三、中医康复治疗方法

（一）传统功法康复处方

1. 康复处方原则

（1）功法的选择　可选择动静结合的原则，根据不同的症状类型选择动功跟静功相结合。比如，年龄较大、体质较差、头晕明显或者身体无力的患者，可以先练静功，待好转后再练动功。

（2）功法选用及操作要点

1）脊柱功：①重点锻炼仙鹤点水与颈项相争等功法。②对于椎动脉型颈椎病患者，见有严重头晕、恶心症状时，可停止练习或者小幅度分程度练习。③练习颈项相争时，力量由小到大，需持续一段时间，而且动作要做到位，以舒适为度。

2）八段锦：①重点选择锻炼左右开弓似射雕、背后七颠百病消等功法。②左右开弓似射雕主要在颈椎的左右旋转，重复锻炼，左右交替做 6 ～ 8 次。注意头晕恶心明显时不要锻炼。③背后七颠百病消，平掌下按，足跟上提。同时，意念向上虚顶，气贴于背；随呼气，足跟下落着地，手掌下垂，全身放松，如此反复 6 ～ 8 次。此势两足跟有节律地弹性起落，通过振动使椎间关节及韧带得到锻炼。

3）易筋经：①重点选择锻炼掌托天门、摘星换斗、九鬼拔马刀、打躬击鼓、掉尾势等功法。②对于颈椎生理曲度变直或反弓患者，应坚持锻炼摘星换斗动作。③九鬼拔马刀、打躬击鼓、掉尾势，重点锻炼颈部肌群，增强颈部肌肉力量，主要解决颈部僵硬不适、颈肌痉挛的问题。

2. 注意事项

（1）功法锻炼期间，心态首先要积极，树立战胜疾病的信心。建立良好的生活习惯，避免长时间低头工作，不宜长期保持一个姿势睡觉，枕头的高度要合适，而且必须要垫枕头，高度以自己一个拳头的高度为宜，不宜过高也不宜过低，高枕未必无忧。

（2）椎动脉型颈椎病、脊髓型颈椎病应在专业人士的指导下进行，不应盲目进行锻炼。如果症状持续不缓解或者进行性加重，要尽早就医，专科诊治。

（3）避免过度劳累和运动损伤，严禁超常规、超负荷的运动训练。在功法锻炼期间，定期进行颈项部功能、症状、体征进行专业评估，以调整功法锻炼计划或者诊疗计划。

（二）针灸康复处方

治以舒筋骨、通经络、益气血、止眩晕。以局部穴位及手足太阳经穴为主。

1. 体针

（1）主穴　颈夹脊、阿是穴、天柱、后溪、申脉。

（2）配穴　督脉、足太阳经证，配风府、昆仑；手太阳经证，配小海、少泽；手阳明经证，配肩髃、曲池、合谷。风寒痹阻，配风门、大椎；劳伤血瘀，配膈俞、合谷；肝肾亏虚，配肝俞、肾俞。头晕头痛，配百会、风池；恶心呕吐，配中脘、内关；耳鸣耳聋，配听宫、外关。

（3）操作　毫针泻法或平补平泻法。

2. 穴位注射　取阿是穴。用甲钴胺针，每次每穴注射 1mL。

3. 刺络拔罐　取大椎、颈夹脊、肩井、阿是穴。皮肤针叩刺使皮肤发红并有少量出血，然后加拔火罐。

（三）推拿康复处方

软组织型以纠正颈椎紊乱、缓解肌紧张为主；神经根型以活血化瘀、疏经通络为主；脊髓型以疏经理气、温通督脉为主；椎动脉型以行气活血、益髓止眩为主；交感神经型以益气活血、平衡阴阳为主。

1. 取穴 督脉线、颈夹脊线、颈旁线、肩胛区、肩胛背区、肩胛间区、风府穴、风池穴（双）、颈根穴（双）、颈臂穴（双）、肩井穴（双）、肩外俞穴（双）、天宗穴（双）等。

2. 手法 滚法、一指禅推法、按法、拿法、拔伸法、扳法、旋转法、拿法等。

3. 操作步骤

（1）基本操作 先用一指禅推法、按揉法、擦法、拿法等，沿督脉线、颈夹脊线、颈旁线操作，然后用滚法、按揉法、弹拨法在肩胛区、肩胛背区、肩胛间区操作，累计8～10分钟。

（2）辨证推拿

1）颈型颈椎病：有椎间关节紊乱者，用颈椎定位扳法、旋转扳法、侧扳法等，纠正颈椎生理弧度、侧弯和关节紊乱。

2）神经根型颈椎病：有椎间关节紊乱者，用颈椎定位扳法、旋转扳法等，纠正颈椎生理弧度、侧弯和关节紊乱。相应神经根节段治疗：放射至拇指根麻木者，取同侧 C_5～C_6 椎间隙，用一指禅推法、按揉法治疗，累计时间3～5分钟；放射至拇指、食指、无名指桡侧半指麻木者，取同侧 C_6～C_7 椎间隙，用一指禅推法、按揉法治疗，累计时间3～5分钟；放射至小指及环指尺侧半指者，取同侧 C_7～T_1 椎间隙，用一指禅推法、按揉法治疗，累计时间3～5分钟。

3）脊髓型颈椎病：根据所累及的肢体，选用相应穴位操作，以缓解肢体相应症状，时间3～5分钟。脊髓型颈椎病患者慎推。

4）椎动脉型颈椎病：一指禅推风池穴（双），用拇指的尺侧偏峰沿寰枕关节向风府方向推，左手推右侧，右手推左侧，每穴3～5分钟；取颈臂穴（双），用一指禅推法、按揉法，每穴1～2分钟；有寰枢椎关节半脱位、不对称或椎间关节紊乱者，用颈椎定位扳法、旋转扳法等，纠正关节紊乱。用鱼际揉前额，拇指按揉印堂、睛明穴、太阳穴，分抹鱼腰穴；用沿足少阳胆经头颞部循线行扫散法治疗。

5）交感神经型颈椎病：有椎间关节紊乱者，用颈椎定位扳法、旋转扳法等，纠正关节紊乱；在颞部、前额部、眼眶等部位，用抹法、一指禅推法、按揉法、扫散法等治疗，累计时间3～5分钟；视物模糊、眼涩、头晕者，一指禅推风池穴（双），用拇指的尺侧偏峰沿寰枕关节向风府方向推，左手推右侧，右手推左侧。头痛、偏头痛、头胀、枕部痛者，取同侧风池穴按揉，手法作用力向上。

6）混合型颈椎病：按症状的轻重缓急，对症处理。

（四）中药康复处方

1. 软组织型颈椎病

（1）气滞血瘀证 方用加味芍药甘草汤加减。常用药：杭白芍、生甘草、生地黄、茅苍术、嫩桂枝、威灵仙、生龙骨等。

（2）风寒痹阻证 方用桂枝加葛根汤加减。常用药：桂枝、芍药、生姜、炙甘草、大枣、葛根等。

2. 神经根型颈椎病

（1）气滞血瘀证　方用桃红四物汤加减。常用药：桃仁、红花、当归、熟地黄、川芎、白芍等。

（2）风寒痹阻证　方用羌活胜湿汤加减。羌活、独活、藁本、防风、炙甘草、川芎、蔓荆子等。

（3）气血亏虚证　方用黄芪桂枝五物汤加减。黄芪、芍药、桂枝、生姜、大枣等。

3. 脊髓型颈椎病

（1）气虚血瘀证　方用补阳还五汤加减。常用药：黄芪、当归尾、赤芍、地龙、川芎、红花、桃仁等。

（2）气滞血瘀证　方用桃红四物汤加减。常用药：桃仁、红花、当归、熟地黄、川芎、白芍等。

（3）肝肾亏虚证　方用独活寄生汤加减。常用药：独活、桑寄生、杜仲、牛膝、细辛、秦艽、茯苓、肉桂心、防风、川芎、人参、甘草、当归、芍药、干地黄等。

4. 椎动脉型颈椎病

（1）气血亏虚证　方用归脾汤加减。常用药：白术、当归、白茯苓、龙眼肉、远志、酸枣仁、木香、甘草等。

（2）肝阳上亢证　方用天麻钩藤饮加减。常用药：天麻、钩藤、石决明、山栀、黄芩、桑寄生、怀牛膝、夜交藤、益母草、杜仲、朱茯神等。

（3）痰湿内阻证　方用半夏白术天麻汤加减。常用药：黄柏、干姜、天麻、苍术、白茯苓、泽泻、人参、白术、炒神曲、半夏、橘皮等。

（4）气滞血瘀证　方用桃红四物汤加减。常用药：桃仁、红花、当归、熟地黄、川芎、白芍等。

5. 交感神经型颈椎病

（1）气血亏虚证　方用归脾汤加减。常用药：白术、当归、白茯苓、龙眼肉、远志、酸枣仁、木香、甘草等。

（2）痰热内扰证　方用黄连温胆汤加减。常用药：川连、竹茹、枳实、半夏、陈皮、甘草、生姜及茯苓等。

6. 混合型颈椎病　根据上述各类型颈椎病症状辨证施治。

思考题：

1. 传统功法治疗颈椎病患者原则是什么？

2. 颈椎病主要分为哪几种类型？各有什么代表性症状？

3. 颈椎病推拿康复处方有哪些？

第四节 肩周炎

一、概述

(一) 定义

肩周炎 (periarthritis of shoulder)，又称为粘连性肩关节囊炎，是肩关节周围肌肉、韧带、肌腱、滑囊、关节囊等软组织损伤、退变而引起的关节囊和关节周围软组织的一种慢性无菌性炎症，以肩关节疼痛和活动受限为主要症状的常见病。广义的肩周炎包括肩关节滑液囊病变、盂肱关节病变、肌腱及腱鞘的病变等，狭义的肩周炎是指冻结肩，又称"粘连性肩关节囊炎""肩凝症"等，发病年龄大多40岁以上，女性发病率略高于男性，且多见于体力劳动者。由于50岁左右的人易患此病，所以本病又称为五十肩。

(二) 病因病机

"肩周炎"属于中医学"肩凝症""漏肩风""肩痹病"范畴。如《杂病源流犀烛·诸痹源流》所言："痹者，闭也。三气杂至，壅蔽经络，血气不行，不能随时祛散，故久而为痹。"筋络节，节属骨，骨为肾所主。人年过半百，肝肾始虚，肾气衰则不足以生精养髓，骨疏节弛，髓不足以养肝，则筋纵。若因动之太过，或跌仆闪挫，或劳伤筋节，气血瘀滞筋肌节窍，筋拘节挛；或因风寒湿邪侵袭经络，寒凝气滞，气血不通而发为本病。或素体正气虚弱或劳累过度，耗气伤血，致气血亏少，营卫虚弱，血不荣筋骨而发为本病。

(三) 诊断与检查

根据临床症状、体征，肩周炎主要分三期：急性期（炎症期）、冻结期（粘连期）、恢复期（肌肉萎缩期）。

1. 症状

（1）中年后发病，起病缓慢。多数患者有肩关节劳损史、外伤史或者受凉受潮病史。

（2）初起患者自觉感到患肩经常性酸楚疼痛、局部喜温怕冷，肩关节活动不灵活。

（3）肩部疼痛，多数为钝痛，呈日轻夜重，肩部动作过大时则剧烈疼痛；疼痛可累及整个肩部，向上臂或者颈背部放射。

（4）活动受限，呈进行性加重，早起因疼痛所致，中后期因关节粘连所致；可影响日常生活，如影响穿脱衣服、梳头、洗脸等动作。

2. 体征

（1）压痛　肩关节周围有广泛性压痛，在肩内陵、肩前穴、肩贞等穴及三角肌前后部均有不同程度的压痛。

（2）功能障碍　患者前屈、后伸、外展、内收、旋内及旋外运动均有不同程度的障碍，尤其上举、旋内后弯摸背障碍明显。

（3）肌肉萎缩　病情较久者，患肩肌肉萎缩、僵硬，肩峰突起。肌肉萎缩以三角肌、冈上肌尤为明显。

3. 辅助检查

（1）X线检查　早期X线片一般无异常，但是临床发现大约有1/3患者，在不同时期有不同的X线表现。早期：肩峰下脂肪线模糊变形甚至消失；中后期：肩部软组织钙化，X线可见关节囊、滑液囊、肱二头肌长头腱等处有局部骨质疏松，肩峰下钙化的阴影。X线对软组织损伤的诊断率极低。

（2）CT检查　直观评估肩关节的解剖学形态，发现骨折、骨刺等，常用来作为鉴别手段，但对软组织损伤的诊断率不高。

（3）MRI检查　可以清楚地显示肩关节周围肌肉、肌腱，对于软组织损伤的诊断率高。对肩袖损伤的鉴别首选MRI。

（4）超声检查　超声能够显示并动态观察不同排列的肌肉，精确提示病变部位及性质。

二、康复评定

（一）疼痛评定

疼痛评定采用视觉模拟评分法评定疼痛程度。

（二）活动度评定

活动度评定采用量角器测量患者肩关节的屈、伸、外展、内旋和外旋等活动度。正常肩关节的活动度：前屈0～180°，后伸0～60°，外展0～180°，内收外旋0～80°，外展内旋0～70°，外展外旋0～90°。在患者接受治疗前后利用量角器测量关节主动活动度。

（三）肩关节功能评定

肩关节功能评定根据疼痛（P），关节活动度（ROM，R），日常生活活动能力（ADL，A）、肌力（M）和关节局部形体（F）共5方面进行综合评估，总分为100分。①P：根据患者自觉疼痛和影响活动评分，总分30分。②R：根据患侧ROM评分，总分25分。③A：根据7项ADL评分，总分35分。④M：根据分类法，徒手肌力检查肩关节5大肌群（前屈、后伸、内旋、外旋和外展）的肌力进行综合评分，总分5分。⑤F：根据肩关节有无脱位、畸形、假关节形成及其程度进行评分，总分5分；然后在治疗前后分别进行评测，分值越高，肩关节功能越好，见表4-9。

表 4-9　肩关节功能评价量表

项目	评分标准					得分	小计
1. 疼痛 （30 分）	无					30	
	有时略微疼痛，活动无障碍					25	
	轻度疼痛，普通活动无障碍					20	
	中度疼痛，能够忍受					10	
	高度疼痛，活动严重受限					5	
	因疼痛而完全不能活动					0	
2. 肩关节活动范围 （25 分）	6	5	4/3*	2	1	0	
	前屈 ＞150°	149°～120°	119°～90°	89°～60°	59°～30°	＜30°	
	外展 ＞150°	149°～120°	119°～90°	89°～60°	59°～30°	＜30°	
	外旋 ＞60°	59°～40°	39°～20°	19°～10°	＜10°		
	内旋 ＞60°	59°～40°	39°～20°	19°～10°	＜10°		
	后伸	＞45°	44°～30°	29°～15°	＜15°		
3. 肌力 （5 分）	5 级	4 级	3 级	2 级	1 级	0 级	
	5	4	3	2	1	0	
4. 日常生活活动能力 （35 分）		容易完成		勉强、疼痛、困难		无法完成	
	穿上衣	5		3		0	
	梳头	5		3		0	
	翻衣领	5		3		0	
	系围裙	5		3		0	
	使用手纸	5		3		0	
	擦对侧腋窝	5		3		0	
	系腰带	5		3		0	
局部形态 （5 分）	无异常	轻度异常		中度异常		重度异常	
	5	3		2		0	
（备注：* 外旋、内旋、后伸为 3 分）　　总分：　分							
评定者：　　　评定日期：　年　月　日							

三、中医康复治疗方法

（一）传统功法康复处方

1. 康复处方原则

（1）功法的选择　根据肩关节周围炎不同的分期内症状及体征，采用针对性地改善患者关节活动度、肩关节功能及减缓疼痛的锻炼方法。肩周疾病的传统功法锻炼以动功为主、静功为辅的原则，因人制宜，循序渐进，科学应用。

（2）功法选用及操作要点

1）脊柱功：①重点锻炼轮转双臂等功法。②锻炼时，以右肩关节为中心轮转手臂，意念想象展臂弧度由小到大，直至无穷。摇转7次，左右方向相反。③锻炼时，应根据肩部粘连的程度，幅度由小到大，每天坚持2～3次。

2）八段锦：①重点锻炼两手托天理三焦等功法。②锻炼时，两手由小腹向前伸臂，手心向下向外划弧，顺势转手向上。随吸气，缓缓屈肘，沿任脉上托，当双臂抬至肩、肘、腕相平时，翻掌上托于头顶，双臂伸直，仰头目视手背，稍停片刻；松开交叉的双手，自体侧向下划弧，慢慢落于小腹前，十指交叉，掌心向上。③反复练习6～8次，以促进肩关节粘连的松解，恢复肌肉、韧带等软组织的功能及肩关节的活动范围。

3）易筋经：①重点锻炼掌托天门、摘星换斗、九鬼拔马刀、青龙探爪等功法。②以上功法每日习练2次，每次20～30分钟。③以疼痛为主症的患者，可减少练功时间，每日1次；以功能障碍为主症的患者，可适当延长练功时间，每次30分钟，每日增加至3次。

2. 注意事项

（1）肩周炎患者在疼痛期应少锻炼或不锻炼，根据个人耐受度进行调整。以疼痛为主症的患者，可减少练功时间，每日1次；以功能障碍为主症的患者，运动幅度由小到大。

（2）肩周炎患者在功法锻炼期间，要及时纠正不良生活习惯、避风寒、慎起居、避免过度劳累。

（3）肩关节疼痛患者一定要明确诊断，适合锻炼的患者建议锻炼，肩袖撕裂或损伤的患者则不适合锻炼。

（4）避免过度劳累和运动损伤，严禁超常规、超负荷的运动训练。在功法锻炼期间，定期对肩部功能、症状、体征进行专业评估，以调整功法锻炼计划或者诊疗计划。

（二）针灸康复处方

治法以通经活络、舒筋止痛。以手阳明、手少阳、手太阳、手太阴经穴为主。

1. 体针

（1）主穴　肩前、肩髃、肩髎、肩贞、阿是穴、曲池、阳陵泉。

（2）配穴　手阳明经证配合谷；手少阳经证配外关；手太阳经证配后溪；手太阴经证配列缺。

（3）操作　先刺远端穴，行针配合患肢运动疗法；肩部穴位要求有强烈的针感，可加灸法、电针治疗。

2. 火针　取阿是穴，常规消毒后，将火针置酒精灯上烧红，迅速点刺阿是穴2～3次，出针后用干棉球轻轻按揉针眼。疼痛剧烈每日治疗1次，慢性疼痛可3～5日治疗1次。

3. 穴位注射　取阿是穴，用维生素B_{12}注射液或当归注射液或利多卡因，每穴注射

1mL，隔日 1 次。

4. 针刀疗法　取阿是穴，选用 4 号针刀在各穴位点刺，常规针刀松解，每周 1 次。

5. 腕踝针

（1）取穴　上 4（肩关节前痛）、上 5（肩关节外侧痛）。

（2）治法　根据腕踝针分区，确定患者疼痛部位所在的区域，然后在区域疼痛部位下方进针，针尖对准疼痛处，用 1.5 寸 32 号毫针，刺法同腕踝针，如疼痛部位涉及 2～3 个区域，可在各区域分别进针，疼痛较甚，可在同一区域并列进 2～3 针。留针 20 分钟，留针的同时让患者大幅度活动肩关节。每日 1 次，10 次为 1 个疗程。

6. 耳针

（1）取穴　肩 - 锁骨、肘 - 肩、颈椎。

（2）治法　0.5 寸毫针，进针后沿皮透刺，在留针期间让患者反复活动患部肩关节。

7. 平衡针疗法

（1）取穴　肩痛穴，疼痛及项加颈痛穴。

（2）取穴原则　为肩痛穴与颈痛穴采用交叉取穴，即右侧患病针刺左侧穴位、左侧患病针右侧穴位。针刺方法：取坐姿膝直位，选用 3 寸无菌毫针，肩痛穴与颈痛穴直刺 1.5 寸左右，提插针刺手法，强度以患者能耐受为度，同时令患者活动肩部，动作由慢到快，用力不宜过猛，不留针。

（三）推拿康复处方

推拿治疗，初期以舒筋活血、通络止痛为主；中期以松解粘连、滑利关节为主；后期以促进功能康复为主。

1. 取穴　肩内陵、肩髃、肩贞、秉风、天宗、臂臑、曲池等穴，以及肩关节周围、三角肌部等。

2. 手法　一指禅推法、擦法、按法、揉法、拿法、搓法、摇法、扳法、抖法等。

3. 操作步骤

（1）患者取坐位。术者站于患侧，以一手托起患肢手臂，另一手用拿法或按揉法在肩前部、三角肌，上臂至肘部、肩外侧、腋后部往返治疗，同时配合患肢做外展、后伸和旋转活动。手法宜轻柔，时间约为 5 分钟。

（2）术者站于患侧，按揉肩内陵、肩髃、肩贞、秉风、天宗、臂臑、曲池等穴。手法宜深沉缓和，每穴约为 30 秒。

（3）继上势，术者将患肩抬至最大上举幅度，分别在肩前部、胸大肌、肱二头肌短头腱处和肩后部、大圆肌、小圆肌及冈下肌处，做按揉、弹拨手法，手法宜深沉缓和，约 3 分钟。

（4）采用肩关节杠杆扳法。术者站于患肩侧背后，以一手前臂置于患肩腋下，另一手托其肘部使肘关节呈屈曲状，利用杠杆原理，一手上抬患肩，另一手将肘部向内侧推 3～5 次，以松解关节内粘连，增加关节活动度。

（5）术者站于患侧，做托肘摇肩法或大幅度摇肩法操作，操作时幅度应由小到大，顺时针、逆时针方向各 5 ～ 8 次，以起到松解粘连、促进功能恢复的作用。

（6）术者站于患侧，从肩关节至前臂用搓法往返 3 ～ 5 次。患肩外展约 60° 做抖肩法，时间 1 ～ 2 分钟，以达到舒筋活络的目的。

（四）中药康复处方

1. 风寒湿型　方用蠲痹汤加减。常用药：羌活、独活、秦艽、当归、川芎、桂枝、木香、乳香、茯苓、防风、桑枝、海风藤、炙甘草。

2. 瘀滞型　方用舒筋活血汤加减。常用药：当归、川芎、熟地黄、川牛膝、威灵仙、苍术、陈皮、白芍、木防己、防风、羌活、白芷、茯苓、醋元胡、生姜。

3. 气血虚型　方用黄芪桂枝五物汤加减。常用药：黄芪、桂枝、当归、川芎、白芍、白术、细辛、秦艽、防风、炙甘草。

思考题：

1. 肩周炎患者推拿康复处方是什么？
2. 中医学认为肩周炎发生的病因病机是什么？
3. 肩周炎患者如何分期诊断？

第五节　慢性下背痛

一、概述

（一）定义

下背痛（low back pain，LBP）是一组临床多见的症状，是指第十二肋下缘至臀横纹之间，腰背、腰骶、骶髂和臀部区域，因各种诱发因素引起的以疼痛和不适为主要症状的一类疾病的统称。根据腰痛的诱发因素不同，主要分为特异性下背痛和非特异性下背痛。

（二）病因病机

在中医学中，下背痛属于"腰痛""伤筋""痹证"的范畴，是指以腰部疼痛为主要症状的一类病症，可出现于腰部的一侧或双侧。其病因病机主要分为以下几种。

1. 感受寒湿　因居所衣着冷湿、汗出当风、冒雨涉水而感受寒湿之邪，寒性收引凝滞，湿性重浊黏滞，致使经脉受阻，气血运行不畅，诱发腰痛。《诸病源候论》曰："二曰风痹，风寒著腰是以痛……五曰寝卧湿地，是以痛。"

2. 感受湿热　暑夏气热贪凉、长夏湿热交蒸，或寒湿蕴积日久郁而化热转为湿热，湿邪黏聚不化，热（火）邪为阳邪，一则耗气伤津使筋脉失养，二则热胜助阳，阳气升动无制则化风。湿热蕴结，阻遏经脉，引起腰痛。《丹溪心法·腰痛》云："凡诸痛皆属火，寒凉药不可峻用，必用温散之药。"

3. 气滞血瘀 暴力扭转，坠堕跌仆，举抬重物，体位不正，用力不当屏气闪挫，导致经络气血运行不畅、阻滞不通，使瘀血留着于腰部而发生疼痛。《丹台玉案》曰："有瘀血腰痛者，因跌仆坠堕伤及。"《医学心语·腰痛》曰："若因闪挫跌仆，瘀积于内，转侧如刀锥之刺……淤血也，走注刺痛，忽聚忽散，脉弦急者，气滞也。"

4. 肾亏体虚 腰为肾之府，肾藏有先天之精，也称先天之本。肾能主骨生髓，若先天禀赋不足、操劳过度、久病体虚、年老体衰、房事不节等，会导致致使肾精亏损，肾精不足，骨髓空虚，无精以养筋脉，便出现腰痛膝软、胫酸、足跟痛，甚至腰脊不举、足不任身等症状。肾精亏虚致腰痛，在经典文献中多有提及，如《素问》曰："肾主身之骨髓……肾气热，则腰脊不举，骨枯而髓减，发为骨痿症。"《景岳全书》曰："腰痛之虚证十居八九，但察其既无表邪，又无湿热，而或以年衰，或以劳苦，或以酒色斫伤，或七情忧郁所致者，则悉属真阴虚证。"

腰痛之证，外感内伤皆可得，其病理变化常以肾虚为本，感受外邪、跌扑闪挫为外因，治以散寒行湿、清利湿热、活血祛瘀、舒筋活络为关键，扶正祛邪是根本。

（三）诊断与检查

1. 病史采集
（1）疼痛的性质。
（2）疼痛部位。
（3）疼痛程度。
（4）以往有无发作。
（5）疼痛持续时间。
（6）有无胃肠、盆腔或泌尿系症状。
（7）有无伴随精神症状。

2. 体格检查
（1）体态检查 腰椎段向前凸增大、曲度变直、出现侧凸等畸形。
（2）活动范围检查 脊柱前屈、后伸、左右侧屈和旋转活动，记录活动度，注意活动中生理曲度的变化，有无出现代偿现象。
（3）脊柱功能检查 活动时有无疼痛等。
（4）压痛点和激痛点触诊 痛点的部位、深度、有无放射痛，直腿抬高试验，直腿抬高加强试验，股神经牵拉实验。
（5）髋关节检查 骶髂韧带损伤、关节病变、骨盆分离试验、挤压实验、屈髋屈膝试验及"4"字试验等。
（6）神经系统检查 皮肤感觉及肌力检查、浅反射（触觉、痛觉）、深反射（膝、跟腱反射）及病理反射（上运动神经元损伤）。
3. 实验室及影像检查 X线、CT、ECT、MRI、肌电图、超声及运动诱发电位等。

二、康复评定

（一）疼痛评定

疼痛的程度可以用视觉模拟评分法（visual analogue scale，VAS）评定，见表4-10。

表 4-10 视觉模拟评分法

疼痛分级	疼痛等级
0	无痛
1～3	轻度疼痛
4～6	中度疼痛
7～9	重度疼痛
10	剧痛

（二）腰部功能评定

1. 腰椎活动度评定 腰椎正常情况下，可沿冠状轴做屈伸运动（屈40°、伸30°），沿矢状轴做侧屈运动（左右侧屈各30°），沿垂直轴做旋转运动（左右旋转各30°）。腰痛患者大多伴有腰椎活动度的下降，并且其病情的进展、严重程度和腰椎活动度有着密切关系，因此腰椎活动度的测量可以作为反应疾病进程和治疗效果的指标。检测器具可用量角器、背部活动范围测量仪、电子量角器。

2. 肌力评定 腰痛患者常伴有腰肌和髂肌肌力的减弱，若神经根或马尾神经受压，则可出现下肢肌力下降。常用的肌力测定方法有徒手肌力测定（manual muscle testing，MMT），见表4-11。

表 4-11 腰部主要肌肉的手法检查

运动	主动肌	神经支配	评定
躯干屈	腹直肌	$T_7 \sim l_2$	5级：仰卧，屈髋屈膝，双手抱头后能坐起
			4级：体位同上，双手前平举能坐起
			3级：体位同上，能抬起头及肩胛部
			2级：体位同上，能抬起头部
			1级：体位同上，能触及上腹部肌肉活动
躯干伸	腰方肌	脊神经后支，$T_{12} \sim L_4$	5级：俯卧，胸以上在桌缘外，固定下肢，抬起身时能抗较大阻力
			4级：体位同上，能抗中等阻力
			3级：体位同上，能抬起上身但不能抗阻
			2级：俯卧位能做头后仰动作
			1级：体位同上，能触及背部肌肉活动

续表

运动	主动肌	神经支配	评定
躯干旋转	腹内斜肌	$T_6 \sim L_1$	5级：仰卧，下肢屈曲固定，抱头能坐起并能向一侧转体
			4级：体位同上，双手前平举能坐起及转体
			3级：仰卧能旋转上体使一侧肩部离床
	腹外斜肌	$T_8 \sim T_{12}$	2级：坐位能大幅度转体
			1级：体位同上，能触及腹外斜肌活动
骨盆侧向倾斜	腰方肌	$T_{12} \sim L_3$	5级：仰卧，向头侧提拉一腿能抗较大阻力
			4级：体位同上，能抗中等阻力
			3级：体位同上，能抗较小阻力
			2级：体位同上，能拉动一腿不能抗阻
			1级：能触及腰方肌活动

3. 电生理评定　运用表面肌电信号（sEMG）测量腰部重要肌肉的肌电变化，临床采用腰部竖脊肌表面肌电屈曲伸直比（flexion–extension ratio，FER）指标来评估非特异性慢性腰背痛，其特点是敏感度、特异性和准确度高，以及可靠性强。

4. 生理曲度评定　腰痛患者常因腰椎旁肌的急慢性病变、腰椎结构破坏或退行性改变等因素而导致腰椎生理曲度改变，可通过手法检查和 X 线检查发现，常见的有腰椎生理弯曲减小或后凸畸形、腰椎前凸增加、腰椎侧弯等。

5. 脊柱稳定性评定　腰椎不稳是腰痛的常见原因之一，对退行性脊柱不稳目前临床多用过屈过伸动态 X 线检查，与邻近的椎体 Cobb 角超过 15°或位移超过 3mm，即可确诊为脊柱不稳。

6. 腰部功能评定常用量表

（1）Oswestry 功能障碍指数问卷表（oswestry disability index，ODI）　该问卷简单易懂，受试者通常能够在 5 分钟内完成问卷，并即刻得出分数，见表 4–12。它由 10 方面问题组成（疼痛强度、生活自理、提物、步行、坐位、站立、睡眠、性生活、社会生活、旅游），每个方面有 6 个选项，每个问题最高 5 分，计分方法 = 实际得分 /（5×答题数）×100%。

表 4–12　Oswestry 功能障碍指数

项目顺序	观察项目	项目名称（项目名称下方的数字即为该项评分）						得分
		0	1	2	3	4	5	
1	腰痛腿痛程度	无任何疼痛	轻微疼痛	疼痛中等	严重疼痛	疼痛相当严重	疼痛异常严重	
2	个人生活料理情况	正常料理个人生活，不会增加任何疼痛	能够正常料理个人生活但非常疼痛	料理个人生活时疼痛，动作缓慢且小心	需要一些帮助，但可完成绝大部分个人料理	绝大部分个人料理都需要帮助才能完成	不能穿衣，洗漱有困难，需要卧床	

续表

项目顺序	观察项目	项目名称（项目名称下方的数字即为该项评分）						得分
		0	1	2	3	4	5	
3	提举重物情况	提举重物时不会增加疼痛	能够提举重物，但疼痛有些增加	由于疼痛，不能将重物从地上提起，但如位置合适，可提起放在桌上的重物	由于疼痛，不能将重物从地上提起，但如位置合适，可提起较轻物品	能提举起较轻物品	不能提举或携带任何物品	
4	行走状况	疼痛不影响行走	由于疼痛，行走不超过2000m	由于疼痛，行走不超过1000m	由于疼痛，行走不超过100m	只能借助拐杖或腋杖行走	大多数时间卧床，只能爬行去厕所	
5	坐立状况	可以坐在任何座椅上，时间不受限制	能够坐在合适的座椅上，时间不受限	由于疼痛，坐立不能超过1小时	由于疼痛，坐立不能超过半小时	由于疼痛，坐立不能超过10分钟	由于疼痛，根本不能坐立	
6	站立状况	能任何长时间站立，不会增加疼痛	能任何长时间站立，但会增加疼痛	由于疼痛，站立不能超过1小时	由于疼痛，站立不能超过半小时	由于疼痛，站立不能超过10分钟	由于疼痛，根本不能站立	
7	睡眠状况	睡眠从来不受疼痛困扰	偶尔因疼痛影响睡眠	因疼痛，每天睡眠不到6小时	因疼痛，每天睡眠不到4小时	因疼痛，每天睡眠不到2小时	因疼痛，根本无法入睡	
8	性生活状况	性生活完全正常，疼痛不会增加	性生活正常，但疼痛会有所增加	性生活基本正常，但会引起严重疼痛	疼痛严重影响性生活	由于疼痛，几乎没有性生活	由于疼痛，完全没有性生活	
9	社会生活状况	社会生活完全正常，不会增加疼痛	生活正常，但疼痛会有所加重	疼痛对社会生活影响不大，但会限制大体力运动	疼痛对社会生活有影响，基本不出家门	由于疼痛，只能在家中进行社会生活	由于疼痛，没有任何社会生活	
10	旅行状况	可以自助旅行，不伴疼痛	可到任何地方旅行，但会有些疼痛	疼痛较重，但可应付2小时以上旅行	由于疼痛，旅行不能超过1小时	由于疼痛，旅行不能超过半小时	由于疼痛，不能旅行	

总分＝所得分数／（5×回答的问题数）×100%

（2）Roland-Morris功能障碍问卷表　包含体格健康状况等方面内容，由24个受腰痛特定影响的问题组成，每个问题限定了"由于腰痛"，以明确只针对腰痛所致的功能障碍，从而使患者易于回答，避免混淆，每问1分，共计24分，分数越高表明功能障碍越明显，见表4-13。

表 4-13　Roland-Morris 功能障碍问卷表

症状描述	描述是否符合症状	症状描述	描述是否符合症状
由于腰背痛，整日待在家里	（　）	全天都在腰痛	（　）
为了使腰背舒服些，要频繁更换体位	（　）	由于腰背痛，感到翻身困难	（　）
由于腰背痛，步行速度较正常慢了许多	（　）	由于腰背痛，食欲不佳	（　）
由于腰背痛，不能像通常一样离家去工作	（　）	由于腰背痛，感到穿袜子困难	（　）
由于腰背痛，要扶扶手上楼	（　）	由于腰背痛，只能行走很短的距离	（　）
由于腰背痛，卧床较多	（　）	由于腰背痛，睡眠不佳	（　）
由于腰背痛，坐起时需要扶扶手	（　）	由于腰背痛，穿衣时需要他人帮助	（　）
由于腰背痛，需要他人帮助自己做事	（　）	由于腰背痛，不得已整日坐着	（　）
由于腰背痛，穿衣速度较平时慢了许多	（　）	由于腰背痛，离家去工作需避免干重活	（　）
由于腰背痛，只能短时间站立	（　）	由于腰背痛，感觉自己脾气越来越坏	（　）
由于腰背痛，而不能弯腰摸脚踝	（　）	由于腰背痛，上楼时较通常慢许多	（　）
由于腰背痛，感到坐起困难	（　）	由于腰背痛，整日需要卧床	（　）

（3）JOA 腰痛评分　可根据治疗前后评分计算改善指数和改善率，主要用于腰椎间盘突出、腰椎滑脱等腰椎疾患的疗效评价，分 3 部分主观症状（3 项、9 分）、临床症状（3 项、6 分）、日常活动（7 项、14 分），总分 29 分，见表 4-14。

$$改善指数 = \frac{治疗后评分 - 治疗前评分}{治疗后评分}；改善率 = \frac{治疗后评分 - 治疗前评分}{正常评分 - 治疗前评分} \times 100\%$$

表 4-14　JOA 腰背痛评分

1. 主观症状			
（1）下腰背痛		（2）腿痛和（或）麻刺痛	
（　）	无任何疼痛	（　）	无任何疼痛
（　）	偶然稍微疼痛	（　）	偶然稍微疼痛
（　）	频发的稍微疼痛或偶发严重疼痛	（　）	频发的稍微疼痛或偶发严重疼痛
（　）	频发或持续的严重疼痛	（　）	频发或持续的严重疼痛
（3）步态			
（　）	正常		
（　）	即使感到肌肉无力，也可步行超过 500m		
（　）	步行小于 500m，即出现腿痛、刺痛、无力		
（　）	步行小于 100m，即出现腿痛、刺痛、无力		

续表

2. 临床体征			
（1）直腿抬高试验（包括加强试验）		（2）感觉障碍	
（　）	正常	（　）	无
（　）	30°～70°	（　）	轻度障碍
（　）	＜30°	（　）	明显障碍
（3）运动障碍			
（　）	正常（肌力5级）		
（　）	轻度无力（肌力4级）		
（　）	明显无力（肌力0～3级）		

3. 日常生活受限度			
（1）平卧翻身		（2）站立	
（　）	正常	（　）	正常
（　）	轻度受限	（　）	轻度受限
（　）	明显受限	（　）	明显受限
（3）洗漱		（4）前屈	
（　）	正常	（　）	正常
（　）	轻度受限	（　）	轻度受限
（　）	明显受限	（　）	明显受限
（5）坐位（大约1小时）		（6）举重物	
（　）	正常	（　）	正常
（　）	轻度受限	（　）	轻度受限
（　）	明显受限	（　）	明显受限
（7）行走		（8）膀胱功能	
（　）	正常	（　）	正常
（　）	轻度受限	（　）	轻度受限
（　）	明显受限	（　）	明显受限（尿潴留、尿失禁）

（三）中医辨证评估

1. 寒湿腰痛　腰部冷痛重着，转侧不利，渐行性加重，休息后疼痛不减，遇寒冷或阴雨天加重，日常劳动易加重或反复。发作时，腰痛似折似拔，膝腘部有如凝结，痛至足趾。苔白腻，脉沉迟缓。

2. 湿热腰痛　腰部疼痛，重浊且伴有热感，遇暑湿阴雨天气疼痛感加重，活动后减轻，身体困重，痛并烦热口渴，小便短赤，苔黄腻，脉濡数或弦数。

3. 瘀血腰痛　既往有跌仆挫伤史，腰痛如刺，痛有定处，日轻夜重，轻则俯仰不便，重则因剧痛而不能转侧，痛处拒按，舌暗紫或有瘀斑，脉涩。

4. 肾虚腰痛　主要表现为腰痛以酸软为主，喜按喜揉，静卧则轻，遇劳更甚，缠绵难愈，常反复发作。偏阳虚者，喜温喜按，畏寒肢冷，少腹拘急，面色㿠白，少气乏力，舌淡，脉沉细。

三、中医康复治疗方法

（一）针灸康复处方

1. 主穴　背俞穴（根据疼痛节段选择）、夹脊穴（根据疼痛节段选择）、肾俞、大肠俞、腰阳关、委中、阿是穴。

2. 辨证加减取穴

（1）寒实证　大椎。

（2）实热证　合谷、曲池。

（3）寒湿证　三阴交、阴陵泉。

（4）血虚证　膈俞、肝俞、足三里、三阴交。

（5）气虚证　气海、足三里。

（6）阳虚证　命门、关元。

（7）阴虚证　三阴交、阳陵泉。

（8）虚实夹杂证　命门、关元、三阴交、阳陵泉。

（9）血瘀证　膈俞、血海。

3. 辨病加减取穴

（1）腰肌劳损、扭伤　水沟、腰痛穴。

（2）腰椎间盘突出症　夹脊穴。

4. 随症取穴

（1）脊柱正中痛　水沟。

（2）脊柱两侧痛　委中、后溪。

（3）大腿后侧痛　委中。

（4）小腿前侧痛　委中、阳陵泉、悬钟。

（二）推拿疗法

1. 点按法　主要用于腰肌劳损、急性腰扭伤、风湿腰痛、腰椎间盘突出症、腰椎肥大症、腰椎关节紊乱症、跌打损伤等。患者俯卧，躯体伸直，腰背部放松，术者站于一侧，用拇指或肘关节在腰痛点、穴位或足太阳膀胱经循行路线上由轻到重、由上到下持续按压，然后用掌根在按压部位进行顺时针旋揉以缓和肌肉紧张。

2. 弹拨法　主要用于腰背肌损伤、腰背风湿痹痛、腰椎侧弯、腰椎肥大症、腰椎关节紊乱症等。患者俯卧，躯体伸直，腰背部放松，术者站于一侧，用双手拇指指腹在脊柱正中线旁开 0.5 寸处，从背部肩胛内侧由上往下进行弹拨手法操作，下行至腰部，重复至患者感觉弹拨部位有明显的酸胀感。

3. 擦揉法　主要用于腰背肌肉损伤、腰背风湿痹痛、腰椎肥大症、腰椎间盘突出症、腰椎关节紊乱症等。患者俯卧或侧卧，躯体伸直，腰背部放松，术者站于一侧，用掌根在腰痛点或经络穴位上由远及近缓缓擦揉，由上到下重复至痛处发热。

4. 松弛法　主要用于腰背肌拘急疼痛、腰椎间盘突出症、腰椎侧弯症、腰椎肥大症、急性腰扭伤、胸肋疼痛、腰背风湿痹痛、坐骨神经痛、梨状肌损伤等。患者俯卧位，术者站于一侧，用掌后根或小鱼际部位，在患者腰背部位，沿脊柱正中线旁开 1.5 寸处（足太阳膀胱经循行路线），向离心方向做推、按、擦、揉的手法，由上往下反复重复数次直至躯体软组织呈松弛状态即可。

5. 四点扳推法　主要应用于腰椎间盘突出症、腰椎肥大侧弯症、腰椎关节紊乱症、腰背肌肉挛急、风湿腰痛等。患者俯卧，躯体伸直，腰背部放松，术者站于一侧，一手用掌根按住腰部痛点部位，另一手托起患者大腿膝关节部位做向后过伸运动，先由疼痛侧肢体开始，以患者能耐受为限，左右下肢各 1 次。之后用同样的方式，一手托起患者肩部向后伸展，先由疼痛侧肩部开始，以患者感觉痛点扩散为限，左右肩部各 1 次。

（三）中药康复处方

1. 寒湿腰痛　方用干姜苓术汤加味（又名肾着汤），常用药：干姜、甘草、茯苓、白术；可加桂枝、牛膝温经通络，或加杜仲、桑寄生、续断补肾壮腰。腰部冷痛加拘急不舒者，可加附片以温肾祛寒；湿邪偏盛、痛偏沉重、苔厚腻者，可加苍术燥湿散邪；腰痛左右不定，涉及足、肩、背，或关节痛无定处，是兼有风邪，可以原方合独活寄生汤加减，以祛风活络、补益肝肾；若患者年高体弱久病不愈，伤及肾阳则症见腰膝酸软、脉沉无力，可加菟丝子、补骨脂，以助肾阳、温阳散寒。

2. 湿热腰痛　方用四妙丸加减，常用药：苍术、黄柏、牛膝、薏苡仁；可加木瓜、络石藤加强舒筋通络止痛之效。舌质红、口渴、小便短赤、脉弦数、热象偏重者，可加栀子、泽泻、木通助清利湿热之效；湿热蕴结日久，热象偏重，则耗液伤津、腰酸咽干、手足心热者，可加女贞子、旱莲草清利湿热、滋补肾阴。

3. 瘀血腰痛　方用身痛逐瘀汤加减，常用药：秦艽、川芎、桃仁、红花、甘草、羌活、没药、当归、五灵脂、香附、牛膝、地龙；可加地鳖虫通络祛瘀。无周身痹痛者，可去秦艽、羌活；兼有风湿者，可加独活、金狗脊祛风胜湿、强壮腰膝；兼有肾虚者，加杜仲、续断、熟地黄补肾壮筋骨；闪挫扭伤者，可加乳香、青皮行气活血止痛。

4. 肾虚腰痛　需辨明阴虚还是阳虚。偏阳虚者方用右归丸，常用药：熟地黄、附子、肉桂、山药、山萸肉、菟丝子、鹿角胶、枸杞子、当归、杜仲；偏阴虚者，方用左归丸，常用药：熟地黄、山药、枸杞子、山萸肉、川牛膝、菟丝子、鹿角胶、龟板胶。阴虚兼虚火甚者，合大补阴丸；腰痛日久无阴阳偏虚者，可用青娥丸（杜仲、补骨脂、核桃仁、大蒜）补肾强腰；肾虚日久、脾气亏虚者，以补肾为主加以党参、黄芪、升麻、柴胡、白术补气升提、助肾气升举。

思考题：

1. 腰痛的中医证型有哪些？
2. 常用的中药处方有哪些。

第六节　踝关节扭伤

一、概述

（一）定义

踝关节扭伤（ankle sprasain，AS）是指在上下楼、行走在不平道路上或骑车跌倒或负重不当时，踝关节处于跖屈位，在内翻或外翻的暴力条件下，导致踝部韧带过度牵拉从而造成的损伤。临床症状集中表现为踝关节疼痛、局部肿胀、皮下瘀斑、行动受限等，导致患侧下肢短期内不能承重，严重的踝关节扭伤还会导致足踝部韧带撕裂或断裂，需要进行手术和长期的康复治疗，从而对人的正常工作和生活造成影响。

（二）病因病机

"踝关节扭伤"属于中医学"筋伤""伤筋""踝缝伤筋""痹症"范畴。《灵枢·本脏》曰："是故血和则经脉流行，营复阴阳，筋骨劲强，关节清利矣。"《圣济总录》记载："若因伤折，内动经络，血行之道不得宣通，癖结不散，则为肿为痛。"皆认为该疾病是由于外伤导致局部血瘀气滞，引发经络不畅、阻滞脉络及气血互阻，最终引起踝关节疼痛和肿胀。在踝关节扭伤急性期，由于血脉经络受损，离经之血流于脉络之外，血液凝涩而不流动，经脉受阻，从而出现肿胀现象。扭伤病情进展后，患者踝处气流不畅，血脉不通，复感外邪，风寒暑湿侵犯人体，迁延数日，经久不愈，最后演变成陈旧性踝关节扭伤。由以可见，扭伤后可导致气血阻塞于经脉内、筋骨关节不利，骨错缝、筋出槽是本病主要的病因病机，辨证多属气滞血瘀证。

（三）诊断与检查

1. 踝关节扭伤诊断与检查

（1）有明显的踝关节外伤史。

（2）伤后局部迅速肿胀、疼痛剧烈、肢体活动障碍。

（3）伤处压痛明显，可出现局部青紫瘀血斑，严重者可出现皮下血肿，波动征阳性。

（4）损伤后 2 周左右，瘀肿大部分消退或转为黄褐色，疼痛逐渐消失，功能恢复或轻度障碍。

（5）少数损伤较重的患者，恢复期较长，局部仍有肿胀或有硬结，隐隐作痛，肢体活动有不同程度的受限。

（6）内翻损伤者外踝前下方压痛明显，内翻应力实验阳性；外翻损伤者内踝前下方压痛明显，外翻应力实验阳性。

（7）X线片踝关节无骨折及明显脱位，内外踝处可有小骨片撕脱。必要时需加照应力位X线片，观察踝穴的对称性或行踝关节造影（可在血肿麻醉下进行）。

（8）若经临床检查和X线检查高度怀疑踝关节韧带损伤，为了解损伤的程度，在患者经济允许时可行踝关节MRI检查。

2. 踝关节扭伤分期

（1）早期　有明显的扭伤史，一般为踝关节扭伤48小时以内，临床症状常表现为伤后局部疼痛剧烈，伴有不同程度的肿胀、皮下淤青、肤温高及关节活动受限。

（2）中期　一般为扭伤3天至2周内，临床症状有疼痛、肿胀、皮下淤青逐渐减轻及皮肤温度高，但踝关节仍然活动受限。

（3）后期　一般在扭伤2周以后，疼痛逐渐消除，肿胀及皮下淤青大部分消退，淤斑变为黄褐色，踝关节功能大部分恢复，但少数损伤严重的患者恢复期长，局部仍有硬结，长期隐痛，反复肿胀，关节活动受限，迁延不愈，踝关节不稳并易反复扭伤、肿胀。

3. 踝关节扭伤分类

（1）内翻型　此型在临床最为多见，这是与踝关节的解剖特点有关。维持踝关节内侧稳定的三角韧带，远比维持踝关节外侧稳定的跟腓韧带、距腓前韧带、距腓后韧带结实得多，而且外踝要比内踝长1～2cm，受伤时踝关节极度内翻，踝关节外侧疼痛、肿胀、皮下青紫，外踝前缘、下缘压痛明显，踝关节活动受限，X线检查有时可见到外踝尖处有小骨片撕脱。

（2）外翻型　踝关节极度外翻位损伤，踝关节内侧处疼痛、肿胀、皮下青紫，内踝周围压痛明显，踝关节活动受限，X线检查踝关节多无异常，有时需要加照外翻应力位片。

二、康复评定

（一）美国足踝外科协会踝－后足指数评分

参考美国足踝外科协会（AOFAS）足踝关节评分标准，内容包括疼痛、功能和对线3个部分，其中疼痛40分、功能50分、对线10分，总分为100分。分值越低，则功能越差，90～100分为优，75～89分为良，50～74分为尚可，＜50分为差。本法特点为针对性强、客观准确和信度好。AOFAS踝－后足指数评分见表4-15。

表4-15　AOFAS踝－后足指数评分

项目	得分（分）
疼痛（40分）	
无	40
轻度，偶见	30
中度，常见	20

项目	得分（分）
重度，持续	0
功能和自主活动、支撑情况（10分）	
不受限，不需支撑	10
日常活动不受限，娱乐活动受限，需扶手杖	7
日常活动严重受限，需扶车、扶拐、轮椅、支架	0
最大步行距离（街区）（5分）	
大于6个（约1200米）	5
4～6个（800～1200米）	4
1～3个（200～600米）	2
小于1个（约200米）	0
地面步行（5分）	
任何地面无困难	5
走不平地面、楼梯、斜坡，爬梯时有困难	3
走不平地面、楼梯、斜坡，爬梯时很困难	0
步态异常（8分）	
无，轻微	8
明显	4
显著	0
前足活动（屈/伸）（8分）	
正常或轻度受限（≥30°）	8
中度受限（15°～29°）	4
重度受限（<15°）	2
后足活动（内翻加外翻）（6分）	
正常或轻度受限（正常的75%～100%）	6
中度受限（正常的25%～74%）	3
重度受限（<正常的25%）	0
踝－后足稳定性（前后，内翻－外翻）（8分）	
稳定	8
明显的不稳定	0
足部对线（10分）	
优：跖屈足，踝－足排列整齐	10
良：跖屈足，踝－足明显排列成角，无症状	5
差：非跖屈足，踝－足严重对线不齐，有症状	0
总分	

优：90～100分；良：75～89分；尚可：50～74分；差：50分以下

（二）踝关节评分（Kofoed 评分）

踝关节评分（Kofoed 评分）临床上用于评估踝关节功能恢复情况，包括疼痛（50分）、关节功能（30分）、关节活动度（20分）3个项目，总分合计100分，按个体感受及功能障碍程度递减。分值与患者的踝关节功能呈正比关系，其中85～100分记为优，75～84分记为良；70～74分记为及格，<70分记为差，见表4-16。

表 4-16　Kofoed 评分

项目	得分（分）
疼痛（50分）	
无疼	50
行走开始时疼痛	40
行走时疼痛	35
偶尔负重性疼痛	35
每次负重时都有疼痛	15
检查时疼痛或自发疼痛	0
功能（30分）	
足趾行走	3
足跟行走	3
正常节律上下楼梯	6
单腿站立	6
无辅助性行走	6
不用骨科足支具	6
活动度（20分）	
伸 > 10°	5
5°～9°	3
< 50°	1
屈 > 30°	5
15°～29°	3
< 15°	1
旋后 > 30°	3
15°～29°	2
< 15°	1
旋前 > 20°	3
10°～19°	2
< 10°	1
负重时外翻 < 5°	2

项目	得分（分）
5°～10°	1
＞10°	0
负重时内翻＜3°	2
4°～7°	1
＞7°	0
总分	

结果评价：85～100分为优秀；75～85分为良好；70～74分为及格；低于70分为差

（三）目测类比评分

目测类比评分（VAS）是目前临床上医生对患者主观疼痛症状进行客观量化评估的方法。

（四）等速肌力测定

使用等速肌力测定仪，在预定角速度下，对患者的踝关节进行等速肌力测试，测定峰力矩、峰力矩体重比、力矩角度、总做功、平均功率、力矩加速能、耐力比、主动肌与拮抗肌峰力矩比等相关参数的肌力评定方法。

（五）肿胀程度评分

略微可见伤处肿胀，同时伴有轻微疼痛感，指压发虚，则为1分；伤处可见较为明显肿胀，指压较硬，则为2分；伤处可见明显红肿，严重患者可出现瘀斑，呈青紫色，稍接触即可感剧烈疼痛，则为3分。

（六）中医辨证评估

1. 气滞血瘀证 因外伤或者劳损发病，多发生在损伤的早期，局部出现肿胀、刺痛等，活动时加剧，痛有定处，局部出现明显肿胀及皮肤青紫瘀斑（或较大血肿），关节功能活动受限。次症：舌质紫暗或有瘀点、瘀斑，脉弦涩。

2. 血虚寒凝证 多为损伤后期或慢性软组织损伤，以局部疼痛为主，关节持续隐痛，轻度肿胀及压痛，活动后加重，或可触及硬结，如在关节附近则影响关节的功能，步行乏力。次症：筋络拘急，疼痛遇寒湿加重，舌质淡红，苔白，脉沉细无力。

3. 气虚证 多为损伤后期或慢性软组织损伤，以局部肿胀、隐痛为主，午后肿胀加剧，晚上休息后肿胀减退，压之凹陷，疼痛重滞，可见反复扭伤、乏力。次症：舌质淡红，脉细涩或沉细无力。

三、中医康复治疗方法

随着我国经济水平和医疗卫生事业的不断提升，人民追求健康的意识也不断提高，促进了运动健康比例的不断上升。然而因为不恰当的运动方式和其他诸多因素的影响，踝关节扭伤的临床发生率也显著上升，成为临床常见的运动损伤之一。由于现代社会生活、工作的节奏日益加快，使得患者对踝关节扭伤后恢复时间、恢复水平等要求明显上升。目前临床主要以"POLICE"（protect：保护；optimal loading：合适的负荷；ice：冰敷；compression：加压包扎；elevation：抬高患肢）原则治疗本病，对于本病的主要症状虽有一定的缓解作用，但因其疗程长、疗效欠佳等原因，无法达到令人满意的治疗效果。同时，西医学尚未有明确治疗本病的药物，主要采取非甾体抗炎镇痛药、关节腔内注射、手术等方法，但其不良反应明显，由此，中医治疗显得尤为重要。

我国古代就重视本病的诊治，历代医家多有论述。《难经》曰："四伤于筋，五伤于骨。"其认为足踝部伤筋必及骨，伤骨必及筋。同时意识到本病治疗不当极易留下并发症，在风寒湿邪的侵袭下发展成为痹症，正如《证治汇补·痹症》曰："由元精内虚……流注经络，久而成痹。"《素问》记载关于急性踝关节扭伤后的治疗，当"坚者削之、结者散之""使气血流，则可复原也"。隋唐时期，医家蔺道人提出了整复、固定、活动及内外用药治疗足踝部筋伤的原则，并记载了损伤各期的辨证与方药。《医宗金鉴·正骨心法要旨》曰："夫手法者，谓以两手安置所伤之筋骨，使仍复于旧也。"其明确提出正骨与理筋并重的治疗原则，强调在治疗时要注重理筋手法的使用，使骨回位、筋归槽，达到治疗目的。

（一）针灸康复处方

针灸疗法的应用可对人体的整体功能及局部功能发挥显著的调节性作用，通过针刺疗法可有效改善患者局部血液循环促进肿痛消失。扭伤早期多因气血运行不畅，不通则痛，临床表现以疼痛、肿胀、活动障碍为主，故治疗以舒筋通络止痛为主。在失治、误治之后，常因风、寒、湿等外邪侵袭而表现为不同程度的关节疼痛、活动受限，迁延不愈，症状反复，故治疗以祛风散寒除湿、养筋行气和血为主。腧穴以阿是穴、胆经、肾经为主。

1. 体针

（1）主穴 解溪、昆仑、申脉、照海、丘墟。

（2）配穴 外踝扭伤，配足三里、阳陵泉；内踝扭伤，配足三里、太溪、阳陵泉、商丘；足少阳经筋伤，加悬钟；足少阴经筋伤，配然谷；足太阴经筋伤，加商丘。

（3）操作方法 医生先用75%酒精对针刺处皮肤进行消毒，根据实际情况选择合适大小的毫针进行直刺，自觉踝部有酸、胀、痛感，每隔10分钟行针1次，留针30分钟后起针。每日治疗1次，5次为1个疗程。

2. 耳穴 耳部局部消毒，取踝、皮质下、腰。双耳同贴，将王不留行籽贴于上述穴位，并用手按压，以有酸、胀、痛、热感为度，每天按压5次，隔日1次。

3. 头针 取头部足运感区，位于前后正中线的中点旁开左右各 1cm，向后引平行于正中线的 3cm 长的直线。操作方法：患者取仰卧位，常规消毒后，用 28 号长 2 寸毫针，针体与皮肤呈 15°角快速进针透皮，待针体进入帽状腱膜下层，快速推进约 3cm 时，行快速捻转 200 次 / 分，持续 2 ～ 3 分钟，留针 30 分钟，留针期间每隔 10 分钟重复行手法 1 次。每天 1 次，7 次为 1 个疗程。

4. 温针灸

（1）选穴 解溪、太溪、昆仑、足三里、阳陵泉、阴陵泉、局部阿是穴、照海（内侧扭伤）、申脉（外侧扭伤）。

（2）操作方法 患者取仰卧位，患侧脚踝下垫软垫，使踝关节放松。局部皮肤常规消毒后，常规针刺，分别针刺下肢及踝关节局部各穴，足三里行提插补法，其他各穴行平补平泻手法使之得气。阿是穴得气后，在毫针的针柄上插入小艾炷，并在下方点燃，每穴灸 2 柱，留针时间为 30 分钟。

（3）操作注意事项 将艾炷置于针柄前应对艾炷进行挤压，提前在底部扎好小孔，确保艾炷稳固，避免掉落烫伤患者。若患者感觉温度过高，可将准备好的纸片插于针灸针上，减轻患者的不适感，以患者感觉到温热为度。每周治疗 3 次，10 次为 1 个疗程。

5. 运动针法

（1）取穴取健侧腕关节附近腧穴 外关、阳池、中渚、腕骨等，一侧扭伤取健侧，双侧扭伤两侧均取。

（2）操作方法 患者取坐位或仰卧位，皮肤常规消毒后，常规针刺，得气后留针 30 分钟，期间嘱患侧活动患足，做跖屈、背伸、内翻、外翻动作，每日 1 次，连续治疗 2 周。

6. 刺络拔罐 具有活血化瘀、消肿止痛的作用。操作方法：患者取仰卧位或坐位，伤处垫高，充分暴露施术部位，常规皮肤消毒，用一次性梅花针中等强度叩刺肿痛部位，使患处有少许血液渗出，血出尽后，用闪火法拔罐，选择适宜大小的火罐拔吸，留置 15 分钟后取罐，擦去血水，再次进行皮肤消毒。此方法仅操作 1 次。

7. 三棱针放血 急性期（48 小时内）在踝关节急性扭伤处寻找压痛点，找到压痛非常明显的位置，即阿是穴。常规消毒后，医生用三棱针点刺出血，然后在针眼处拔玻璃火罐或易罐 5 分钟，拔出暗红色血液，用干棉球擦拭干净，碘伏消毒并敷以医用纱布以防渗血，4 天治疗 1 次，共治疗 2 次。

8. 穴位注射 又称"水针"，是结合了针刺刺法与药液功效的独特疗法，可活血化瘀、促使气至病所，并营养神经、恢复筋脉功能。取患侧阳陵泉、申脉、阿是穴。操作方法：患者取仰卧位或坐位，伤处垫高，充分暴露施术部位，穴位处铺无菌洞巾，常规消毒，选用 5mL 的一次性注射器抽取雪上一枝蒿注射液，每次 2mL，选取 4 个穴位，每个穴位 0.5mL，每日 1 次，10 次为 1 个疗程。

9. 腕踝针 患者取平卧位，医者先以手指在患者足踝部位伤处周围进行按压，并让患者活动踝关节，找出扭伤的最痛点，然后用针灸针，在内踝与外踝连线以上约三横指环踝一圈距离处，痛点最明显的上方，正对痛点将针快速刺入皮下至浅筋膜层，放平针身，在浅筋膜层内均速、缓慢地推进，直至针身完全进入软组织内，推进针身过程中应无疼痛感，如有疼痛感，则稍微改变进针方向及进针层次。如患者局部疼痛面积较大，可并排刺入两到三针，将针留置并用创可贴固定，嘱患者留针一夜，并在第二日晨起时自行将针拔除。以上治疗每日 1 次，最多进行 7 次治疗。

10. 灸法　通过点燃艾绒能产生温热效果，发挥温和持久的温通经络、调和气血的功效。①选取部位：取患侧肿胀有疼痛、瘀血处。②操作方法：患者取仰卧位或坐位，伤处垫高，充分暴露施术部位，患肢足尖朝上放置。点燃医用艾条，在患者外踝疼痛、瘀血部位施灸，艾条距离皮肤 3cm 左右，患者感到艾条的热度向皮肤周围及深部扩散，操作 20 分钟，每日 1 次，10 次为 1 个疗程。

（二）推拿康复处方

通过应用揉捏手法、点按手法以及拔伸手法等具有调和气血之功效，能够对由损伤所诱发的局部血肿和水肿情况发挥良好的改善效果，并且可促使局部松解黏连，有助于缓解患者局部紧张、痉挛并促进肌肉放松，达到舒筋活络、气血通畅之功效，同时可发挥良好的止痛效果。

1. 取穴　阳陵泉、照海、足三里、太溪、昆仑、承山、悬钟、解溪、申脉、丘墟等穴。

2. 手法　指揉、拿捏、推擦、点按、拔伸、搓抖等。

3. 操作步骤

（1）拿捏　医生左手扶着患肢踝部，使踝关节呈中立位，然后右手拇指及其余四指由上而下地拿捏病变条索与筋结，放松小腿三头肌、胫骨前肌和腓骨长短肌，力度控制合理，最好先轻后重，可解除肌肉痉挛。

（2）点按　患者保持仰卧位，医生对踝关节和周边肿胀局部采取指揉、拿捏和推擦等手法，直至小腿外侧的阳陵泉穴，完成后对照海、足三里、太溪、昆仑、承山、悬钟、解溪、申脉、丘墟、太冲、风市、绝骨等穴进行点按，每穴点压大概半分钟，使患者有酸胀感以达到活血止痛、疏经通络的目的，从而促使包块逐渐消失，减轻患者的疼痛感。

（3）拔伸

1）牵拉矫正：医生左手托住足跟，右手握住足背，双手呈相对拔伸状态，对关节进行拔伸，之后分别采用顺时针和逆时针的手法对其踝关节进行摇动，促使踝关节内外翻和背伸和跖屈。先使足背伸，趁患者不注意时，由背伸位突然的向跖屈位牵拉，常有"嘀嗒"的响声表示纠正了关节的错缝，筋络的异位。

2）拔伸运踝：医生右手紧握足趾向上牵引，左手拇、食指分别压在内、外踝前下方的间隙内，使拇指、食指挟持踝关节，右手在拔伸下作向左、向右、向上、向下的运踝，起到滑利关节、增强关节活动的作用。

3）牵引揉按：医生一手握住踝部向下拔伸，另一手在牵引的情况下，做痛点的揉按。医者以手掌对踝部进行揉、推、擦，由足背部到阳陵泉；然后逐个拔伸、揉按足趾，从而达到活血舒筋的目的。

4）搓抖：帮助患者坐在床上，并将患腿伸直，医者用双手全掌或掌根，大小鱼际肌挟持小腿由上而下往返，缓慢搓动，重点在踝关节及周围组织施术，而后双手握足趾抖动小腿和踝部以调和气血、松解粘连。

以上手法每两日 1 次，急性期（24～48 小时以内）应冷敷和敷药，手法以"轻、巧、柔、活"为原则，以免加重损伤出血；恢复期或陈旧性踝关节扭伤者，手法宜重，特别是血肿机化、产生粘连、踝关节功能受损的患者，可用牵引摇摆、摇晃屈伸、弹拨法等法来松解粘连，以恢复其功能。

（三）中药康复处方

1. 中药内服

（1）气滞血瘀证　方用七厘散或桃红四物汤加减。常用药：桃仁、红花、当归、生地黄、白芍、川芎等。

（2）血虚寒凝证　方用当归四逆汤或阳和汤、麻桂温经汤加减。常用药：干姜、桂枝、升麻、细辛、柴胡、吴茱萸、黄芪、党参、白术、熟地黄、当归、白芍等。

（3）气虚证　方用防己黄芪汤加减。常用药：黄芪、汉防己、白术、茯苓、木香、白芥子、鸡血藤、木瓜等。

2. 中药外用

（1）外敷　早在《黄帝内经》中就有"内者内治，外者外治"的记载。后来出现以中药膏外抹加经络按摩的"膏摩"，《金匮要略》记载："四肢才觉重滞……膏摩。"外敷患部药物直达病所，促进瘀血吸收从而缓解疼痛和利于肿块消退。用药多以乳香、没药、全当归、赤芍、白芷、大黄、姜黄、红花、透骨草、冰片等活血化瘀、消肿止痛的药为主组方进行外敷。

（2）熏洗　通过毛孔渗透温热感及药物成分，可促进局部血液循环，增加药物的渗透能力，舒利关节、温经通络、扩张血管，进而提高药物的透过率，药物的有效成分更易通过血液循环直达病所，起到活血化瘀、消肿止痛、防止软组织粘连、预防关节僵硬的作用。用药多以乳香、没药、路路通、木瓜、海桐皮、川草乌、红花、羌活、独活等祛风通络、舒筋活血的药味为主组方进行煎煮熏洗。

思考题：

1. 中医学认为踝关节扭伤分哪几类证型？
2. 如何诊断踝关节扭伤？
3. 简述推拿治疗踝关节扭伤的具体操作步骤。

第五章 心血管疾病及功能障碍的中医康复治疗 ▷▷▷▷

第一节 原发性高血压

一、概述

（一）定义

临床上常见的高血压可以分为两类：一类是原发性高血压，另一类是继发性高血压。原发性高血压是以体循环动脉压升高为主要临床表现的心血管综合征，通常简称为高血压。继发性高血压也称为症状性高血压，是由某些疾病在发生发展过程中产生的症状之一，当原发病治愈后血压也会随之下降或恢复正常。本书涉及的主要内容为原发性高血压。

目前原发性高血压定义为在未使用降压药物的情况下，诊室收缩压（systolic blood pressure，SBP）≥ 140 mmHg 和（或）舒张压（diastolic blood pressure，DBP）≥ 90mmHg。

根据血压升高水平，将高血压分为 1 级、2 级和 3 级。根据血压水平、心血管危险因素、靶器官损害、临床并发症和糖尿病进行心血管风险分层，分为低危、中危、高危和很高危 4 个层次，见表 5-1。

表 5-1 高血压水平分类和定义

分类	SBP 收缩压（mmHg）	DBP 舒张压（mmHg）
正常血压	< 120	< 80
正常高值	120 ～ 139 和（或）	80 ～ 89
高血压	≥ 140 和（或）	≥ 90
1 级高血压（轻度）	140 ～ 159 和（或）	90 ～ 99
2 级高血压（中度）	160 ～ 179 和（或）	100 ～ 109
3 级高血压（重度）	≥ 180 和（或）	≥ 110
单纯收缩期高血压	≥ 140	< 90

备注：当 SBP 和 DBP 分属于不同级别时，以较高的分级为准。

高血压常与其他心血管病危险因素共存，是重要的心脑血管疾病危险因素，可损伤重要脏器，如心、脑、肾的结构和功能，最终导致这些器官的功能衰竭。

（二）病因病机

高血压属于中医学的"眩晕""肝阳上亢""头痛"等病范畴，是以头痛眩晕、时作时止、头重脚轻、血压升高为主要临床表现的一类病证。本病属于本虚标实，本虚以气血阴亏为主；标实以风、痰、阳、火为主。本病虚者居多，由于阴虚则肝风内动，血少则脑失濡养，精亏则髓海空虚，即导致眩晕。此外，痰浊壅遏、火旺上蒙也能导致眩晕。《景岳全书·眩运》曰："眩运一证，虚者居其八九，而兼火兼痰者不过十中之一二耳。"

（三）高血压的诊断性评估

诊断性评估的内容包括以下 3 个方面：①确立高血压诊断，确定血压水平分级。②判断高血压的原因，区分原发性高血压或继发性高血压。③寻找其他心脑血管危险因素、靶器官损害及相关临床情况，从而做出高血压病因的鉴别诊断和评估患者的心脑血管疾病风险程度，指导诊断与治疗。

1. 病史评估　应全面详细了解患者病史，包括以下内容。

（1）家族史：询问患者有无高血压、脑卒中、糖尿病、血脂异常、冠心病或肾脏病的家族史，包括一级亲属发生心脑血管病事件时的年龄。

（2）病程：初次发现或诊断高血压的时间、场合、血压最高水平。如已接受降压药治疗，说明既往及目前使用的降压药物种类、剂量、疗效及有无不良反应。

（3）症状及既往史。

（4）继发性高血压的线索。

（5）生活方式：盐、酒及脂肪的摄入量，吸烟状况、体力活动量、体重变化、睡眠习惯等情况。

（6）心理社会因素：包括家庭情况、工作环境、文化程度及有无精神创伤史。

2. 体格检查　体格检查包括测量血压、测量脉率、测量身体质量指数（body mass index，BMI）、腰围及臀围；观察有无库欣面容、神经纤维瘤性皮肤斑、甲状腺功能亢进性突眼征或下肢水肿；听诊颈动脉、胸主动脉、腹部动脉和股动脉有无杂音；触诊甲状腺、全面的心肺检查、检查腹部有无肾脏增大（多囊肾）或肿块、检查四肢动脉搏动和神经系统体征。

3. 实验室检查

（1）基本项目　血生化、血常规、尿液分析、心电图等。

（2）推荐项目　超声心动图、颈动脉超声、口服葡萄糖耐量试验、糖化血红蛋白、血高敏 C 反应蛋白、尿白蛋白/肌酐比值、尿蛋白定量、眼底、胸部 X 线摄片、脉搏波传导速度（pulse wave velocity，PWV）及踝臂血压指数（ankle brachial index，ABI）等。

（3）选择项目　血同型半胱氨酸。对怀疑继发性高血压患者，根据需要增加相应检查项目。

4. 血压测量　血压测量是评估血压水平、诊断高血压及观察降压疗效的根本手段和方法。在临床和人群防治工作中，主要采用诊室血压测量和诊室外血压测量，后者包括动态血压监测（ambulatory blood pressure monitoring，ABPM）和家庭血压监测（home blood pressure monitoring，HBPM）。

（1）诊室血压　由医护人员在标准条件下按统一规范进行测量，是目前诊断高血压、进行血压水平分级及观察降压疗效的常用方法。

（2）动态血压监测（ABPM）　ABPM 使用自动血压测量仪器，测量次数多，无测量者误差，避免白大衣高血压，可以测量夜间睡眠期间血压。

（3）家庭血压测量（HBPM）　由被测量者自我测量，也可由家庭成员协助完成，又称自测血压或家庭血压测量。HBPM 可用于评估数日、数周、数月，甚至数年的降压治疗效果和长时血压变异，有助于增强患者的健康参与意识，改善患者治疗的依从性，适合患者长期监测血压。随着血压遥测技术和设备的发展，基于互联网的家庭血压远程监测和管理有望成为未来血压管理新模式，但还需要更多的研究提供有效性和费效比证据。

5. 血压测量方法　要求受试者安静休息至少 5 分钟后再开始测量坐位上臂血压，上臂应置于心脏水平。推荐使用经过验证的上臂式医用电子血压计，水银柱血压计将逐步被淘汰。首诊时应测量两上臂血压，以血压读数较高的一侧作为测量的上臂。测量血压时，应相隔 1 ～ 2 分钟重复测量，取 2 次读数的平均值记录。如果 SBP 或 DBP 的 2 次读数相差 5mmHg 以上，应再次测量，取 3 次读数的平均值记录。

二、康复评定

（一）高血压的分类与分层

根据血压水平、心血管危险因素、靶器官损害、临床并发症和糖尿病进行心血管风险分层，分为低危、中危、高危和很高危 4 个层次。

1. 按血压水平分类　目前我国采用正常血压（SBP ≤ 120 mmHg 和 DBP ≤ 80 mmHg）、正常高值［SBP120 ～ 139mmHg 和（或）DBP80 ～ 89mmHg］和高血压［SBP ≥ 140mmHg 和（或）DBP ≥ 90mmHg］进行血压水平分类。以上分类适用于 18 岁以上任何年龄的成年人。

2. 按心血管风险分层　虽然高血压是影响心血管事件发生和预后的独立危险因素，但是并非唯一的决定因素，大部分高血压患者还有血压升高以外的心血管危险因素。因此，高血压患者的诊断和治疗不能只根据血压水平，必须对患者进行心血管综合风险的评估并分层。高血压患者按心血管风险水平分为低危、中危、高危和很高危 4 个层次，见表 5-2。

表 5–2 高血压患者心血管风险水平分层

其他心血管危险因素和疾病史	血压（mmHg）			
	SBP130～139 或 DBP85～89	1级高血压 SBP140～159 或 DBP90～99	2级高血压 SBP160～179 或 DBP100～109	3级高血压 SBP≥180 或 DBP≥110
无		低危	中危	高危
1～2个其他危险因素	低危	中危	中危	很高危
≥3个其他危险因素，靶器官损害，或慢性肾脏病（CKD）3期，无并发症的糖尿病	中高危	高危	高危	很高危
临床并发症，或CKD≥4期，有并发症的糖尿病	高/很高危	很高危	很高危	很高危

（二）高血压患者心脏功能评估

1. 一般检测与评估 筛查心血管危险因素和并发症；对患者进行初步的心功能美国纽约心脏病协会（NYHA）分级和加拿大血管学会（CCS）分级；检查运动系统、神经系统等影响运动的因素；身体其他重要脏器的功能；了解患者日常活动水平和运动习惯。为下一步制定运动处方打下良好基础。

（1）病史 首先应获得一份详细病史记录，包括心血管病史、相关并发症及治疗史，仔细审阅后决定患者是否适合参加心脏康复计划。需特别关注有可能影响患者运动表现的疾病，包括特殊的心血管疾病、呼吸系统疾病、骨骼肌肉及神经系统疾病等。

（2）功能评估

1）静态心脏功能评估（心电图、超声心动图）。

2）静态的肺功能评估。

3）一般性检查：测量身高、体重、腰围和臀围、血压、心率及血生化检查。

4）生活质量评估。

5）精神心理评估。

6）药物及饮食的评估。

7）个体化的其他相关评估，包括吸烟、酗酒、睡眠情况。

2. 有氧运动能力评估 有氧运动能力是人体心肺功能的最直接的体现，也是心脏康复运动的基本运动方式和有效的运动手段。因此，有氧运动能力的检测直接决定运动强度和康复效果。临床上，医生可以通过心肺运动试验评价个体的有氧运动能力。心肺运动试验是综合评价人体呼吸系统、心血管系统、血液系统、神经生理及骨骼肌系统对同一运动应激的整体反应；是测定人体在休息、运动及运动结束时的恢复期的每一次呼吸的氧摄取量（oxygen uptake，VO_2）、二氧化碳排出量（carbon dioxide output，VCO_2）和通气量（ventilation，VE），以及心率、血压、心电图；是结合患者运动时出现的症状，全面客观把握患者的运动反应、心肺功能储备和功能受损程度的检测方法。

（1）心肺运动试验的禁忌证 心肺运动试验没有绝对的禁忌证。主动脉/大动脉夹壁瘤，大面积心肌梗死，新近发生或急剧加重且已经明确诊断的心绞痛患者可列为相对禁忌证。

（2）心肺运动试验运动方案的制定 根据试验的条件和目的的不同选择适当运动方案，临床常用的运动方案包括6分钟步行试验、运动平板试验。

1）6分钟步行试验：6分钟步行试验（6-minute walk test，6MWT）是让患者采用徒步运动方式，测试其在6分钟内以能承受的最快速度行走的距离。此方法简单，不需特殊设备，容易被患者接受，适合于年老、虚弱及功能严重受限的慢性心力衰竭、肺动脉高压的患者，比经典的、更剧烈的运动试验能更好地反映患者的日常活动量。

2）心电运动试验（以运动平板为例）：运动平板试验是一种心脏负荷试验，通过改变运动时的速度和坡度逐级增加运动负荷量，从而增加心肌的耗氧量，并对患者进行监护和心功能评定。目前运动平板试验最常用的方案是Bruce方案，见表5-3。

表 5-3　Bruce 平板运动试验试验

级别	速度		坡度	持续时间	耗氧量	METs
	mph	km/h	（%）	（分钟）	ml/(kg*分钟)	
0	1.7	2.7	0	3	5.0	1.7
1/2	1.7	2.7	5	3	10.2	2.9
1	1.7	2.7	10	3	16.5	4.7
2	2.5	4.0	12	3	24.8	7.1
3	3.4	5.5	14	3	35.7	10.2
4	4.2	6.8	16	3	47.3	13.5
5	5.0	8.0	18	3	60.5	17.3
6	5.5	8.8	20	3	71.4	20.4
7	6.0	9.7	22	3	83.3	23.8

备注：mph 表示英里/小时

（三）中医辨证评估

对高血压患者进行辨证分型时，应注意以下几点。

1. 辨阴阳 高血压发病机理是阴阳动态平衡失调，可出现阳亢、阴虚阳亢、阴阳两虚及阳虚四型。头胀、头痛、面红、目糊、脉弦或弦滑、舌质正常或红，为阳亢；眩晕、头痛、心悸、头胀、失眠、目糊、健忘、口干、面红、脉弦细或弦舌红或正常，为阴虚阳亢；眩晕、肢冷、头痛、心悸、脚软、头胀、目糊、少寐、多梦、耳鸣、口干、夜间多尿、筋惕、行动气急、面红、脉弦细或弦、舌红或正常，为阴阳两虚；夜间多尿、眩晕、肢冷、耳鸣、头痛、头胀、脚软、脉弦滑或濡细、苔白腻或正常，为阳虚。

2. 辨脏腑 高血压的病位，即脏腑所属，应归于肝、肾、心，故以脏腑为纲进行分型，分为肝风型、肝火型、肝肾阴虚型及心肾两虚型。

3. 辨虚实 高血压中医证型可以分为虚证（又分为肝虚、肾虚、心虚、脾虚）和实证（又分为风型、火型、痰型及气型）等。

4. 辨证分型 综合高血压的病因病机及临床症状，分成肝阳上亢型、肝火上炎型、痰湿中阻型、肾精不足型、气血亏虚型 5 个证型。高血压早期往往以肝阳上亢型或痰湿内盛型为主，如果血压控制不理想，病情可不断恶化，证型交织在一起，使病情错综复杂。有的患者可归纳为一个证型，有的患者可兼夹 2 个证型。治疗时不可拘泥于一证一方，也不可机械地只用一个治疗原则。运用中医学治疗时还须注意辨证与辨病的结合问题。

三、中医康复治疗方法

（一）传统功法康复

高血压的治疗多以药物为主，但药物治疗只能暂时地降低血压，且长期服用会使人体产生一些不良反应，故非药物疗法已逐渐成为防治高血压病的重要手段之一。研究表明，在运用非药物疗法防治高血压病的手段中，运动疗法对早期初发高血压患者具有明显的降压效果。治疗高血压所采用的运动方式主要是有氧运动和力量训练。功法是我国传统医学的重要组成部分，具有独特的医疗保健作用，是运动疗法的特殊形式，其降压效果优于一般运动疗法，与西药降压相比，功法具有无副作用、简便易行、疗效确切的特点。

1. 传统功法康复处方原则

（1）功法的选择 高血压患者可以选择有全身性的、有节奏的、容易放松、便于全面监视的传统运动项目。传统的养生功法包括太极拳、八段锦、五禽戏、易筋经、导引术等，防治高压病效果显著。

（2）运动强度 确定运动强度的最简单方法是用靶心率（target heart rate，THR）表示：靶心率（次/分）=（170 或 180）—年龄（岁），170 适用于年龄偏大或有明确心脏病史、体质弱且过去无任何规律运动习惯者；反之，则用 180。也可以先确定最高心率，即 220 —年龄；然后计算有氧运动最佳心率范围，即有氧心率=最高心率（60% ～ 80%）。一般认为，对于 1 级患者，运动时的心率控制为 102 ～ 125 次/分或运动后心率增加不超过运动前的 50% 为宜。对于 2、3 级高血压患者，运动后心率不应超过运动前的 30%，应以缓慢运动为宜。

（3）运动时间 运动时间选择 16：00 ～ 17：00 时最佳，其次为晚间（饭后 2 ～ 3 小时）。

（4）训练持续时间 一般要求每次运动持续 45 ～ 60 分钟，其中包括 10 ～ 15 分钟的热身活动，如伸展运动、关节活动等，以及 5 ～ 10 分钟整理活动，然后逐渐回到日常平静水平。真正的锻炼时间为 20 ～ 30 分钟，但也应灵活掌握。

（5）运动频率 一次运动治疗后的效应持续时间为 2 ～ 3 天，所以运动频率应该每周至少 3 次，经常运动者可以坚持每周锻炼 5 ～ 6 次，运动效应的产生至少需要 1 周的时间，达到较显著的降压效应则需 4 ～ 6 周。

2. 传统养生功法降血压　传统养生功法防治高血压，不分证型，所有中医分型均可以练习。防治高血压的传统养生功法有很多，具有代表性的有太极拳、无极桩、八段锦等。

3. 辨证施功

（1）辨病情　高血压患者可以根据个体的血压情况选择适当的功法，例如血压平稳期可以适当练习五禽戏，血压高时则可以练习静功。

（2）辨虚实　高血压兼有脾虚，可以练习八段锦之双手托天理三焦 10 遍，约 3 分钟和八段锦之调理脾胃须单举 10 遍，约 5 分钟；阴虚阳亢者可以选择六字诀，呼气时默念"嘘""吹"二字为主，可平肝潜阳；可在收功后加直擦脚底心，左右交替，各 100 ～ 200 次。

4. 注意事项

（1）练习地点应当选择空气清新、环境安静的场所，避免严寒酷暑及噪声刺激。

（2）练习时全身肌肉要放松，用意念不用力量，动作圆润而硬、协调而不呆板、松腰松胯而不松懈，则轻便自如。

（3）练习时呼吸应当均匀、自然，以自由呼吸为主；与动作自然配合。

（4）练习者要持之以恒、勤学苦练。全身心地投入，思想排除杂念，用意念支配动作，意到气到，气到功到。

（5）练习过程中不要做过分低头弯腰的动作，不要做大幅度的快速动作。

（6）运动后不宜有疲劳感，否则提示运动强度过大。

（7）不要轻易撤除药物治疗，在很多情况下，运动治疗是原发性高血压治疗的辅助方法。

（8）冬季锻炼应注意御寒保暖，增加室内预备活动时间。

（9）以传统养生功法为基础的多种功法组合模式练习，是一种具有创新理念的养生健身形式，对于高血压人群创新运动疗法的开展具有积极的促进作用。

（二）针灸康复处方

针刺可以激发经气，疏通经络，通调气血，和谐脏腑，来逆转高血压病的病机。

1. 体针

（1）主穴　百会、曲池、太冲。

（2）配穴　肝火亢盛，加风池、行间平肝泻火；阴虚阳亢，加太溪滋阴潜阳；痰湿壅盛，加丰隆健脾化痰；气虚血瘀，加气海膈俞益气活血；阴阳两虚，加关元、肾俞调补阴阳；头晕头重，加太阳、风池清利头目；心悸怔忡，加内关宁心安神。

（3）操作　痰湿壅盛、气虚血瘀、阴阳两虚者，百会可加灸；太冲应朝涌泉方向透刺，以增滋阴潜阳之力；其他腧穴常规针刺。

2. 三棱针　取耳尖、耳背沟、印堂、曲池等。每次选 1 ～ 2 穴，点刺出血 3 ～ 5 滴，

2～3 日 1 次。

3. 耳针疗 取耳尖、交感、神门、耳背沟、心等。每次选 3～4 穴，针刺或埋针；也可用王不留行籽贴压。

（三）推拿康复处方

推拿治疗多适用于缓进型高血压和第Ⅰ、Ⅱ期高血压患者，其治疗原则需以安神降浊和平肝潜阳为主。

1. 推拿穴位 常用穴位包括翳风、缺盆、曲池、神庭、百会、风池、桥弓、太冲、印堂、太阳、鱼腰、关元、气海、神阙、中脘、大横、涌泉和丰隆等。

2. 推拿手法 针对高血压人群常用的手法包括推法、扫散法、摩法、按法、揉法、拿法和擦法等。

3. 操作步骤

（1）患者坐位，术者以双手拇指交替用推法由翳风经桥弓至缺盆，先推左侧，后推右侧，每侧操作 1 分钟。

（2）以双手拇指交替用推法由印堂经神庭至百会，往返 3～4 次；顺势点按这些穴位，以酸胀为度。

（3）以双手拇指用推法由印堂经鱼腰至太阳，往返 3～4 次；顺势点按这些穴位，以酸胀为度。

（4）在头侧胆经循行部位施行扫散法，每侧 20～30 次。

（5）在前额及面部施行抹法，同时点按角孙、睛明、太阳穴，时间 4 分钟。

（6）自风府向下沿督脉至大椎施行一指禅推法，往返治疗；再在颈椎两侧膀胱经用一指禅推法往返治疗，时间约 4 分钟。

（7）腹部操作：患者仰卧位，医生坐于右侧，用摩法在病员腹部治疗，摩法按顺时针方向操作，腹部移动也按顺时针方向进行，在摩腹过程中配合按揉上述穴位，时间为 10 分钟。

（8）腰部及足底操作：横擦腰部肾俞命门连线，以透热为度，直擦足底涌泉穴，以透热为度。

（四）中药康复处方

高血压病的发生主要缘于七情六欲过度、饮食劳伤及年老体衰，病位在心、肝、脾、肾，病性有实有虚，也有虚实夹杂者。

1. 肝火上炎证 方用龙胆泻肝汤加减。常用药：龙胆草、柴胡、泽泻、车前子、生地黄、当归、栀子、黄芩、甘草。加减：头痛、头晕甚，加石决明，珍珠母平肝潜阳；目赤耳鸣，头痛偏甚，加菊花、蝉蜕、决明子、夏枯草平肝息风；急躁易怒，胁肋灼痛甚，加白芍、香附、川楝子理气止痛；大便不爽，舌苔黄腻，加胆南星、黄连清热化痰；心烦，小便黄，舌红，口舌生疮，加穿心莲、石膏；大便秘结，加当归龙荟丸，或加柏子仁、瓜蒌仁；目赤耳鸣，头痛偏甚，加牛膝、乳香。

中成药：①泻青丸，口服，1次1丸，每日3次。②当归龙荟丸，口服，1次20丸，每日1次。

2. 痰湿内阻证　方为半夏白术天麻汤加减。常用药：半夏、白术、天麻、陈皮、茯苓、甘草、钩藤（后下）、珍珠母（先煎）。加减：胸痹心痛，加丹参、延胡索、瓜蒌、薤白活血通痹；眩晕较甚，加代赭石先煎、竹茹、生姜、旋覆花包煎化痰；脘闷纳差，加砂仁（后下）、豆蔻（后下）、焦三仙健胃；耳鸣重听，加石菖蒲、葱白开窍；烦热呕恶，胸闷气粗，舌质红，苔黄腻，加天竺黄、黄连清热化痰；身重麻木甚者，加胆南星、僵蚕化痰通络。

中成药：眩晕宁片，口服，1次4～6片，每日3～4次。

3. 瘀血内阻证　通窍活血汤加减。常用药：地龙、当归、川芎、赤芍、桃仁、红花、白芷、石菖蒲、老葱、全蝎。加减：兼神疲乏力，少气自汗，加黄芪、党参益气行血；兼畏寒肢冷，感寒加重，加附子、桂枝温经活血。

中成药：①心脉通片，口服，1次4片，每日3次。②心安宁片，口服，1次6～8片，每日3次。

4. 阴虚阳亢证　天麻钩藤饮加减。常用药：天麻、钩藤（后下）、石决明（先煎）、牛膝、杜仲、桑寄生、黄芩、栀子、茯神、夜交藤、益母草。加减：肝火上炎，口苦目赤，烦躁易怒，酌加龙胆草、牡丹皮、夏枯草以清肝火；目涩耳鸣，腰膝酸软，舌红少苔，脉弦细数，加枸杞子、制何首乌、生地黄、麦冬、玄参以补肝肾；目赤便秘，加大黄（后下）、芒硝或用当归龙荟丸以通腑泄热；眩晕剧烈，兼见手足麻木或震颤，加羚羊角粉（冲服）、龙骨（先煎）、牡蛎、全蝎、蜈蚣以镇肝息风、清热止痉。

中成药：①清脑降压片，口服，1次4～6片，每日3次。②脑立清胶囊，口服，1次3粒，每日2次。

5. 肾精不足证　左归丸加减。常用药：熟地黄、山茱萸、山药、龟甲、鹿角胶、枸杞子、菟丝子、牛膝。加减：五心烦热，潮热颧红，舌红少苔，脉细数，加鳖甲、知母、黄柏、牡丹皮、地骨皮滋阴降火；兼见失眠，多梦，健忘，加阿胶、鸡子黄、酸枣仁、柏子仁交通心肾、养心安神；四肢不温，形寒怕冷，精神萎靡，舌淡脉沉，可用右归丸，或酌加巴戟天、淫羊藿、肉桂温补肾阳、填精益髓；兼下肢浮肿，尿少，加桂枝、泽泻以通阳利水，加茯苓补脾健胃；兼便溏，腹胀食少，加白术。

中成药：①健脑补肾丸，口服，每次15粒，每日2次。②益龄精，口服，1次10mL，每日2～3次。

6. 气血两虚证　归脾汤加减。常用药：党参、白术、黄芪、远志、酸枣仁、当归、龙眼肉、大枣、茯神。加减：兼纳少神疲，便溏，脉象无力，合用补中益气汤；自汗出，易于感冒，当重用黄芪，加防风、浮小麦固表止汗；腹泻或便溏，腹胀纳呆，舌淡胖，边有齿痕，当归宜炒用，加薏苡仁、白扁豆、泽泻健脾利湿；兼形寒肢冷，腹中隐痛，脉沉，加桂枝、干姜温中助阳；血虚较甚，面色白，唇舌色淡，加阿胶、紫河车填精补血；兼心悸怔忡，少寐健忘，加柏子仁、合欢皮、夜交藤养心安神。

7. 冲任失调证　二仙汤加减。常用药：仙茅、淫羊藿、当归、巴戟天、黄柏、知母、白芍、丹参、益母草、车前子。加减：烘热，汗出，加黄芪、牡丹皮、浮小麦益气清热固表；心悸，乏力，气短，加党参、麦冬、五味子益气宁心；失眠，心烦，加黄连、阿胶、肉桂、酸枣仁交通心肾；悲伤欲哭，情绪低落，加浮小麦、大枣、甘草、香附、柴胡养心解郁。

中成药：龟鹿补肾胶囊，口服，1次2～4粒，每日2次。

思考题：

1. 高血压患者传统功法处方设计的原则是什么？
2. 中医学认为高血压发生的病因病机是什么？
3. 高血压患者如何进行辨证分型，分别采用何种方剂？

第二节 冠心病

一、概述

（一）定义

冠状动脉粥样硬化性心脏病（coronary atherosclerotic heart disease，CAD）是指冠状动脉发生粥样硬化引起血管狭窄乃至闭塞，导致心肌缺血、缺氧而引起的心脏病，简称冠心病。

冠心病可分为无症状型冠心病、心绞痛型冠心病、心肌梗死型冠心病、缺血性心肌病型冠心病、猝死型冠心病，其典型表现为前胸阵发性、压榨样疼痛，主要位于胸骨后或左前胸，可伴有颈、肩背、上腹、左臂、左手指内侧等部位的放射状疼痛，常在激动或劳累时发生，休息或舌下含服硝酸甘油可缓解。

（二）病因病机

冠心病属于中医学"胸痹""真心痛""卒心痛""厥心痛""心悸""怔忡"的范畴。本病病位在心，病机为心脉痹阻，其特点是本虚标实、虚实夹杂。其虚者是气血阴阳亏虚，其实者是气滞、寒凝、血瘀、痰浊。本病多由年老体虚、心阳不振，饮食不节、聚湿生痰，情志失调、气机不畅，寒邪内侵、痹阻胸阳所致。

（三）诊断与检查

1. 病史及体格检查 病史常询问胸痛的部位、性质、持续时间、诱发因素及缓解方式等；体格检查主要包括心率、血压、心脏听诊、颈动脉杂音、周围血管病变、体重指数、腰围等指标。

2. 实验室检查 空腹血糖、血脂、口服葡萄糖耐量试验（OGTT）等冠心病危险因素筛查；血常规；甲状腺功能；肝肾功能、电解质、凝血酶原时间（PT）＋活化部分凝血活酶时间（APTT）、尿常规、感染四项；血清酶学指标。

3. 心电图检查 是发现心肌缺血、有无心律失常、诊断冠心病的常用方法，包括静息时心电图、心绞痛发作时心电图、24 小时动态心电图、心电图负荷试验等检查。心电图负荷试验阳性标准为运动中出现心绞痛，运动中或运动后出现 ST 段水平或下斜型下降 ≥ 1mm，或运动中出现血压下降者。

4. 放射性核素检查 了解缺血部位和缺血程度。

5. 超声心动图检查 了解心脏形态、结构、心室壁运动和左心室功能。

6. CT 及 MRI 检查 了解冠状动脉钙化情况。

7. 冠状动脉造影 是诊断冠心病的金标准，可明确诊断冠状动脉是否有狭窄、狭窄的部位、程度、范围等。

8. 冠状动脉内超声 判断冠状动脉管壁狭窄的形态和程度。

9. 光学相干层析成像 可以更清晰地观察血管腔和壁的变化，见图 5-1。

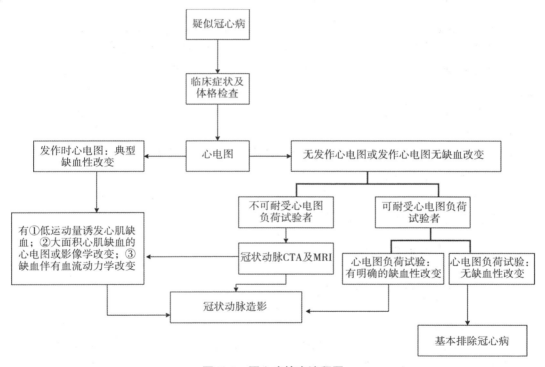

图 5-1 冠心病检查流程图

二、康复评定

（一）心电运动负荷试验

心电运动负荷试验是冠心病康复最重要的评定方法，按终止试验的运动强度，分为极量运动试验、亚极量运动试验、症状限制性运动试验、低水平运动试验。心血管系统有强大的储备能力，在安静时心功能异常难以检出，但运动时负荷的增加可诱发异常的心电图，从而敏感而准确地评定心功能状态。

（二）6分钟步行试验或低水平运动试验

6分钟步行试验是指6分钟时间内受试者尽力步行的距离；低水平运动试验是指患者进行活动平板运动时，患者主观用力计分到11～13，或者运动中心率比安静时增加超过20～40次/分，或出现不适和心电图异常。

（三）超声心动图运动试验

超声心动图运动试验可直接反映心肌活动的情况，从而揭示心肌收缩和舒张功能，反映心脏内血流变化情况，利于提供运动心电图所不能显示的重要信息。

（四）中医辨证评估

1. 气滞血瘀证　心胸刺痛，痛处固定，时发时止，伴有两胁胀痛，纳呆腹胀，入夜更甚，口唇紫暗，情志不畅或夜间发作，舌有瘀点，脉弦或细涩兼结代。

2. 痰阻心脉证　胸闷如窒而痛，伴有身重困倦，脘痞纳呆，口黏恶心，咯吐痰涎，苔浊腻，脉滑。

3. 寒凝心脉证　心痛彻背，遇寒痛甚，伴有形寒肢冷，面色苍白，苔薄白，脉沉紧。

4. 阳气虚衰证　胸痛剧烈，胸闷气短，伴有四肢不温，面色苍白，唇甲淡白，面色㿠白，舌淡白，脉沉细或脉微欲绝。

5. 心肾阴虚证　胸闷痛，伴有心悸心烦，盗汗不寐，腰膝酸软，头晕耳鸣，口燥咽干，舌红少津，苔少或花剥，脉细数。

三、中医康复治疗方法

（一）传统功法康复处方

1. 康复处方原则

（1）功法的选择　冠心病功法选择低至中等强度的有氧运动。根据患者体力的情况，选择太极拳、八段锦、气功等功法，气功更适合老年患者。患者开始以静功为主，病情稳定者可改练动气功。

（2）训练的强度　由运动持续时间和运动频率来决定，开始用低强度进行运动，逐渐加量，运动有效强度应高于日常活动水平，但也不宜过于疲劳。一般以主观劳累程度（RPE）分级量表的11～15级，作为推荐的运动强度。

（3）训练时间　根据个人的耐受能力来定训练时间的长短，时间可从10分钟开始，逐步延长至30～40分钟。

（4）训练的频率　运动频率与运动量大小相关，一般为每周3～4次。

2. 辨证施功　要分辨冠心病的不同时期，进行功法训练。I 期患者只要生命体征稳定，即可开始，选择可以耐受的功法；II 期患者应逐步恢复日常生活活动能力，选择静气功、太极拳等；III 期患者处于较稳定状态，采用改善或提高其体力的功法。

（1）松颈功　端坐于椅子上，头微前俯，松肩垂肘，十指舒展，两手掌心向下，分别放于两膝；两脚平分，与肩同宽，两膝屈曲成直角，两目留一线之缝，宁神调息，入静。用普通呼吸调息 3 分钟，然后配合呼气从头部缓缓放松到中丹田，同时沿着脊柱放松至命门，再从肩胛部放松到肘；吸气后，配合呼气，从中丹田与命门穴，放松到腰骶；上肢从两肘放松到两手，再吸气后，配合呼气从腰骶经大腿放松至涌泉穴，并随放松入静，引气下行，意想温暖的淋浴缓慢冲洗病邪，全身无病，一身轻松；并随身体的放松，呼气时默念"静"，从而诱导精神和心脏的放松，当放松至两脚涌泉穴，意想心脏不适之感即将从脚心消失，心脏跳动如钟一样稳定。收功时意想身体各部气息缓缓地向中丹田聚集，用左手按在脐部，右手掌心贴在左手背，两手同时自脐中心顺时针方向、由内向外、由小圈到大圈缓缓推转 30 圈，按于心窝部，再反方向推转，止于脐中，然后双手搓热，睁开眼睛，散步收功。

（2）吐纳　练功前首先要活动四肢，或做八段锦，或做广播操约 10 分钟，保证身体温暖。①端坐纳气法：端坐凳边缘，手心向上，平放膝上。②鼻腔喷气法：先吐气，用喷气协作呼气。呼出快而量大，呼尽为止。此时小腹肌要缓缓内陷，自然形成提肛、提睾、提膀胱感觉，起到升阳益气、填补下焦元阴、元阳的强壮的作用。③山根纳气法：山根，在两眼中间。眉毛轻轻上提，匀、长、深地吸气，用意送入小腹，胸部不动，小腹慢慢地朝外扩张。④坐纳阴阳气：掌心翻向下覆在膝上，上身缓慢前倾，与大腿成 30°，再抬身恢复原状，同时配合吐纳共 21 次。练毕起立，并在大腿委中穴（膝后弯曲处）按摩片刻，再牵中指一下。

3. 注意事项

（1）根据患者的体质和临床表现，严格把握各种功法的适应证和禁忌证。若出现冠心病症状时，应立即停止运动。

（2）每 3 个月进行全面心功能评估，观察运动后的效果，完善传统功法康复处方。

（3）在练功前后或工作间隙做一些保健功，可以提高疗效。

1）按胸胁：右手贴于左胸前，左手按在右腰部位，然后自上而下反复按摩，再换另一侧，左右各 9 次。此法能增强肺功能，加强冠状动脉供血，改善胸痛、胸闷。

2）按命门：命门穴位于背部（正对肚脐）两肾中间。按摩时，用大拇指置于腰部前方，四指尖贴在后背，呈叉腰式；用微力上、下按摩 18 ～ 36 次。此法能增强肾脏功能，达到补肾养心的作用。

3）叩内关：内关穴位于掌后两筋间，为手厥阴经要穴。方法是两手相对，中指、食指、无名指尖扣在腕骨三个穴眼（内关、列缺、神门）上，来回叩动内关穴约 100 次。此法可增强心气，安静神经，消除胸闷、心悸、怔忡。

4）摩劳宫、擦涌泉：劳宫穴位于掌心，为心包经之要穴，有清心火、平肝安神之功效，为练气、聚气、运气和发放外气的重要地方。涌泉穴位于足心，为肾经在足部的井穴。本法具有补肾降火、苏厥宁神的作用，对心绞痛、心律不齐及心肌梗死有一定的疗效。以手劳宫穴按摩涌泉穴，常能交通心肾、水火相济，对冠心病引起的胸闷、心悸怔忡、胸痛、睡眠不安有明显的缓解作用。

（4）冠心病常与情绪精神因素关系密切，入静时间越长，疗效就越好。因此在练功中务必做到祛除杂念、安定情绪，避免七情过度刺激。

（5）本病还常因过食油腻及性行为诱发，因此患者平时饮食应注意高蛋白、低脂肪，并尽量减少性行为，避免神经过度兴奋而诱发心绞痛。

（二）针灸康复处方

治以行气通阳、活血止痛。以取手厥阴经、手少阴经穴为主。

1. 体针

（1）主穴　心俞、巨阙、肺俞、心平（少海穴下2寸）、厥阴俞、膻中、内关、足三里。

（2）配穴　阴虚，配三阴交或太溪；气虚，配气海、足三里；阳亢，加太冲；阳虚，配关元或大椎；痰阻，配丰隆或肺俞；血瘀，配膈俞。

（3）操作　背部穴，斜向脊柱椎体深刺，提插捻转至有酸麻感串到前胸，刮针柄2分钟。内关等穴以"气至病所"手法激发针感向上传导，能达到胸或前胸最佳，然后施平补平泻法2分钟。余穴用泻法。留针5～20分钟，每隔5分钟运针1次，每日1次，发作频繁者可2～3次。

2. 电针　针刺得气后，接电针仪，疏密波，输出量以患者能耐受为度。通电10～15分钟。每日1次，重者可每日2次。

3. 耳穴

（1）主穴　心、神门、心脏点、交感。

（2）配穴　小肠、皮质下、内分泌、肺、脾、肾、肝、降压沟等。

（3）操作　用毫针法，每次选3～4个穴，留针1小时，隔日1次，2周为1个疗程。或用王不留行籽贴压，每次选穴3～5个，每天各穴轻轻按揉1～2分钟，每日3次，10～20天为1个疗程。

4. 艾灸

（1）主穴　心俞、厥阴俞、膻中、内关。

（2）配穴　心气虚，加足三里；气阴两虚，加三阴交、太溪；气滞血瘀，加膈俞、三阴交。

（3）操作　常用穴每次取2～3个，备用穴据症而取。胸背部穴可用温灸盒或固定式艾条温灸器灸，四肢穴可用圆锥式温灸器灸疗。一般用补法，本虚标实者施泻法。具体操作：补法，将燃着的艾条置于灸器内，使艾条与穴位的距离3～5cm，任其慢慢燃烧（如为温盒灸，将盖盖上），火力和缓，温灸20～30分钟，以局部皮肤出现红晕为度，停灸后，再用手指按压施灸的穴位，至患者感觉酸胀。泻法，施灸时，使艾条与穴位距离保持为2～3cm，温盒灸，宜揭开盒盖，并用气吹火，促其燃烧火力较猛，灸

5～10分钟，使局部皮肤出现红润潮湿并稍感灼烫，停灸后，不按其穴。每日或隔日1次，10次为1个疗程。艾卷灸一般仅取常用穴，效果不明显时加备用穴。

（三）推拿康复处方

1. 取穴 心俞、厥阴俞、肺俞、膈俞、内关、神门、膻中、通里、曲池、中冲、少冲、大陵等。

2. 手法 擦法、指揉法、点揉法、拿法、一指禅偏峰推、摩法、搓法等。

3. 操作

（1）患者取坐位，术者先以擦法在背部以心俞、厥阴俞、肺俞、膈俞为中心治疗3～5分钟，继以指揉法、点揉法刺激心俞、厥阴俞各3～5分钟。

（2）患者取仰卧位，术者先以一指禅偏峰推膻中1～3分钟，以掌摩法在心前区治疗5～10分钟。

（3）患者取仰卧位，以指揉法分别刺激内关、神门、大陵穴各12分钟，刺激曲池、中冲、少冲穴各1分钟。

（4）患者取仰卧位，以擦法、按揉法沿手厥阴心包经、手少阴心经来回治疗3～5分钟，然后搓双上肢各3～5次，结束治疗。

（四）中药康复处方

1. 气滞血瘀证 方用血府逐瘀汤加减。常用药：当归、川芎、桃仁、红花、赤芍、柴胡、桔梗、枳壳、牛膝。胸闷心痛明显，加失笑散活血化瘀、散结止痛；气郁日久化热，心烦易怒，口干便秘，舌红苔黄，脉弦数，用丹栀逍遥散以增强疏肝清热之力；气滞重，可加木香、延胡索、砂仁、厚朴等芳香理气之品，但不可久施，以免耗损正气。

2. 痰阻心脉证 方用栝楼薤白半夏汤加减。常用药：瓜蒌、薤白、半夏、厚朴、枳实、桂枝、茯苓、甘草、干姜、细辛等。痰浊郁而化热，用黄连温胆汤加郁金以祛痰化热而理气活血。

3. 寒凝心脉证 方用瓜蒌薤白白酒汤加减。常用药：瓜蒌、薤白、白酒、枳实、桂枝、附子、丹参等。重证，加熟川乌（另先煎1小时）、附子（另先煎1小时）、干姜、蜀椒等。痛剧四肢不温，舌下含服麝香保心丸以芳香化浊、理气温通开窍。

4. 阳气虚衰证 方用参附汤合右归饮。常用药：附子、党参、肉桂、补骨脂、熟地黄、山萸肉、仙灵脾、炙甘草等。

5. 心肾阴虚 方选左归饮加减。常用药：熟地黄、山茱萸、山药、枸杞子、菟丝子、鹿角霜、牛膝、龟甲胶。心悸气短明显，合用炙甘草汤加减。

（五）常用中成药

1. 速效救心丸 行气活血，祛瘀止痛，适用于气滞血瘀型的冠心病。

2. 复方丹参滴丸 活血化瘀，理气止痛，适用于气滞血瘀型的冠心病。

3. 复方血栓通胶囊 活血化瘀，益气养阴，适用于血瘀兼气阴两虚型的冠心病。

4. 通心络胶囊　益气活血，通络止痛，适用于气虚血瘀型的冠心病。

5. 保心片　滋补肝肾，活血化瘀，适用于肝肾不足、瘀血阻络的冠心病。

6. 生脉片　益气养阴，适用于气阴两虚型的冠心病。

7. 银杏叶分片　活血化瘀，通脉舒络，适用于治疗瘀血阻型的冠心病。

思考题：

1. 冠心病的病机特点是什么？
2. 冠心病传统功法康复处方原则是什么？

第三节　心　悸

一、概述

（一）定义

心悸是指心中悸动不安，甚则不能自主的一类病证，临床多呈阵发性，每因情绪波动或劳累过度而发，发作时常伴不寐、胸闷、气短，甚则眩晕、喘促、心痛、晕厥。病情较轻者为惊悸，病情严重者为怔忡。

（二）病因病机

本病的发生，既有体质、饮食劳倦或情志所伤因素，亦有因感受外邪或药物所伤引发。其虚证者，多因气血阴阳亏虚，引起阴阳失调、气血失和、心神失养；实证者常见痰浊、瘀血、水饮、邪毒，而致心脉不畅、心神不宁。

1. 感受外邪　正气内虚，感受温热邪毒，首先犯肺系之咽喉，邪毒侵心，耗气伤阴，气血失和，心神失养，发为心悸。正如叶桂所说："温邪上受，首先犯肺，逆传心包。"或感受风寒湿邪，痹阻血脉，日久内舍于心，心脉不畅，发为心悸，故《素问·痹论》云："脉痹不已，复感于邪，内舍于心。"

2. 情志所伤　思虑过度，劳伤心脾，心血暗耗，化源不足，心失所养，发为心悸；或怒伤肝，肝气郁结，久之气滞血瘀，心脉不畅，发为心悸；或气郁化火，炼液成痰，痰火上扰，心神不宁，发为心悸；素体心虚胆怯，暴受惊恐，致心失神、肾失志，心气逆乱，发为惊悸，日久则稍惊即悸，或无惊亦悸。正如《素问·举痛论》所云："惊则心无所倚，神无所归，虑无所定，故气乱矣。"

3. 饮食不节　嗜食肥甘厚味、煎炸炙煿之品，或嗜酒过度，皆可蕴热化火生痰，痰火扰心，心神不宁，发为心悸；或饮食不节，损伤脾胃，脾运呆滞，痰浊内生，心脉不畅，而发心悸。正如唐容川所云："心中有痰者，痰入心中，阻其心气，是以跳动不安。"

4. 体质虚弱　素体禀赋不足，阴阳失调，气血失和，心脉不畅，发为心悸；或素体脾胃虚弱，化源不足，或年老体衰，久病失养，劳欲过度，致气血阴阳亏虚，阴阳失调，气血失和，心失所养，发为心悸。

5. 药物所伤　用药不当，或药物毒性较剧，损及于心，而致心悸。

综上所述，心悸病因为外感与内伤，其病机或为气血阴阳亏虚、心失濡养；或邪毒、痰饮、瘀血阻滞心脉，心脉不畅，心神不宁。病机关键为阴阳失调，气血失和，心神失养。病位在心，与肺、脾、肝、肾密切相关。

本证以虚证居多，或因虚致实、虚实夹杂。虚者以气血亏虚、气阴两虚、心阳不振、心阳虚脱、心神不宁为常见；实者以邪毒侵心、痰火扰心、心血瘀阻、水饮凌心为常见。虚实可相互转化，如脾失健运，则痰浊内生；脾肾阳虚，则水饮内停；气虚，则血瘀；阴虚常兼火旺，或夹痰热；实者日久，可致正气亏耗；久病，则阴损及阳、阳损及阴，形成阴阳两虚等复杂证候。

（三）诊断与检查

1. 体格检查　全面体格检查，但重点是心血管系统。不少心血管疾病有全身性表现。例如，肺部啰音可见于左心衰竭的患者，肝肿大、腹水和下肢水肿常见于慢性右心功能不全和缩窄性心包炎患者。

2. 心电图

（1）常规心电图　12 导联常规心电图可诊断各种类型的心律失常。

（2）动态心电图　又称 Holter 监测，采用长时间（24 ～ 72 小时）连续记录心电图的方法，能获得比常规心电图更多的信息。在心律失常、心肌缺血的诊断及药物疗效评价方面，有较大价值。

（3）运动试验　是使受检者接受适量运动，观察其症状、心率、血压、心电图及其他指标变化情况，并据此辅助诊断心脏疾病或对预后做出判断的方法。目前常用平板和踏车运动试验。

3. 心电监护　心电监护（electrocardiogram，ECG）是临床常用的检测方式之一，通过心电监护，医生可以快速掌握患者的心率及心律情况，辅助诊断患者是否存在复杂性心律失常、心肌缺血、QT 间期变化等情况。

4. 影像学检查

（1）常规 X 线检查　可显示心脏、大血管及肺血管影像。通常采用正位、侧位或斜位投照，以评价心脏各房室的形态和大小。根据心脏、大血管形态、大小的改变，结合肺血管影像，可推断心脏病的病因或提供辅助诊断的资料。

（2）超声心动图　采用超声波技术，可显示心脏和血管的结构与运动，测量血流速度。

5. 血清心肌损伤标记物检测　心肌细胞损伤坏死时，心肌组织内的某些物质，如心肌酶或某些蛋白质将释放入血液循环，可通过常规临床实验室方法检测的这些物质称为血清心肌损伤标记物。

6. 炎性标记物　包括超敏 C- 反应蛋白（high-sensitivity c-reactive protein，CRP）、白介素（interleukin，IL）、肿瘤坏死因子 α（tumor necrosis factor α，TNFα）及细胞

黏附分子（cell adhesion molecules，CAM）等。

7. 脑利钠肽　脑利钠肽（brain natriuretic peptide，BNP）是一种由 32 个氨基酸组成的多肽。当心功能不全、心室壁受到过度牵张时，BNP 分泌增加。它具有利钠、利尿、扩张血管和抑制肾素 – 血管紧张素系统的作用。检测 BNP 用于心力衰竭的辅助诊断和鉴别诊断，以及心力衰竭、急性冠状动脉综合征、急性肺动脉栓塞患者病情危险程度的估计。

二、康复评定

（一）一般检测与评估

一般检查与评估的意义：筛查心血管危险因素和并发症；对患者进行初步的心功能 NYHA 分级和 CCS 分级；检查运动系统、神经系统等影响运动的因素；身体其他重要脏器的功能；了解患者日常活动水平和运动习惯。为下一步制定运动处方打下良好的基础。

1. 病史　首先应获得一份详细病史记录，包括心血管病史、相关并发症及治疗史，仔细审阅后决定患者是否适合参加心脏康复计划。需特别关注，有可能影响患者运动表现的疾病，包括特殊的心血管系统疾病、呼吸系统疾病、骨骼肌肉及神经系统疾病等。

2. 功能评估

（1）静态心脏功能评估（心电图、超声心动图）。

（2）静态的肺功能评估。

（3）一般性检查：测量身高、体重、腰围和臀围、血压、心率及血生化检查。

（4）生活质量评估。

（5）精神心理评估。

（6）药物及饮食的评估。

（7）个体化的其他相关评估，包括吸烟、酗酒、睡眠等情况。

（二）有氧运动能力评估——心肺运动试验

有氧运动能力是人体心肺功能的最直接的体现，也是心脏康复运动的基本运动方式和有效的运动手段，因此有氧运动能力的检测直接决定运动强度和康复效果。心肺运动试验是综合评价人体呼吸系统、心血管系统、血液系统、神经生理及骨骼肌系统对同一运动应激的整体反应；是测定人体在休息、运动及运动结束时的恢复期的每一次呼吸的氧摄取量（oxygen uptake，VO_2）、二氧化碳排出量（carbon dioxide output，VCO_2）和通气量（ventilation，VE）；是结合患者运动时出现的症状，全面客观把握患者的运动反应、心肺功能储备及功能受损程度的检测方法。

1. 心肺运动试验的禁忌证　心肺运动试验没有绝对的禁忌证。主动脉 / 大动脉夹壁瘤、大面积心肌梗死、新近发生或急剧加重且已经明确诊断的心绞痛患者可列为相对禁忌证。

2.心肺运动试验运动方案的制定　根据试验的条件和目的的不同，可有多种运动试验方案。

（1）6分钟步行试验　6分钟步行试验（6-minute walk test，6MWT）是让患者采用徒步运动方式，测试其在6分钟内能承受的最快速度行走的距离。此方法简单，不需特殊设备，容易被患者接受，适合于年老、虚弱及功能严重受限的慢性心力衰竭、肺动脉高压的患者，比经典的、更剧烈的运动试验能更好地反映患者的日常活动量。

（2）心电运动试验（以运动平板试验为例）　运动平板试验是一种心脏负荷试验，通过改变运动时的速度和坡度逐级增加运动负荷量，从而增加心肌的耗氧量，并对患者进行监护和心功能评定，有重要的临床价值。

目前，运动平板试验最常用的方案是Bruce方案。Bruce方案为变速变斜率运动，是目前最常用的方案。Bruce方案氧耗量值及做功递增量较大，多数运动3～4级可达到目标心率。但对心功能差或重症患者运动递增速度过快，患者不易耐受，也不易精确测定缺血阈值，对心功能较差的患者建议选择改良的Bruce方案。

（三）中医辨证评估

1.辨虚实　心悸证候特点多为虚实相兼，故当首辨虚实。虚当审脏腑气、血、阴、阳何者偏虚，实当辨痰、饮、瘀、毒何邪为主。其次，当分清虚实之程度，正虚程度与脏腑虚损情况有关，即一脏虚损者轻，多脏虚损者重。在邪实方面，单见一种夹杂者轻，多种合并夹杂者重。

2.辨脉象　脉搏的频率与节律异常为本病的常见征象，故尚需辨脉象。如脉率快速型心悸，可有一息六至之数脉、一息七至之疾脉、一息八至之极脉、一息九至之脱脉、一息十至以上之浮合脉。脉率过缓型心悸，可见一息四至之缓脉、一息三至之迟脉、一息二至之损脉、一息一至之败脉、两息一至之夺精脉。脉律不整型心悸，脉象可见数时一止，止无定数之促脉：缓时一止，止无定数之结脉：脉来更代，几至一止，止有定数之代脉，或见脉象乍疏乍数，忽强忽弱之雀啄脉。临床应结合病史、症状，推断脉症从舍。一般认为，阳盛则促，数为阳热。若脉虽数、促而沉细、微细，伴有面浮肢肿、动则气短形寒肢冷、舌质淡，为虚寒之象。阴盛则结，迟而无力为虚寒，脉迟、结、代者，一般多属阴类脉。其中，结脉表示气血凝滞，代脉常表示元气虚衰、脏气衰微。凡久病体虚而脉弦滑搏指者为逆，病情重笃而脉散乱模糊者为病危之象。

3.辨病与辨证相结合　对心悸的临床辨证应结合引起心悸原发疾病的诊断，以提高辨证准确性，如功能性心律失常所引起的心悸，常表现为心率快速型心悸，多属心虚胆怯，于活动后反而减轻：冠心病心悸，多为阴虚气滞、气虚气滞，或由气阴两虚、肝气郁结、久之痰瘀交阻而致；病毒性心肌炎引起的心悸，初起多为风温先犯肺卫，继之热毒逆犯于心，随后呈气阴两虚、瘀阻络脉证；风湿性心肌炎引起的心悸，多由风湿热邪杂至、合而为痹、痹阻心脉所致：病态窦房结综合征多由心阳不振、心搏无力所致：慢性肺源性心脏病所引起的心悸，则虚实兼夹为患，多心肾阳虚为本，水饮内停为标。

4. 辨惊悸与怔忡 两者均归属于心悸，区别在于病因不同，病情程度上又有轻重之分。惊悸发病，多与情志因素有关，可由骤遇惊恐、忧思恼怒、悲哀过极或过度紧张诱发，多为阵发性，实证居多，但也存在内虚因素，病来虽速，病情较轻，可自行缓解，不发时如常人。怔忡多由久病体虚、心脏受损所致，无精神因素亦可发生，常持续心悸，心中惕惕，不能自控，活动后加重。病来虽渐，病情较重，每属虚证，或虚中夹实，不发时亦可见脏腑虚损症状。惊悸日久不愈，亦可形成怔忡。

三、中医康复治疗方法

（一）传统功法康复处方

1. 康复处方原则

（1）功法的选择 根据引起心悸的原因不同，选择相应的功法。例如，由神经官能症引起的心悸，可以练习松静功。

（2）训练的强度 以心率、主观感觉疲劳程度评定表（ratings of perceived exertion，RPE）及出现限制活动的症状为观测指标。靶心率 = [（220 − 年龄）− 静态心率] × （60% ~ 85%）+ 静态心率，RPE 主观劳累程度不超过 11 ~ 13 分。

（3）训练时间 训练时间长短应与患者病情程度密切结合，包括热身训练、专项功能训练及放松的牵伸训练，实际运动时间为每次 30 分钟至 1 小时，中途可以暂停休息。

（4）训练的频率 每天 1 ~ 2 次，每周 5 ~ 7 天。

2. 辨证施功 心悸患者可以根据发病诱因选择功法，需要辨病与辨证相结合。由心源性疾病或甲亢引起的心悸、心慌及烦躁不安，可以选择五脏导引之心脏导引法。

3. 注意事项

（1）练功时意念要轻，不要用意执著、死守。

（2）排除杂念，全身放松，不用不适之体位。

（3）呼吸要自然，切忌刻意追求深长之呼吸。

（4）练功完后安静片刻而收功。

（二）针灸康复处方

1. 体针

（1）治则 养心安神，宁心定悸。

（2）处方 神门、内关、心俞、巨阙。

（3）方义 本证取心经原穴神门及心俞为主，配心之募穴巨阙，心包经络穴内关，四穴并用能调理心脏气血，有宁心安神之效。

（4）加减 心虚胆怯，加通里、丘墟宁心壮胆；心阳虚弱，加关元、足三里振奋心阳；阴虚火旺加，厥阴俞、肾俞、太溪益阴降火；水气凌心，加水分、关元、神阙、阴陵泉温阳化水；心血瘀阻，加膈俞活血化瘀；心脾两虚，加脾俞、胃俞、足三里以补益气血；兼有痰热，加丰隆、胆俞化痰清热。

（5）操作　取心的俞、募穴，以手少阴、厥阴经穴为主，补虚泻实。

2.耳针　取心、皮质下、交感、神门。毫针轻刺激，每天1次，或贴压王不留行籽，两耳交替。

3.温和灸　取心俞、内关、神门、巨阙，每天1～2次，每次灸10～15分钟。

（三）推拿康复处方

临床上推拿以治疗功能性心律失常为主，即由器质性病症引起的心悸，但只作为辅助治疗手段。医生要分清疾病的性质，找出发病原因。若是功能性的疾病，大多呈阵发性，经推拿治疗很快缓解，预后良好；若是由器质性病变所致的心悸，在推拿治疗的同时应积极配合药物治疗，以免贻误病情。

1.治疗原则　养心、安神、定悸是治疗心悸的基本原则。

2.取穴　风池、百会穴、心俞、肺俞、膈俞、中府、云门、内关、神门。

3.操作手法　一指禅推法、按揉法、摩法。

4.操作步骤

（1）头面部操作手法　推印堂、分推前额5～10遍。自上而下推桥弓，先推左侧，再推右侧，每侧约1分钟，然后按揉百会、风池2～3分钟。同时测脉搏，以脉搏90次/分以下为度。

（2）背部操作手法　患者仰卧位，术者揉心俞、肺俞、膈俞3分钟，摩中府、云门各1分钟。

（3）上肢部操作手法　按揉双内关、神门，拿双上肢，操作约6分钟。

（4）辨证加减　心胆虚怯，延长按揉神门时间，拿风池。用小鱼际沿胸骨正中分别向左右腋中线推运至两胁部3～5分钟，以心悸减轻为度。心血不足，按揉血海、足三里、脾俞、胃俞。点华佗夹脊穴5分钟。阴虚火旺，点肾俞、太冲、行间。揉太阳、耳门、听宫、听会。水饮凌心，加按揉章门，搓两胁。摩腹部约5分钟。阳气衰弱，摩小腹，按气海、关元、中级。揉八髎、肾俞、命门，点三阴交。

（四）中药康复处方

1.心虚胆怯　安神定志丸加减。方中龙齿镇惊宁神；茯神、菖蒲、远志安神定惊；人参补益心气；可加琥珀、磁石、朱砂镇静安神。兼见心阳不振，加附子、桂枝；兼心血不足，加熟地黄、阿胶；心悸气短，动则益甚，气虚明显时，加黄芪以增强益气之功；气虚自汗，加麻黄根、浮小麦、瘪桃干、乌梅；气虚夹瘀，加丹参、桃仁、红花；气虚夹湿，加泽泻、白术，重用茯苓；心气不敛，加五味子、酸枣仁、柏子仁以收敛心气、养心安神；心气郁结，心悸烦闷，精神抑郁，胸胁胀痛，加柴胡、郁金、合欢皮、绿萼梅、佛手。

2.心脾两虚　归脾汤加减。方中当归、龙眼肉补养心血；黄芪、人参、白术、炙甘草益气以生血；茯神、远志、酸枣仁宁心安神；木香行气，使补而不滞。气虚甚，重用人参、黄芪、白术、炙甘草，少佐肉桂，取少火生气之意；血虚甚，加熟地黄、白芍、阿胶。若心动悸脉结代，气短，神疲乏力，心烦失眠，五心烦热，自汗盗汗，胸闷，面色无华，舌质淡红少津，苔少或无，脉细数，为气阴两虚，治以益气养阴、养心安神，用炙甘草汤加减，本方益气补血、滋阴复脉；若兼肝气郁结，胸胁胀痛，泛酸，善太息，可改用逍遥散合左金丸为煎剂，治以补益气血、调达肝郁，佐金以平木。

3. 阴虚火旺 天王补心丹或朱砂安神丸加减。阴虚心火不亢盛，用天王补心丹。方中生地黄、玄参、麦冬、天冬养阴清热；当归、丹参补血养心；人参补益心气；朱砂、茯苓、远志、酸枣仁、柏子仁养心安神；五味子收敛心气；桔梗引药上行，以通心气。合而用之有滋阴清热、养心安神之功。汗多加山茱萸。若阴虚心火亢盛，用朱砂安神丸。方中朱砂重镇安神；当归、生地黄养血滋阴；黄连清心泻火。合而用之有滋阴清火、养心安神之功。因朱砂有毒，不可过剂。本证亦可选用黄连阿胶汤。若肾阴亏虚，虚火妄动，梦遗腰酸，此乃阴虚相火妄动，治以滋阴降火，方选知柏地黄丸加味，方中知母、黄柏清泻相火，六味地黄丸滋补肾阴，合而用之有滋阴降火之功。若兼肝郁，急躁易怒，胁肋胀痛，善太息，治以养阴疏肝，可在服用六味地黄丸的基础上，加枳壳、青皮，常可获效。

4. 心阳不振 桂枝甘草龙骨牡蛎汤加减。方中桂枝、炙甘草温补心阳；生龙齿、生牡蛎安神定悸。心阳不足，形寒肢冷，加黄芪、人参、附子；大汗出，重用人参、黄芪、浮小麦、山茱萸、麻黄根，或用独参汤煎服；兼见水饮内停，选加葶苈子、五加皮、大腹皮、车前子、泽泻、猪苓；夹有瘀血，加丹参、赤芍、桃仁、红花等；兼见阴伤，加麦冬、玉竹、五味子；若心阳不振，以心动过缓为著，酌加炙麻黄、补骨脂、附子，重用桂枝；若大汗淋漓，面青唇紫，肢冷脉微，气喘不能平卧，为亡阳征象，当急予独参汤或参附汤，送服黑锡丹，或参附注射液静脉注射或静脉点滴，以回阳救逆。

5. 水饮凌心 苓桂术甘汤加味。本方通阳利水，为"病痰饮者，当以温药和之"的代表方剂。方中茯苓淡渗利水，桂枝、炙甘草通阳化气，白术健脾祛湿。兼见纳呆食少，加谷芽、麦芽、神曲、山楂、鸡内金；恶心呕吐，加半夏、陈皮、生姜；尿少肢肿，加泽泻、猪苓、防己、葶苈子、大腹皮、车前子；兼见肺气不宣，水饮射肺，表现胸闷、咳喘，加杏仁、前胡、桔梗以宣肺，加葶苈子、五加皮、防己以泻肺利水；兼见瘀血，加当归、川芎、刘寄奴、泽兰叶、益母草；若肾阳虚衰，不能制水，水气凌心，症见心悸，咳喘，不能平卧，尿少浮肿，可用真武汤。

6. 心血瘀阻 桃仁红花煎加减。方中桃仁、红花、丹参、赤芍、川芎活血化瘀；延胡索、香附、青皮理气通络；生地黄、当归养血和血。合而用之有活血化瘀、理气通络之功。若因气滞而血瘀，酌加柴胡、枳壳、郁金；若因气虚而血瘀，去理气药，加黄芪、党参、白术；若因阳虚而血瘀，酌加附子、桂枝、生姜；夹痰浊，症见胸闷不舒，苔浊腻，酌加瓜蒌、半夏、胆南星；胸痛甚，酌加乳香、没药、蒲黄、五灵脂、三七等。瘀血心悸，亦可选丹参饮或血府逐瘀汤治疗。

7. 痰浊阻滞　导痰汤加减。方中半夏、陈皮、制南星、枳实理气化痰；茯苓健脾祛痰；远志、酸枣仁宁心安神。纳呆腹胀，兼脾虚，加党参、白术、谷芽、麦芽、鸡内金；心悸伴烦躁口苦，苔黄，脉滑数，系痰火上扰，心神不宁，可加黄芩、苦参、黄连、竹茹，制南星易胆南星，或用黄连温胆汤；痰火伤津，大便秘结，加大黄、瓜蒌；痰火伤阴，口干盗汗，舌质红，少津，加麦冬、天冬、沙参、玉竹、石斛；烦躁不安，惊悸不宁，加生龙骨、生牡蛎、珍珠母、石决明以重镇安神。

8. 邪毒侵心　银翘散加减。方中金银花、连翘辛凉解表，清热解毒；薄荷、荆芥、豆豉疏风解表，透热外出；桔梗、牛蒡子、甘草宣肺止咳，利咽消肿；淡竹叶、芦根甘凉清热，生津止渴。合而用之有辛凉解表、清热解毒之功。若热毒甚，症见高热，咽喉肿痛，加板蓝根、大青叶、野菊花、紫花地丁等清热解毒之品；胸闷，胸痛，加牡丹皮、赤芍、丹参等活血化瘀之品；口干口渴甚，加生地黄、玄参；若热盛耗气伤阴，症见神疲，气短，脉细数，或结代，合生脉散益气养阴，敛心气。若感受湿热之邪，湿热侵心，症见心悸气短，胸闷胸痛，腹泻，腹痛，恶心呕吐，腹胀纳呆，舌质红，苔黄腻，治以清热祛湿、芳香化浊，方选甘露消毒丹或葛根芩连汤加减。

（五）情志康复处方

情志，即人的情绪变化。情志过激会损害脏腑，引起气血逆乱，与心律失常之发作有密切关系，情感的变化可使神经、内分泌功能失调，可使冠脉流量失常、心电活动不稳定，进而产生严重心率紊乱，甚至室颤。因此，心脏病患者要培养健康的心理状态，保持愉快而平衡的积极情绪，锻炼自我调节能力，用意志控制感情，避免情绪剧变。

思考题：

1. 临床上常见的可能引起心悸的因素有哪些？
2. 如何评估心悸患者的有氧运动能力？
3. 常用的针对心悸患者的推拿穴位有哪些？

第四节　心绞痛

一、概述

（一）定义

临床常见的心绞痛有稳定型心绞痛和急性冠状动脉综合征引起的心绞痛，前者比较常见。稳定型心绞痛（stable angina pectoris，SAP）也称劳力性心绞痛，是在冠状动脉固定性严重狭窄的基础上，由于心肌负荷的增加引起心肌急剧、暂时的缺血缺氧的临床综合征。其临床表现特点为发作性的前胸压榨性疼痛或憋闷感觉，主要位于胸骨后部，可放射至心前区和左上肢尺侧，常发生于劳力或情绪激动时，持续数分钟，休息或用硝酸酯制剂后疼痛消失。疼痛发作的程度、频率、性质及诱发因素在数周至数月内无明显变化。

急性冠状动脉综合征引起的心绞痛包括不稳定型心绞痛（unstable angina，UA）和非 ST 段抬高型心肌梗死（non-ST segment elevation myocardial infarction，NSTEMI），是由于动脉粥样斑块破裂或糜烂，伴有不同程度的表面血栓形成、血管痉挛及远端血管栓塞所导致的一组临床症状，合称为非 ST 段抬高型急性冠脉综合征（non-ST segment elevation acute coronary syndrome，NSTEACS）。两者的病因和临床表现相似，但程度不同，主要不同表现在缺血严重程度及是否导致心肌损害。

（二）病因病机

心绞痛的发生，主要由于气滞血瘀或痰浊内阻，以致心脉痹塞，络道不利而引起。但其形成，则与多种因素导致人体心、脾、肝、肾等脏的气血阴阳失调有关。

1. 七情内伤　长期情志波动，心肝气机郁结，气行迟缓不畅，则血流瘀滞；气郁日久则化火，火热炼津而为痰。气滞血瘀或痰浊内阻，均可使脉道不利，痹阻心阳，滞塞经脉而出现心痛。

2. 肾气不足　年老肾衰，或年虽未老而肾气已亏。肾阳虚衰，不能鼓舞他脏的阳气蒸腾上达，以致胸阳失宣，而生心痛；肾阴虚亏，不能滋养滋润他脏之阴，阴亏则火旺，火热灼津为痰，痰热上犯于心，心脉瘀阻，不通则痛。

3. 饮食失节　嗜食膏粱厚味，或经常饱餐过度，损伤脾胃，不能运化水谷精微，痰湿内生，久则痰浊上犯心胸，以致胸阳阻闭，而生心痛。

此外，如因久坐、久卧，缺少体力活动，或素体肥胖，痰湿内盛，痰气互结，也能使气机不畅，气血流行受阻，而成本病。心痛常因劳累、受寒和情绪激动而诱发。

（三）诊断与检查

1. 实验室检查　血糖、血脂检查可了解冠心病心绞痛危险因素；胸痛明显者需查血清心肌损伤标志物，包括心肌肌钙蛋白 I 或 T（CTNI，CTNT）、肌酸激酶（CK）及同工酶（CK-MB）；查血常规注意有无贫血；必要时检查甲状腺功能。

2. 心电图检查

（1）静息时　约半数患者在正常范围，也可能有陈旧性心肌梗死的改变或非特异性 ST 段和 T 波异常，有时出现房室或束支传导阻滞或室性、房性期前收缩等心律失常。

（2）心绞痛发作时　绝大多数患者可出现暂时性心肌缺血引起的 ST 段移位。

（3）心电图负荷试验　最常用的是运动负荷试验，增加心脏负荷以激发心肌缺血。运动方式主要为分级活动平板或踏车，其运动强度可逐步分期升级，前者较为常用，让受检查者迎着转动的平板就地踏步。以达到按年龄预计可达到的最大心率或亚极量心率（85% ～ 90% 的最大心率）为负荷目标，前者称为极量运动试验，后者称为亚极量运动试验。运动中应持续监测心电图改变，运动前、运动中每当运动负荷量增加一次均应记录一次心电图，运动终止后即刻及此后每 2 分钟均应重复心电图记录直至心率恢复至运动前水平。心电图记录时应同步测定血压。运动中出现典型心绞痛，心电图改变主要以ST 段水平型或下斜型压低＞ 0.1mV（J 点后 60 ～ 80 毫秒）持续 2 分钟为运动试验阳性标准。运动中出现心绞痛、步态不稳、室性心动过速（接连 3 个以上室性期前收缩）或血压下降时，应立即停止运动。

（4）心电图连续动态监测 Holter 检查　可连续记录并自动分析 24 小时（或更长时间）的心电图，可发现心电图 ST 段、T 波改变（ST-T）和各种心律失常，将出现异常心电图表现的时间与患者的活动、症状相对照。胸痛发作时的缺血性 ST-T 改变有助于心绞痛的诊断，也可检出无痛性心肌缺血。

3. 放射性核素检查

（1）核素心肌显像及负荷试验　^{201}TI（铊）随冠状动脉血流很快被正常心肌细胞所摄取，静息时铊显像所示灌注缺损主要见于心肌梗死后瘢痕部位。在冠状动脉供血不足时，明显的灌注缺损仅见于运动后心肌缺血区。不能运动的患者可做药物负荷试验（包括双嘧达莫、或多巴酚丁胺），诱发缺血可取得与运动试验相似的效果。

（2）放射性核素心腔造影　应用 ^{99}mTc（锝）进行体内红细胞标记，可得到心腔内血池显影。通过对心动周期中不同时相的显影图像分析，可测定左心室射血分数及显示心肌缺血区室壁局部运动障碍。

（3）正电子发射断层心肌显像　利用发射正电子的核素示踪剂如 ^{18}F、^{11}C、^{13}N 等进行心肌显像。除可判断心肌的血流灌注情况外，尚可了解心肌的代谢情况。通过对心肌血流灌注和代谢显像匹配分析，可准确评估心肌的活力。

4. 多层螺旋 CT 冠状动脉成像　进行冠状动脉二维或三维重建，用于判断冠脉管腔狭窄程度和管壁钙化情况，对判断管壁内斑块分布范围和性质也有一定意义。

5. 超声心动图　大多数稳定型心绞痛患者静息时超声心动图检查无异常，有陈旧性心肌梗死者或严重心肌缺血者，通过二维超声心动图可探测到坏死区或缺血区心室壁的运动异常，运动或药物负荷超声心动图检查可以评价心肌灌注和存活性。超声心动图可测定左心室功能，射血分数降低者预后差。

6. 冠脉造影　选择性冠脉造影是用特殊形状的心导管经股动脉、桡动脉或肱动脉送到主动脉根部，分别插入左、右冠状动脉口，注入少量含碘对比剂，在不同的投射方位下摄影可使左、右冠状动脉及其主要分支得到清楚的显影，可发现狭窄性病变的部位并估计其程度。

二、康复评定

（一）心绞痛严重程度分级

临床常用的心绞痛严重度分级：Ⅰ级：一般体力活动（如步行和登楼）不受限，仅在强、快或持续用力时发生心绞痛。Ⅱ级：一般体力活动轻度受限。快步、饭后、寒冷或刮风中、精神应激或醒后数小时内发作心绞痛，一般情况下平地步行 200m 以上或登楼一层以上受限。Ⅲ级：一般体力活动明显受限，一般情况下平地步行 200m 内，或登楼一层引起心绞痛。Ⅳ级：轻微活动或休息时即可发生心绞痛。

（二）心绞痛康复评估的主要指标

1. 运动试验 利用运动增加心脏负荷的原理，采取不同形式的运动，观察运动前后心电图变化，以及心肌缺血和运动耐力的一种试验方法。标准运动试验按测试的仪器分为心电图、超声心动图及气体代谢运动试验；按运动器械不同分为活动平板、功率自行车及上肢功率计试验。

2. 代谢当量 代谢当量（metablic equivalent，MET）是以安静、坐位时的能量消耗为基础，表达各种活动时相对能量代谢水平的常用指标。1MET 相当于绝对安静状态下每千克体重每小时消耗 1kcal 热量 [1MET=1kcal/（kg·h），1kcal=4.184kJ]，相当于每千克体重每分钟耗氧 3.5mL [1MET=VO，3.5mL/（kg·min]。如果无设备条件完成运动负荷试验，可酌情使用代谢当量活动问卷等替代方法。判断体力活动能力和预后关键的最高代谢当量值如下。

＜5METs：65 岁以下的患者预后不良。

5METs：日常生活受限，相当于急性心肌梗死恢复期的功能储备。

10METs：正常健康水平，药物治疗预后与其他手术或介入治疗效果相当。

13METs：即使运动试验异常，预后仍然良好。

18METs：有氧运动员水平。

22METs：高水平运动员。

3. 自感劳累分级（rating of perceived exertion，RPE） 由运动员根据自我感觉确定级别，其级别可用作运动强度的指标，见表 5-4。

表 5-4 自觉用力程度分级（RPE）

PRE	主观运动感觉特征	相应心率（次/分）
6	（安静）	60
7	非常轻松	70
8		80
9	很轻松	90
10		100
11	轻松	110
12		120
13	稍费力（稍累）	130
14		140
15	费力（累）	150
16		160
17	很费力（累）	170

PRE	主观运动感觉特征	相应心率（次／分）
18		180
19	非常费力（非常累）	190

4. 6 分钟步行试验　这是一项简单易行、安全、方便的试验，用以评定慢性心力衰竭患者运动耐力的方法。本试验除用以评价心脏的储备功能外，还常用以评价心力衰竭治疗的疗效。要求患者在平直走廊里尽可能快地行走，测定 6 分钟的步行距离，若 6 分钟步行距离：①＜ 150m 为重度心功能不全。② 150 ～ 425m 为中度心功能不全。③ 426 ～ 550m 为轻度心功能不全。④＞ 550m 为心功能正常。

5. 生活质量评估　应用中国心血管病患者生活质量评定问卷进行评估。其内容包括 6 项 24 个问题：①体力：体力状况（分 4 档）、参加康复运动状况。②病情：即心绞痛、心悸、呼吸困难、疾病对生活的影响、对疾病的认识和生死观。③医疗状况：包括对治疗的满意度、对经常接触的医务人员满意度。④一般生活：饮食、失眠、自觉健康、性生活、娱乐活动。⑤社会、心理状况：忧郁、焦虑、记忆力、智力、生活信心、亲人关系。⑥工作状况：工作能力、工作人际关系。

6. 职业评估　评估患者出院后能否回归工作、适合做多大强度的工作等。为了判断职业的体力，能量消耗的需要可参考各种公布的职业能量消耗。职业评估最常应用的形式是分级运动试验。

7. 心理评估　工作回归前要评价的心理状况包括智力、解决问题能力、性格、情绪、复工的动力、工作人际关系、对工作负荷的自我感受及心理调节能力。

（三）心绞痛康复危险程度分层

一旦对患者决定进行康复治疗，要对患者在康复过程中再次发生严重心血管事件的危险程度进行评估与危险分层，为判定患者的预后、指导康复运动提供依据。中国康复医学会心血管病专业委员会提出的关于心脏康复的冠心病心绞痛患者危险分层法。

1. 低危（每一项都存在时）

（1）运动或恢复期无症状，包括无心绞痛的症状或心电图心肌缺血的表现。

（2）无休息或运动引起的严重复杂心律失常。

（3）急性心肌梗死（acute myocardium infarction，AMI）、经皮冠脉介入治疗（percutaneous coronary intervention，PCI）、冠脉搭桥术（coronary artery bypass grafting，CABG）术后无并发症。

（4）运动或恢复期血流动力学正常，或冠状动脉旁路移。

（5）心肌肌钙蛋白在正常范围。

（6）心脏功能储备 ≥ 7METs。

（7）左室功能正常，左心室射血分数（left ventricular ejection fraction，LVEF）≥ 50%。

（8）无严重心理障碍（抑郁、焦虑等）。

2. 中危（不符合典型高危或低危者）

（1）中度运动（5～6.9METs）或恢复期出现包括心绞痛症状或心电图 ST 段呈水平型或下斜型压低≥2mm。

（2）冠状动脉核素心肌灌注显像异常为可逆性的，有不稳定性心绞痛发作。

（3）心脏功能储备 5～7METs。

（4）左室功能轻、中度受损（LVEF 40%～49%）。

（5）无严重室性心律失常。

3. 高危（存在任何一项时）

（1）低水平运动（< 5METs）或恢复期出现心绞痛的症状或心电图缺血性改变。

（2）休息或运动时出现严重复杂心律失常。

（3）急性心肌梗死（AMI）、经皮冠状动脉介入治疗（PCI）或冠状动脉旁路移植术（CABG）后并发心源性休克或心力衰竭。

（4）猝死或心脏骤停的恢复者。

（5）运动时血流动力学异常（特别是运动负荷增加时收缩压不升或下降，或心率不升）。

（6）心脏功能储备< 5METs。

（7）休息时 LVEF < 40%。

（8）心肌肌钙蛋白升高。

（9）上述任何一项伴严重心理障碍（抑郁或焦虑）（注：低危患者可以在无监护条件下锻炼，而中、高危患者须延迟运动或在医学监护下进行锻炼）。

（四）运动心电图

运动心电图是指在一定运动负荷下所获取的心电图，对所记录的心电图进行分析和参数测定并对受试者心脏功能状态和心肌缺血做出判断，是心电图负荷试验中最常用的一种方法。首先对于临床已确诊的冠心病心绞痛患者，运动心电图已成为筛选高危患者的最常用方法；其次，运动心电图也广泛地应用于心脏病内外科疗法疗效的评价，是一种较可靠的指标方法。

1. 运动试验的分类　运动心电图分为极量运动试验、次极量运动试验和症状限制性运动试验。三种运动试验应根据患者的能力水平选择进行。

2. 运动试验的方法　平板运动试验是目前应用最广泛的运动负荷试验方法。让受试者在活动的平板上走动，根据所选择的运动方案，仪器自动分级依次递增平板速度及坡度以调节负荷量，直至心率达到亚极量水平，分析运动前、中、后的心电图变化以判断结果。

3. 运动试验的方案　平板运动方案有多种，应据患者体力及测试目的而定。健康个体多采用标准 Bruce 方案，见表 5-5。老年人和冠心病心绞痛患者可采用改良 Bruce 方案，见表 5-6。连续心电图监护，每隔 3 分钟增加一级功率，记录一次心电图，测血压直到达到预期设定的运动终点。达到最大耗氧量的最佳运动时间为 8～12 分钟。

表 5-5　标准 BURCE 方案

级别	时间（min）	速度（km/h）	坡度（°）
1	3	2.7	10
2	3	4.0	12
3	3	5.4	14
4	3	6.7	16
5	3	8.0	18
6	3	8.8	20
7	3	9.6	22

表 5-6　改良 BRUCE 方案

级别	时间（min）	速度（km/h）	坡度（°）
1	3	2.7	0
2	3	2.7	5
3	3	2.7	10
4	3	4.0	12
5	3	5.4	14
6	3	6.7	16
7	3	8.0	18

（五）心肺功能运动试验

心肺功能运动试验（cardiopulmonary exercise testing，CPET）是指人体呼吸系统、心血管系统、血液系统、神经生理及骨骼肌系统对同一运动应激的整体反应，通过测定人体在休息、运动及运动结束时恢复期每一次呼吸的摄氧量是综合评价人体氧摄取量（VO_2）、二氧化碳排出量（VCO_2）和通气量（VE），以及心率、血压、心电图发现和患者运动时出现的症状，全面客观地把握患者的运动反应、心肺功能储备和功能受损程度的检测方法，是实施心脏康复的客观综合性指标。

（六）心绞痛危险因素评估

美国心肺康复学会提出了二级预防需要性分层表，在对个体的危险因素进行评估后，针对个体进行危险因素矫正，以减缓甚至逆转动脉粥样硬化病变的进行，主要评估饮食、血脂、血压、血糖、体重、运动等因素。

（七）生存质量评估

生存质量（quality of life，QOL）或称生活质量，是指个人对生存状态的体验，反映病、伤、残者维持自身躯体、精神及社会活动状态的能力和素质。评估生存质量的目的是了解康复患者的疾患程度，确定预后，以制订康复方案和评定治疗效果。生存质量评估的常用量表有世界卫生组织（WHO）生存质量测定量表、健康SF-36量表、健康生存质量表。

（八）职业评估

职业评估包括智力、解决问题能力、性格、情绪、复工的动力、工作人际关系、对工作负荷的自我感受及心理调节能力。在检测工作心理负荷（包括心理测验）时可监测心电图、心率、血压等心血管反应，判断工作心理负荷对心脏的影响，也可在工作锻炼（试用）测定工作心理负荷的影响，还应根据个体心脏功能状态，评估其能胜任工作级别，包括繁重工作、中度工作和轻度工作。

（九）中医辨证评估

胸痹心痛是以胸部闷痛不适，甚则胸痛彻背、短气、喘息不得卧为主症的一种病证。轻者仅感胸闷不适，呼吸欠畅；重者则有胸痛，严重者则心痛彻背、背痛彻心、持续不解、面色苍白、大汗淋漓。

1.辨病情轻重 胸痹心痛多是慢性病变，往往反复发生，但若发作已成规律，病症特点、诱因等稳定不变者多属轻症，而首次发生或病症特点和诱因较以往有明显变化者则属重症：疼痛程度较轻、持续时间短暂、休息可缓解者多为轻症。疼痛程度较重，甚则胸痛彻背、背痛彻心，持续不解者多为重症；症状发作时伴汗出肢冷、气不得续、唇甲青紫，甚则晕厥者，多属危重。

2.辨标本虚实 胸痹心痛乃本虚标实之证，发作期多以标实为主或虚实夹杂，缓解期多以虚为主。标实当分气滞、寒凝、血瘀、痰浊之异，本虚应别气血阴阳亏虚不同，临证可根据疼痛特点和相关伴随之症加以辨别。标实中，气滞者多闷重而痛轻，容易走窜，情志变化诱发或加重，或兼胸胁胀满；寒凝者多绞痛难忍，尤其是感寒或寒冷季节容易发生或加重，同时伴有面色苍白、四肢较冷；血瘀者多呈刺痛，固定不移，夜间多发；痰浊者多窒闷而痛，同时伴有气短喘促、肢体困重。本虚中，气虚者多气短乏力，少气懒言，心悸，舌质淡胖或有齿痕，脉濡，或沉细，或结代；阳虚者则现畏寒肢冷，精神倦怠，自汗，面白，舌质淡或胖，脉沉细或沉迟；血虚者则有心悸怔忡，失眠多梦，面色淡而无华，脉细或涩；阴虚者则现心烦，口干，盗汗，舌质红，少苔，脉细数或促。

3.真心痛 真心痛乃胸痹心痛之危候，其诊治及预后与胸痹心痛有较大区别。凡疼痛剧烈，持续不解，伴大汗、肢冷、面白、唇紫、手足青至节、脉微或结代者，多属真心痛。

三、中医康复治疗方法

(一) 传统功法康复处方

冠心病心绞痛是中老年人的常见病，至今没有什么特效药物可以治愈冠心病心绞痛，因此对于冠心病心绞痛患者来说，应以改善症状、提高生活质量为主。康复运动治疗是目前国际上提倡的有效调养冠心病心绞痛的方法之一。通过积极主动的身体、心理、行为及社会活动的训练，帮助患者缓解症状，改善心血管功能，提升生活质量。中国传统保健功法简便易行、切实有效，非常适合冠心病心绞痛患者的心脏功能康复需求。

1. 康复处方原则

（1）运动方式　心绞痛患者运动应以有氧运动为主，中国传统功法属有氧运动方式。心绞痛患者可以选择太极拳、八段锦、易筋经、组合功法等进行锻炼。

（2）运动量　选择合适的运动量锻炼，是一个对冠心病心绞痛患者至关重要的问题。运动量过小只能起安慰的作用，不能达到增加侧支循环、增强心功能的目的；运动量过大又会引起冠心病心绞痛、心肌梗死，甚至心力衰竭的发作。冠心病心绞痛患者可以根据自我感觉来判断运动量的大小，或者采用运动过程中和运动刚结束时，每分钟的心跳或脉搏的次数判断运动量。一般运动时心率不要超过最大心率的 80%，运动后脉搏不应超过 110 次 / 分。

（3）运动强度　运动强度是确保达到运动效果又不致引发危险的重要指标。运动强度可分为低强度、中等强度和较大强度三级。在运动中常以心率作为衡量运动强度最实际的指标。通常来说，冠心病心绞痛患者从事低至中等强度的运动就能达到锻炼目的。

（4）运动频率　每周运动 3 ～ 5 次就能达到锻炼目的。运动时间每次运动 30 ～ 40分钟，包括准备活动 5 ～ 10 分钟、正式运动 15 ～ 20 分钟及结束活动 5 ～ 10 分钟。

（5）运动心率　通常来说，运动后收缩压轻度增高，收缩压增高不超过 20mmHg、心率增快不超过 20 次 / 分属于正常反应。但若在活动中出现心绞痛、心律失常、头晕、恶心、面色苍白、失眠等不适反应时，表明这次运动过量，应暂停运动。

2. 辨证施功

（1）心绞痛患者练习首先要辨病情轻重，严重的应立即采取相应的急救措施，轻的可以选择适当的健身功法锻炼心脏功能。

（2）辨别标本虚实，发作期多以标实为主或虚实夹杂，缓解期多以虚为主。标实当分气滞、寒凝、血瘀、痰浊之异，本虚应区别气血阴阳亏虚不同。标实中，气滞者多闷重而痛轻，容易走窜，情志变化诱发或加重，或兼胸胁胀满；寒凝者多绞痛难忍，尤其是感寒或寒冷季节容易发生或加重，同时伴有面色苍白、四肢较冷；血瘀者多呈刺痛，固定不移，夜间多发；痰浊者多窒闷而痛，同时伴有气短喘促、肢体困重。患者可选择具有安定神志的功法，如太极拳、内养功、意守功、静功及呼吸吐纳等方法。本虚中，气虚者多气短乏力，少气懒言，心悸，舌质淡胖或有齿痕，脉濡，或沉细，或结代；阳虚者则畏寒肢冷，精神倦怠，自汗，面白，舌质淡或胖，脉沉细或沉迟；血虚者则心悸怔忡，失眠多梦，面色淡而无华，脉细或涩；阴虚者则现心烦，口干，盗汗，舌质红，少苔，脉细数或促。患者可以选择具有调补阴阳、调整脏腑功能、强筋壮骨作用的易筋经。

3. 注意事项

（1）患者应根据自己的年龄、病情、体力情况、个人爱好及锻炼基础来选择适当的传统运动项目，既能达到训练效果，又容易坚持。

（2）注意周围环境因素对运动的影响。寒冷和炎热天气要相对降低运动量和运动强度；穿着宽松、舒适、透气的衣服和鞋袜进行运动。

（3）患者要根据个人能力，定期检查和修正运动方案，避免过度运动。

（4）警惕症状。运动时如发现下列症状，应停止运动，及时就医，包括上身不适（胸、臂、颈或下颌酸痛、胀痛，或有烧灼感、紧缩感）、无力、气短、骨关节不适（关节痛或背痛）。应随身携带硝酸甘油等急救药品，出现心绞痛等症状时可及时服用。

（5）严重的冠心病心绞痛患者应选择较为缓和的运动方式，运动强度宜小。进度要相对慢些。每次活动持续时间宜短，可在一日内分几次活动。若患者因病情需要使用了抗凝血的药物，在运动中更应该小心，避免磕碰伤，以防出血。

（6）锻炼必须持之以恒。

（二）针灸康复处方

1. 体针

（1）治法 理气宽胸，通络止痛。以俞穴、募穴为主。

（2）主穴 内关、心俞、厥阴俞、巨阙、膻中、通里。

（3）方义 心俞为心的背俞穴，配心包募穴膻中可行气活血，宽胸理气，属于"前后配穴""俞募配穴"，也是"偶刺"的具体运用；厥阴俞可振奋心阳而散寒邪，配心募巨阙穴可疏调心气以通络止痛；内关、通里分别为心经、心包经的络穴，可调和心脉之气血，宽胸宁神而通络止痛。

（4）配穴 心血瘀阻，加膈俞、血海；痰浊壅塞，加丰隆、太渊；阴寒凝滞，加关元、命门。

（5）操作 毫针刺，平补平泻法；阳虚阴寒内盛，加用灸法。背部穴位应当注意针刺的角度、方向和深浅。

2. 耳针 选心、交感、神门、皮质下、肝、脾、肾。每次取 3～5 穴，毫针中强刺激，留针中捻针 2～3 次，每日 1 次。亦可用揿针埋藏或用王不留行籽贴压。

3. 温针 温针，针刺后以艾绒裹于针尾，点燃加温，温针灸疗法在针刺的同时，借助了艾灸的力量，将燃烧获得的温热刺激通过针刺传送到患者的相应穴位处。选取心俞、膻中、内关、厥阴俞为主穴，根据不同的证型配穴治疗，如痰浊壅塞取丰隆、阴陵泉；心肾阴虚取肾俞、巨阙、关元和太溪。具体操作：首先对俯卧位下的患者常规消毒，针刺取穴，施以适当手法得气后，在心俞、厥阴俞上施以温针灸，共施 3 炷，留针 30 分钟。然后患者变换体位，取仰卧位。针刺后在膻中和内关两穴上取艾条（1cm 左右）施灸。

4. 电针 电针疗法是应用毫针刺入人体一定部位后，再在针上通以电流的治疗方法。根据治疗的要求，可以适当地控制刺激的强度、频率等。取患者双侧内关、列缺、云门穴，即疏波取 5～6Hz、密波取 25～30Hz，强度 2.34～6.24mA，治疗 20～30 分钟

5. 穴位注射 取穴足三里，局部皮肤消毒后，使用 10mL 一次性无菌注射器，直刺入穴位得气后由深至浅分层注射黄芪注射液，2 个月为 1 个疗程。

6. 埋针 在冠心病心绞痛患者的双侧内关、足三里、关元穴埋针，每次留针 24 小时。每周治疗 3 次，4 周为 1 个疗程。

（三）推拿康复处方

1. 主要手法 震颤法、一指禅推法、按法、揉法、擦法、弹拨法等。

2. 处方 任脉、督脉、足太阳经、手少阴经、手太阳经、手厥阴经等经络的部分穴位。

3. 取穴 下脘、建里、上脘、气海、章门、膻中。

4. 操作

（1）令患者仰卧位，先用一指禅推法依次推下脘、建里、上脘、气海、章门、膻中，后用按揉法施于上穴，力量稍重，以患者能忍受为限。再于心前区接触患者体表行平掌式震颤法，同时顺时针方向转动。然后顺手太阳经自左肩至左小指弹拨，放松上肢肌肉，弹拨时力量稍重且反复 3～5 次。最后用较快速的擦法施于左前胸部，按揉内关，力量亦稍重。

（2）患者取坐位，先依次按揉大椎、两肩井、大杼、肺俞、厥阴俞、心俞、肝俞、肾俞、天宗、小海、神门、后溪，力量由轻至重，尤以肺俞、心俞、肝俞、肾俞为主，每穴应超过 3 分钟。然后直擦督脉，再横擦左肩胛内侧，以透热为度。再于左肩胛部行平掌式震颤法，同时顺时针方向转动。最后用较重手法顺手太阳经自肩至腕部弹拨之，以放松左上肢肌肉，反复 3 次后抖臂结束。以上治疗每日 1 次，12 次为 1 个疗程，休息 3 天后再行下 1 个疗程，共治 2 个疗程。

（四）中药康复处方

1. 心血瘀阻 活血化瘀，通脉止痛。血府逐瘀汤加减。方中当归、赤芍、川芎、桃仁、红花等均为活血祛瘀之品；牛膝引血下行，柴胡疏肝解郁，升达清阳，桔梗开宣肺气，又合枳壳则一升一降，开胸行气，调整气机，取气行则血行之意；生地黄凉血清热，合当归又能养阴润燥，使瘀去而不伤阴血。若出现苔白腻，为痰瘀互结，宜加涤痰汤等化瘀涤痰；若出现苔黄腻，为痰瘀热互结，宜加温胆汤或小陷胸汤化裁治疗。

2. 痰浊内阻　通阳泄浊，豁痰开结。瓜蒌薤白半夏汤加减。方中瓜蒌宽胸散结化痰；薤白辛温通阳，散结，豁痰下气；半夏化痰降逆。本方为治痰浊内阻心胸的代表方剂。若痰浊重，舌质淡，苔白腻，脉滑，宜加重健脾化痰之力，可合用二陈汤；若痰瘀互结，舌紫暗，苔白腻，宜加入活血化瘀之品，如桃仁、红花、川芎、丹参、郁金等；若痰热互结，舌质红，苔黄腻，脉滑数，可合用黄连温胆汤以清化痰热。

3. 阴寒凝滞　辛温通阳，开痹散寒。瓜蒌薤白白酒汤加减。方中桂枝、附子、薤白辛温通阳，开痹散寒；瓜蒌、枳实化痰散结，宣痹降逆；丹参活血通络；檀香温中宽胸止痛。若心痛彻背，背痛彻心，时发绞痛，身寒肢冷，喘息不得卧，此为阴寒极盛、心痛之重证，宜用乌头赤石脂丸改汤剂送服苏合香丸，宣痹通阳，芳香温通以止痛。方中蜀椒、干姜温中散寒，附子、乌头治心痛厥逆，赤石脂入心经而固涩心之阳气、温涩调中。

4. 气阴两虚　益气养阴，活血通络。生脉散合人参养荣汤加减。方中人参、黄芪、白术、茯苓、甘草健脾益气，以助生化之源；地黄、麦冬、当归、白芍滋阴养血；远志、五味子养心安神。偏于气虚，可用生脉散合保元汤，加强健脾益气之功，治以补养心气、鼓动心脉；偏于阴虚，可用生脉散合炙甘草汤，治以滋阴养血、益气复脉而止痛；兼有瘀，生脉散合丹参饮，治以益气养阴、活血通络止痛；痰热互结，生脉散合温胆汤，治以益气养阴、清化痰热而止痛。

5. 心肾阴虚　滋阴益肾，养心安神。六味地黄丸加减。方中熟地黄、山茱萸、枸杞子以滋肝肾之阴；茯苓、山药、甘草健脾以助生化之源。汗多，重用山茱萸，加强收涩止汗之力；心悸心烦不寐，可加麦冬、五味子、酸枣仁、夜交藤以养心安神；若胸闷且痛，可加当归、丹参、郁金以养血通络止痛；若肝肾阴虚，肝气郁结，宜合用柴胡疏肝散以滋肾疏肝。

6. 心肾阳虚　益气温阳，通络止痛。参附汤合金匮肾气丸加减。金匮肾气丸中肉桂易桂枝。方中人参大补元气；附子、桂枝温壮心肾之阳；熟地黄、山茱萸补益肾精，即所谓"善补阳者，必于阴中求阳"之意。若胸痛掣背，四肢厥冷，唇色暗，脉微欲绝，可重用红参、附子，并加用龙骨、牡蛎以回阳的同时送服冠心苏合丸，芳香温通止痛；若心肾阳虚重证，水饮凌心射肺，可用真武汤加桂枝、防己、车前子以温阳利水。

思考题：

1. 心绞痛患者传统功法处方设计的原则是什么？
2. 心绞痛患者康复评估的主要指标包括什么？
3. 阴寒凝滞型心绞痛的中药康复处方是什么？如何随证加减？

第六章 呼吸系统疾病及功能障碍的中医康复治疗 ▷▷▷▷

第一节 慢性阻塞性肺疾病

一、概述

(一) 定义

慢性阻塞性肺疾病（chronic obstructive pulmonary disease，COPD），以下简称慢阻肺，是一种以持续存在的气流受限为特征的肺部疾病，气流受限不完全可逆，呈进行性发展，主要累及肺部，也可引起肺外各器官的损害。慢阻肺是多种环境因素与机体自身因素长期互相作用的结果。其最主要病因是吸烟、接触职业粉尘和化学物质、环境因素、感染因素、蛋白酶－抗蛋白酶失衡、氧化应激、自主神经失调、营养不良、气温变化等均与慢阻肺发病有关。

(二) 病因病机

慢阻肺属于中医学"肺胀"的范畴。中医学认为，肺胀的病因为六淫之邪侵袭，七情所伤，先天不足，而致肺、脾、肾三脏功能失职，《病因脉治》曰："肺胀之因，内有郁结，先伤肺气，外复感邪，肺气不得发泄，则肺胀作矣。"慢阻肺的基本病机为本虚标实，虚实夹杂，发作期偏于标实，而缓解期偏于本虚。水饮、痰浊、血瘀互为转化，互为影响，可见同病。因痰从寒化而为饮，水湿聚浊而为痰，痰结于肺，则肺气宣发肃降失司，心肺脉失畅则为血瘀，故早期以痰饮为主，后期以痰瘀并见，终致水饮、痰浊、血瘀三者互杂为患。东汉张仲景在观察到肺胀可出现浮肿、烦躁、目如脱等症状，认为本病与痰饮有关；金元时期朱丹溪在《丹溪心法·咳嗽》中曰："肺胀而咳，或左或右不得眠，此痰挟瘀血碍气而病。"这提示病因主要是痰、瘀阻碍肺气。清代张璐在《张氏医通·肺痿》中曰："盖肺胀实证居多。"清代李用粹在《证治汇补·咳嗽》中曰："气散而胀者宜补肺，气逆而胀者宜降气，当参虚实而施治。"这提示肺胀的辨证论治当分虚实。

（三）诊断与检查

1. 诊断要点 主要依据有长期吸烟等高危因素史，结合临床症状、体征及肺功能检查结果等综合分析诊断。不完全可逆的气流受限是慢阻肺诊断的必备条件，吸入支气管扩张剂后 FEV_1/FVC（用力肺活量）$< 70\%$，即可诊断。

2. 分级诊断 医生根据 FEV_1/FVC、$FEV_1\%$ 和症状，可对慢阻肺患者气流受限严重程度做出分级诊断，见表 6-1。

表 6-1　慢阻肺患者气流受限严重程度的肺功能分级（吸入支气管舒张剂后）

肺功能分级	患者 FEV1%
GOLD1 级（轻度）	$\geqslant 80$
GOLD2 级（中度）	$50 \sim 79$
GOLD3 级（重度）	$30 \sim 49$
GOLD4 级（极重度）	< 30

临床分期：根据患者咳嗽、咳痰、气短和（或）喘息等临床症状分为急性加重期和稳定期。胸部 X 线检查：可作为确定肺部并发症及排除其他肺部疾病的客观依据。动脉血气分析：可确定是否发生呼吸衰竭及其类型。

二、康复评定

（一）运动功能评定

1. 心肺功能运动试验 心肺功能运动试验（cardiopulmonary exercise testing，CEPT）是在精确控制运动负荷状态下，从患者的肺呼吸参数和血流动力学等指标对呼吸系统、心血管系统、血液系统、神经生理及骨骼肌肉系统综合运动反应进行整体评估，全面客观地把心肺功能储备和功能受损情况的无创检测方法。需排除以下禁忌证：严重心绞痛、失代偿心力衰竭、未控制的心律失常、重度高血压、未控制的心动过速（> 90 次/分）、Ⅲ度房室传导阻滞、急性心肌炎或心包炎、未控制的糖尿病、近期肺栓塞、影响运动的骨与关节疾病、脑卒中后严重功能障碍等。运动负荷试验最常用的是 Bruce 方案，但对于心血管疾病患者进行心肺运动储备功能的评估多选用踏车的 Balke 方案，其运动负荷增加至患者的峰值运动或者出现运动的终止标准而结束。

2. 6 分钟步行试验 6 分钟步行试验（6 minutes walk test，6MWT）适用于不能进行活动平板运动试验的患者。让患者以最快的速度尽最大能力步行 6 分钟，然后记录其在规定时间内所能行走的最长距离，同时可检测心电图、血氧饱和度以判断患者的运动能力和发生低氧血症的可能性。

3. 呼吸功能评定 改良 Borg 呼吸困难评分，见表 6-2。

表 6-2　改良 **Borg** 呼吸困难评分

评分	呼吸困难程度
0	完全没有呼吸困难
0.5	极其轻微（刚有感觉）
1	非常轻微呼吸困难
2	轻微感觉呼吸困难
3	中度呼吸困难
4	有点严重呼吸困难
5	严重呼吸困难
6	
7	非常严重呼吸困难
8	
9	极其严重（接近极值）
10	极值

（二）生存质量评定

慢性阻塞性肺疾病诊断、处理和预防全球策略（2011 年修订版）中提出两套症状评估系统，即应用改良版英国医学研究委员会呼吸问卷（mMRC）、慢阻肺患者自我评估测试（CAT）问卷，见表 6-3、表 6-4。mMRC 的 0 ～ 1 级或 CAT < 10 分为少症状组，mMRC ≧ 2 级或 CAT ≧ 10 分为多症状组。建议选择两个标注之一即可，没必要同时应用，且建议优先选用 CAT 评估方法。

表 6-3　改良版英国医学研究委员会呼吸困难问卷（**mMRC**）

呼吸困难评等级	呼吸困难严重程度
0 级	只有在剧烈活动时感到呼吸困难
1 级	在平地快步行走或步行爬小坡时出现气短
2 级	由于气短，平地行走时比同龄慢或者需要停下来休息
3 级	在平地行走约 100m 或数分钟后需要停下来喘气
4 级	因为严重呼吸困难而不能离开家，或在穿衣服时出现呼吸困难。

表 6-4　慢阻肺患者自我评估测试（**CAT**）

症状	评分	症状
我从来不咳嗽	0 1 2 3 4 5	我一直咳嗽
我一点痰都没有	0 1 2 3 4 5	我有很多很多痰
我一点也没有胸闷的感觉	0 1 2 3 4 5	我有很重的胸闷感觉
当我爬坡或爬一层楼时，我并不感到喘不过气	0 1 2 3 4 5	当我爬坡或爬一层楼时，我感觉非常喘不过气

续表

症状	评分	症状
我在家里的任何劳动都不受慢阻肺的影响	0 1 2 3 4 5	我在家里的任何活动都很受慢阻肺的影响
每当我想外出时就外出	0 1 2 3 4 5	因为我有慢阻肺，所以我从来没有外出过
我睡眠非常好	0 1 2 3 4 5	因为我有慢阻肺，我的睡眠非常不好
我精力旺盛	0 1 2 3 4 5	我一点精力都没有

（三）夜间呼吸评定

慢阻肺患者引起低通气，睡眠时呼吸更困难，可行睡眠呼吸监测对其睡眠深度、气流、胸壁运动频率和深度进行评定，判断病变性质和严重程度，还可鉴别阻塞性或中枢性病变。

（四）中医辨证评估

1. 辨标本虚实　该病的本质是标实本虚，要分清标本主次，虚实轻重。一般感邪发作时偏于标实，平时偏于本虚。标实为痰浊、瘀血，早期痰浊为主，渐而痰瘀并重，并可兼见气滞、水饮错杂为患。后期痰瘀壅盛，正气虚衰，本虚与标实并重。

2. 辨脏腑阴阳　该病的早期以气虚或气阴两虚为主，病位在肺、脾、肾，后期气虚及阳，以肺、肾、心为主，或阴阳两虚。

三、中医康复治疗方法

（一）传统功法康复处方

1. 康复处方原则

（1）训练的周期和频率　出院患者每周进行至少 3 次运动训练持续 4 周以上，并在物理治疗师有规律的指导下将获得最佳的运动训练效果。但是基于慢阻肺患者的运动耐受能力和实际情况，1 周两次有指导的训练和一次以上在家没有指导的运动训练方案是可接受的。

（2）训练的强度　评价运动强度的两种常见方法，第一种是患者接受一个运动负荷量直到患者出现预定症状，根据 Borg 评分了解患者状况；第二种是根据最大耗氧量（VO_2max）决定训练强度，此方法更可靠，但因慢阻肺患者无法达到最大氧耗，所以采取有效的折中方法，即最初的训练处方采用 70% ～ 80% 的最大耗氧量，然后用气促检测训练效果对训练计划做出相应调整。另一种是采用最高心率百分比，但此方法需谨慎，因为它可能导致训练刺激不足。因为疾病的严重程度、症状的限制和训练动机的不同，运动训练计划应该是可以调节的。尽管高强度训练更有益，但在肺功能康复的人群中，因为在身体情况改善之前的肺功能受损的种种限制，高强度训练方案还没有被普遍接受。临床上，常采用 Borg 评分中的 4 ～ 16 分作为运动训练强度。

（3）训练的种类　慢阻肺运动训练种类包括下肢训练、上肢训练、腹肌训练、呼吸抗阻训练、耐力和力量训练及间断训练、训练不耐受 7 种。

2. 传统功法　传统功法宜采用低强度运动,梅脱指数为 1.5 ～ 2.6,最大心排血量占预计值 43% ～ 49%,非常适合慢阻肺患者。传统的功法有太极拳、八段锦、五禽戏等,讲究形神合一、气寓其中,此皆为有氧运动,将肢体运动技术和呼吸吐纳技术相结合,采用复式呼吸,调整膈肌与腹肌的力量,增加膈肌收缩力;还可使呼吸做到"深、长、细、柔、缓、匀",保持腹实胸宽的状态,这有助于保持肺纤维组织弹性、增强呼吸耐力、缓解呼吸疲劳、提高肺通气和换气功能;还可以增加下肢肌力,提高老年人的平衡功能,保持关节活动度;也有缓解紧张、焦虑、抑郁等负面情绪的积极作用。

站式八段锦练法

（1）双手托天理三焦　自然站立,两足平开,与肩同宽,含胸收腹,腰脊放松。头正平视,口齿轻闭,宁神调息,气沉丹田。双手自体侧缓缓举至头顶,转掌心向上,用力向上托举,足跟亦随双手的托举而起落。托举数次后,双手转掌心朝下,沿体前缓缓按至小腹,还原。

（2）左右开弓似射雕　自然站立,左脚向左侧横开一步,身体下蹲成骑马步,双手虚握于两髋之外侧,随后自胸前向上划弧提于胸前。右手向右拉至与右乳平高,与乳距约两拳许,意如拉紧弓弦,开弓如满月;左手捏剑决,向左侧伸出,顺势转头向左,视线通过左手食指凝视远方,意如弓箭在手,伺机而射。稍做停顿后,随即将身体上起,顺势将两手向下划弧收回胸前,并同时收回左腿,还原成自然站立。此为左式,右式反之。左右调换练习数十次。

（3）调理脾胃须单举　自然站立,左手缓缓自体侧上举至头,翻转掌心向上,并向左外方用力举托,同时右手下按附应。举按数次后,左手沿体前缓缓下落,还原至体侧。右手举按动作同左手,方向相反。

（4）五劳七伤往后瞧　自然站立,双脚与肩同宽,双手自然下垂,宁神调息,气沉丹田。头部微微向左转动,两眼目视左后方,稍停顿后,缓缓转正,再缓缓转向右侧,目视右后方稍停顿,转正。如此数十次。

（5）摇头摆尾去心火　两足开步,双膝下蹲,成"骑马步"。上体正下,稍向前探,两目平视,双手反按在膝盖上,双肘外撑。以腰为轴,头脊要正,将躯干划弧摇转至左前方,左臂弯曲,右臂绷紧,肘臂外撑,头与左膝呈一垂线,臀部向右下方撑劲,目视右足尖;稍停顿后,随即向相反方向,划弧摇至右前方。反复数十次。

（6）两手攀足固肾腰　松劲站立,两足平开,与肩同宽。两臂平举自体侧缓缓抬起至头顶上方转掌心朝上,向上作托举劲。稍做停顿,将身体缓缓直起,双手右势起于头顶之上,两臂伸直,掌心向前,再自身体两侧缓缓下落于体侧。

（7）攒拳怒目增力气　两足开步,两膝下蹲,呈"骑马步"。双手握拳,拳眼向下。左拳向前方击出,顺势头稍向左转,两眼通过左拳凝视远方,右拳同时后拉。与左拳出击形成一种"争力"。随后,收回左拳,击出右拳,要领同前。反复数十次。

（8）背后七颠百病消　两足并拢,两腿直立、身体放松,两手臂自然下垂,手指并拢,掌指向前。随后双手平掌下按,顺势将两脚跟向上提起,稍做停顿,两脚跟下落着地。反复练习数十次。

（二）针灸康复处方

急性期治以化痰降气，稳定期治以补肾纳气，取手太阴经穴为主。

1. 体针

（1）主穴　取肺俞、天突、鱼际。

（2）配穴　痰湿犯肺，加丰隆、太白；肺肾阴虚，加肾俞、照海、列缺；脾肾阳虚，加足三里、脾俞、肾俞。

（3）操作　急性发作期，宜浅刺用泻法；迁延期用平补平泻法；久病体弱者，配合温灸肺俞、脾俞、肾俞，一般每日 1 次，7 次为 1 个疗程。

2. 耳针　取肝、肺、神门、气管、皮质下、下屏尖等穴位。每次选用 2 ～ 3 穴，中强刺激，留针 30 分钟，隔日 1 次，10 次为 1 个疗程。亦可用埋针法或王不留行子贴压耳穴。

3. 艾灸　用点燃的艾条施灸肺俞、鱼际、丰隆、足三里、关元等穴位。每次灸 15 分钟，每日 1 次，7 ～ 10 次为 1 个疗程。

（三）推拿康复处方

1. 全身推拿　患者仰卧位，术者站于其旁，用手掌推拿胸部数次。然后患者俯卧位，用手掌揉按背部数次，按压身柱、肺俞及痛点处，使其有酸胀感，以放射到胸部为宜。每日 1 ～ 2 次，每次 20 ～ 30 分钟。

2. 防感按摩操　由金豫和周士枋创编的防感按摩操已经得到普遍应用，可对本病起到明显的预防作用，对预防慢性阻塞性肺疾病（以下简称"慢阻肺"）的复发具有重大意义。具体操作如下。

（1）按揉迎香穴　迎香穴属于手阳明大肠经，位于鼻翼外缘沟。用两手中指指腹紧按迎香穴，做顺时针、逆时针方向各按揉 16 ～ 32 次。

（2）擦鼻两侧　两手拇指根部掌面的大鱼际或两侧拇指近节互相对搓摩擦致热，自鼻根部印堂穴开始沿鼻两侧下擦至迎香穴。可两手同时，也可一上一下进行。各擦16 ～ 32 次。

（3）按太渊穴　太渊穴属手太阴肺经，位于腕桡侧横纹头，即桡侧腕屈肌腱的外侧、拇长展肌腱的内侧。用拇指指腹紧按穴位做顺时针、逆时针方向按揉各 16 次，左右侧交替进行。

（4）浴面拉耳　主要为摩擦面部和耳朵。两手掌互搓致热，两手掌紧紧贴近前额前发际，自上而下擦至下颌部，然后沿下颌分擦至两耳，用拇指、食指夹住耳垂部，轻轻向外拉（双凤展翅）2 ～ 3 次，再沿耳向上擦至两侧颞部，回至前额部，重复 16 次。最后两手掌窝成环状，掩盖鼻孔，呼吸 10 次。

（5）捏风池穴　风池属足少阳胆经，位于枕骨下发迹，胸锁乳突肌和斜方肌止点之间的凹陷处。用两拇指指腹紧按该穴，其他各指分别置于头顶部，做顺时针、逆时针方向各按摩 16 次，或用一手的拇指、食指分别按两侧的风池穴，按捏 16 次。得气感为局部酸、胀、热明显，并向下方和内方发散，然后，用手掌在颈项部做左右按摩 16 次。

（四）中药康复处方

1. 外寒内饮证　方用小青龙汤加减，常用药：麻黄、桂枝、干姜、细辛、半夏、炙甘草、白芍、五味子组成。若咳而上气，喉中如有水鸣声，表寒不著，可用射干麻黄汤加减宣肺散寒、化痰平喘；若饮郁化热。烦躁而喘，脉浮，用小青龙加石膏汤加减清热化饮。

2. 痰浊壅肺证　方用苏子降气汤合三子养亲汤加减，常用药：苏子、苏叶、半夏、当归、前胡、厚朴、肉桂、甘草、生姜、大枣、白芥子、莱菔子。如痰多胸满，气喘难平，加葶苈子化痰平喘；兼见面唇晦暗、舌质紫暗、舌下青筋显露、舌苔浊腻者，可用涤痰汤加丹参、地龙、红花、水蛭化痰祛瘀；痰壅气喘减轻，倦怠乏力，纳差，便溏，加党参、黄芪、砂仁、木香益气理气；兼怕风易汗者，合用玉屏风散益气固表。

3. 痰热郁肺证　方用越婢加半夏汤或桑白皮汤加减，常用药：麻黄、石膏、甘草、生姜、大枣、半夏、桑白皮、苏子、杏仁、贝母、黄芩、黄连、栀子。若痰热内盛，痰胶黏不易咳出，加鱼腥草、黄芩、瓜蒌皮、贝母、海蛤粉清热化痰；痰热壅结，便秘腹满，加大黄、玄明粉；痰鸣喘息，不能平卧，加射干、葶苈子；若痰热伤津，口干舌燥，加天花粉、知母、麦冬滋阴生津。

4. 痰蒙神窍证　方用涤痰汤合安宫牛黄丸或至宝丹加减，常用药：半夏、茯苓、甘草、竹茹、胆南星、橘红、枳实、菖蒲、人参、生姜、大枣。若舌苔白腻而有寒象，以制南星易胆南星，开窍可用苏合香丸；若痰热内盛，身热，烦躁，谵语，神昏，舌红苔黄，加黄芩、桑白皮、葶苈子、天竺黄、竹沥清热化痰；若热结大肠，腑气不通，加大黄、玄明粉，或用凉膈散或增液承气汤以导滞；若痰热引动肝风而有抽搐者，加钩藤、全蝎、羚羊角粉；若唇甲发绀，瘀血明显，加红花、桃仁、水蛭；热伤血络，见皮肤黏膜出血、咯血、便血色鲜者，配清热凉血止血药，如水牛角、生地黄、牡丹皮、紫珠草、生大黄等；若晦暗，肢冷，舌淡胖，脉沉微，配温经摄血药，如炮姜、侧柏炭或黄土汤、柏叶汤。

5. 痰瘀阻肺证　方用葶苈大枣泻肺汤合桂枝茯苓丸加减，常用药：葶苈子、大枣、桂枝、茯苓、牡丹皮、芍药、桃仁。痰多可加三子养亲汤祛痰；若腑气不利，大便不通，加大黄、厚朴导滞理气。

6. 阳虚水泛证　方用真武汤合五苓散加减，常用药：炮附子、白术、茯苓、芍药、生姜、猪苓、泽泻、桂枝。若水肿势剧，上渍心肺，心悸喘满，倚息不得卧，咳吐白色泡沫痰涎，加沉香、黑丑、白丑、椒目、葶苈子纳气利水。

7. 肺肾气虚证　方用补肺汤合参蛤散加减，常用药：半夏、干姜、茯苓、甘草、厚朴、五味子、黄芪、陈皮、人参、蛤蚧。若肺虚有寒，怕冷，舌质淡，加桂枝、细辛温通经脉；兼阴伤，低热，舌红苔少，加麦冬、玉竹、知母滋补阴液；如见面色苍白、冷汗淋漓、四肢厥冷、血压下降、脉微欲绝等喘脱危象，急加参附汤送服蛤蚧粉或黑锡丹；喘促重，加白果降气平喘；浮肿，加生姜、大腹皮利水。

8. 肺脾两虚证　方用六君子汤合玉屏风散加减，常用药：人参、白术、茯苓、炙甘草、陈皮、半夏、黄芪、防风。若气喘，加炙麻黄、苏子降气平喘；痰多色黄稠，加桑白皮、芦根、黄芩、鱼腥草化痰。

思考题：

1. 慢阻肺患者的辨证治疗需注意哪两大类？
2. 中医学认为慢阻肺发生的病因病机主要分为哪三大类？

第二节 哮 喘

一、概述

（一）定义

支气管哮喘（bronchial asthma）简称哮喘，是一种由多种炎症细胞参与的慢性气道炎症性疾病，这种慢性炎症导致气道高反应性、可逆性气流受限，并引起反复发作性喘息、气急、胸闷或咳嗽等症状，常在夜间及凌晨发作或加重，多数患者可自行缓解或经治疗后缓解。

（二）病因病机

哮喘与中医学的"哮病"相似。哮病是一种发作性的痰鸣气喘疾患，临床特征为发作时喉中哮鸣有声、呼吸气促困难，甚则喘息不能平卧的病证。本病病位在肺，关系到脾与肾，病机为宿痰内伏于肺，复加外感、饮食、劳倦、情志等因素，以致痰阻气道，肺气上逆。其病理因素是以痰为主，痰的产生由肺不能布散津液、脾不能运输水精、肾不能蒸化水液所致，津液凝聚为痰，伏藏于肺，成为宿根。

（三）诊断与检查

1. 哮喘的临床症状和体征

（1）典型性哮喘表现为反复发作喘息、气急、胸闷或咳嗽，以夜间及凌晨为主。发病与患者接触致敏原、冷空气、理化刺激等致喘因素有关；非典型性哮喘表现为发作性胸闷或顽固性咳嗽。

（2）发作时双肺可闻及广泛的哮鸣音，以呼气期为主。

（3）气流阻塞及上述症状和体征可经治疗缓解或自行缓解。

2. 肺功能测定 肺量计试验：FEV_1/FVC 值 > 0.75 ～ 0.80，儿童 FEV_1/FVC 值 > 0.90。当测定值低于上述值时，提示气流受限。

3. 可变气流受限客观检查

（1）支气管舒张试验 吸入支气管舒张剂后 FEV_1 改善 ≥ 15%（或 ≥ 200mL），判断结果为阳性，提示气流受限可逆。

（2）支气管激发试验　采用激发剂后，FEV$_1$下降超过20%，判断结果为阳性，提示存在气道高反应性。支气管激发试验适用于呼吸功能基本正常的患者。

（3）平均每日最大呼吸流量　昼夜变异率超过10%或PEF周变异率超过20%。

4. 气道炎症无创性标志物呼出气一氧化氮检测　呼出气一氧化氮的测定可以作为评估气道炎症和哮喘控制水平的指标，也可以用于判断吸入激素治疗的反应。

5. 实验室和其他辅助检查

（1）血常规检查　发作时嗜酸粒细胞增高，一般为（0.5～0.8）×10^9/L，如并发感染可见白细胞计数和中性粒细胞增高。

（2）痰液检查　通过诱导痰法可见哮喘患者痰液中嗜酸性粒细胞计数增高（＞2.5%），与哮喘症状相关。

（3）血清总IgE和特异性IgE测定　不能明确具体过敏原。

（4）过敏原皮肤试验　可确定过敏原。

（5）胸部X线检查　哮喘发作时可见两肺透亮度增加，呈过度充气状态；在缓解期多无明显异常；有慢性感染者肺纹理增多。

（6）动脉血气分析　早期的动脉血氧分压（PaO$_2$）无改变。中、重度患者可有低氧血症，PaCO$_2$正常或偏低。严重气道阻塞或将要呼吸衰竭时，PaCO$_2$升高。

哮喘检查流程图，见图6-1。

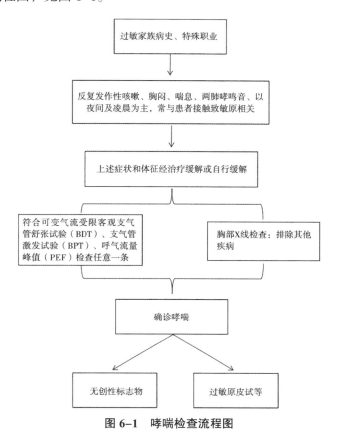

图6-1　哮喘检查流程图

二、康复评定

（一）肺通气阻塞程度评估

通气功能检测哮喘发作时呈阻塞性通气功能障碍表现，用力肺活量（forced vital capacity，FVC）正常或下降，第一秒用力呼气容积（FEV/FVC%）及 PEF 均下降；残气量及残气量与肺总量比值增加。其中以 FEV/FVC% < 70% 或 FER 低于正常预计值的 80% 为判断气流受限的最重要指标。缓解期上述通气功能指标可逐渐恢复。

（二）支气管激发试验

支气管激发试验（BPT）用于测定气道的反应性，常用吸入激发剂为醋甲胆碱和组胺，其他激发剂包括变应原单磷酸腺苷、甘露醇、高渗盐水等，也有用物理激发因素如运动、冷空气等作为激发剂。观察指标包括结果判断与采用的激发剂有关，FEV_1 下降 20%，判断结果为阳性，提示存在气道高反应性。

（三）支气管舒张试验

支气管舒张试验（BDT）用于测定气道的可逆性改变。常用吸入支气管舒张剂有沙丁胺醇、特布他林。吸入支气管舒张剂 20 分钟后重复测定肺功能，FEV1 较用药前增加多 15%，且其绝对值增加 > 200mL，判断结果为阳性，提示存在可逆性的气道阻塞。

（四）呼吸流量峰值及其变异率测定

哮喘发作时，PEF 下降。由于哮喘有通气功能时间节律变化的特点，监测 PEF 日间、周间变异率有助于哮喘的诊断和病情评估。PEF 平均每日昼夜变异率（连续 7 天，每日 PEF 昼夜变异率之和 /7）> 10%，或 PEF 周变异率（2 周内最高 PEF 值－最低 PEF 值）/［（2 周内最高 PEF 值＋最低 PEF 值）/2］

（五）中医辨证评估

哮喘应分为发作期或是缓解期，发作期应辨寒热，缓解期以虚为主，需辨肺、脾、肾之别。

1. 发作期

（1）冷哮 喘憋气逆，喉中哮鸣有声，痰色白、稀薄、多泡沫，口不渴或喜热饮，形寒怕冷、感寒易发。

（2）热哮 喘而气粗，喉中痰鸣如吼，咳痰黏稠，排吐不利，口渴喜饮，汗出，面赤，口苦，舌红，苔黄腻，脉滑数。

（3）寒包热哮 喉中痰鸣如声，胸膈烦闷，呼吸急促，喘咳气逆，咳痰不利，痰黏色黄，口渴，便干，烦躁，恶寒，发热，无汗，舌边尖红，苔白腻黄，脉滑弦紧。

（4）虚哮　喉中痰鸣如鼾，声低，气短不足以息，发作频繁，咳痰清稀，面色苍白，形寒肢冷，咽干口渴，烦热，口唇爪甲青紫，舌质淡或偏红或紫暗，脉沉细或细数。

2. 缓解期

（1）肺脾气虚　喉中时有轻度哮鸣，气短声低，痰多质稀，色白，自汗，怕风，常有感冒，倦怠无力，食少便溏，舌质淡苔白，脉细弱。

（2）肺肾两虚　短气息促，动则为甚，吸气不利，咳痰质黏起沫，腰膝酸软，心慌，不耐劳累；或五心烦热，颧红，口干，舌质红少苔，脉细数；或畏寒肢冷，面色苍白，舌苔淡白，质胖，脉沉细。

三、中医康复治疗方法

（一）传统功法康复处方

1. 康复处方原则

（1）功法的选择　哮喘功法往往在缓解期进行，治疗初期需注重呼吸的训练，如六字诀等功法。待虚象减轻，可习练八段锦、太极拳。

（2）训练的强度　据患者的身体状况、肺功能确定运动强度。初期可先取卧位或坐位，待体力增强后再取站立位。

（3）训练时间　训练时间根据个人肺功能状况，运动时间为 10～30 分钟。

（4）训练的频率　运动频率每周 5～7 次。

2. 辨证施功

（1）要分辨哮喘初期和恢复期的功法训练。

（2）训练的核心是促使患者建立有效的腹式呼吸模式。初期着重训练呼吸的功法，通过训练呼吸增强患者呼吸肌肌力，增加潮气量、提高呼吸效率，达到缓解哮喘、提高血氧浓度的目的；恢复期进行动功的训练，采用腹式呼吸，要求气沉丹田，与动作自然配合。

3. 常用功法　①力士推墙式：意守膻中穴，自然呼吸，双足站立同肩宽，身体长轴与墙成 15°～20°角，双足五趾用力抓地，如树生根于地，下肢直立，双手臂伸直上举或斜上举，手掌平贴墙，手臂伸直用力向下压墙，持续用力，坚持 5 分钟。②力士推墙二式：意守膻中穴，自然呼吸，双足站立同肩宽，身体长轴与墙成 20°～30°，双足五趾用力抓地，腹部微曲，双上肢侧平举，手掌贴墙，手臂伸直用力向内推墙，持续用力，坚持 5 分钟。③观音式：意守膻中穴，自然呼吸，直立，双足站立同肩宽，双足五趾用力抓地，双上肢肘部抬手，手掌合掌于胸前，手指尖朝上，不得对向鼻子，指尖高度与口平；双手用力对撑，持续用力，坚持 5 分钟。

本功法适用于 15～45 岁的患者，专治哮喘病。在急性发作期做 5 分钟，可使哮喘明显减轻。平时 3 次 / 天，10 分 / 次，2 式 / 次，3 天哮喘可明显改善，对于发作频繁的患者效果更好。

4. 注意事项

（1）练习应循序渐进，不宜过劳。

（2）根据自身情况选择全套功法或部分功法进行练习。

（3）练习时心率可保持为（170 − 年龄）。如身体虚弱，心率可保持为（170 − 年龄）×0.9。

（4）练功期间不宜同房。

（二）针灸康复处方

1. 体针

（1）实证

1）主穴：列缺、膻中、尺泽、肺俞、定喘。

2）配穴：风寒，加风门；痰热阻肺，加丰隆；喘甚，加天突。

3）操作：毫针泻法。风寒，可合用灸法，定喘穴刺络拔罐。

（2）虚证

1）主穴：肺俞、膏肓、肾俞、定喘、太渊、太溪、足三里。

2）配穴：肺气虚，加气海；肺肾气虚，加阴谷、关元、命门；喘甚，加天突。

3）操作：定喘用刺络拔罐法，余穴用毫针补法。可酌用灸法或拔火罐法。

2. 耳穴

（1）主穴　肺、神门、肾上腺、对屏尖、气管、平喘。

（2）配穴　角窝中、肝、风溪、枕、皮质下、脑干、脾、交感等穴位。

（3）操作　每次选用 2～3 穴，中强刺激，留针 30 分钟，隔日 1 次，10 次为 1 疗程；亦可用埋针法或王不留行籽贴压耳穴。

3. 艾灸

（1）主穴　肺俞、定喘、膻中。

（2）配穴　哮喘，加风门、外关；热喘，加大椎、曲池；痰多，加中脘、丰隆；肾虚，加志室；脾虚，加脾俞。

（3）操作　每次灸 15 分钟，每日 1 次，7～10 次为 1 个疗程。

（三）推拿康复处方

1. 取穴　风池、肩井、桥弓、天突、膻中、天枢、定喘、大椎、肺俞、脾俞、肾俞、足三里、丰隆等。

2. 手法　推法、扫散法、拿法、按法、揉法、一指禅推法、擦法。

3. 操作　患者仰卧，一指禅推法从天突穴推至神阙穴，并重点按揉天突、膻中、中脘、天枢穴；沿锁骨下缘开始到第 12 肋横擦前胸部，往返 2～3 遍。患者俯卧，于定喘、大椎、肺俞、脾俞、肾俞等穴施以按揉法；从肩背至腰骶施以横擦法，大椎至腰阳关施以直擦法。患者取坐位，自额至下颌沿左右两侧施以分推法，往返 2～3 遍；于头颞侧胆经循行区域，自前上方向后下方施以扫散法十余次；头顶部至枕部施以五指拿法，颈项部转为三指拿法。

（四）中药康复处方

1. 发作期

（1）冷哮　方用射干麻黄汤、小青龙汤加减。常用药：射干、麻黄、紫菀、款冬花、制半夏、白芍、细辛、炙甘草、桂枝、五味子等。射干麻黄汤常用于没有外感风寒症状的冷哮；小青龙汤常用于有外感风寒症状的冷哮。

（2）热哮　方用定喘汤、越婢加半夏汤加减。常用药：麻黄、石膏、生姜、甘草、大枣、半夏、杏仁、桑白皮、苏子、款冬花、白果等。定喘汤长于清化痰热，用于痰热郁肺、表证不著者；越婢加半夏汤偏于宣肺泄热，用于肺热内郁、外有表证者。

（3）寒包热哮　方用小青龙加石膏汤加减。常用药：麻黄、芍药、桂枝、细辛、甘草、干姜、五味子、半夏、石膏、厚朴、杏仁等。

（4）虚哮　方用平喘固本汤加减。常用药：党参、五味子、冬虫夏草、胡桃肉、灵磁石、沉香、苏子、款冬花、法半夏、橘红等。

2. 缓解期

（1）肺脾气虚　方用六君子汤加减。常用药：人参、白术、山药、薏苡仁、茯苓、法半夏、橘皮、五味子、甘草等。

（2）肺肾两虚　方用金匮肾气丸或七味都气丸加减。常用药：熟地、山茱萸、山药、泽泻、丹皮、茯苓、附子、肉桂、五味子等。肾气丸偏于温肾助阳，七味都气丸偏于益肾纳气。阳虚明显者，肾气丸加补骨脂、仙灵脾、鹿角片；阴虚明显者，七味都气丸加麦冬、当归、龟胶。肾虚不能纳气者，胡桃肉、冬虫夏草、紫石英等。

思考题：

1. 与哮喘密切相关的脏腑是什么？
2. 中医对哮喘是如何进行辨证评估的？

第三节　感　冒

一、概述

（一）定义

感冒是感受触冒风邪或时行病毒，引起肺卫功能失调，出现鼻塞、流涕、喷嚏、头痛、恶寒、发热、全身不适等主要临床表现的一种外感疾病。感冒又有伤风、冒风、伤寒、冒寒、重伤风等名称。

急性上呼吸道感染是鼻腔、咽或喉部急性炎症的总称，简称上感。急性上呼吸道感染的主要病原体是病毒，少数为细菌，该病临床主要表现为鼻腔部症状，如喷嚏、鼻塞、流清水样鼻涕等，以及咳嗽、咽干、咽痒或烧灼感等，有的可伴有声嘶、讲话困难、咽炎和喉炎症状，有的可合并口咽、软腭、悬雍垂、扁桃体表面溃疡或白色疱疹样变化，周围红晕的咽峡炎症状，有的伴有畏光流泪、眼与结膜充血的急性咽结膜炎症状，或伴有发热、畏寒，高热可达 39℃以上，扁桃体肿大伴脓性分泌物的急性扁桃体炎症状。急性上呼吸道感染发病率高，有时伴有严重的并发症，特别是对有基础疾病的患者、婴幼儿、孕妇和老年人等特殊人群，具有一定传染性，应积极处理。

急性气管－支气管炎是指由于生物、理化刺激或过敏等因素引起的急性气管－支气管炎症。急性气管－支气管炎临床症状多表现为咳嗽和咳痰，常发生于寒冷季节或气候突变时，或者是由于急性上呼吸道感染迁延不愈发展而来。

（二）病因病机

西医中的急性上呼吸道感染和急性气管－支气管炎在中医病症中大多属于感冒、时行感冒的范畴。中医学认为，感冒的病因是六淫或疫毒之邪乘虚侵袭人体而致。六淫是指四时不正之气，气候的反常变化，也包括六气的太过（未至而至）与不及（至而不至）。六淫中的风邪是感冒的主要病因，单纯的寒、暑、湿、燥、火侵袭人体不称为感冒。由于四时气候不同，风邪入侵往往夹有不同时气。风邪能单独致病，又能合邪，特别是当气候突变、寒暖失常之时，外邪更易入侵而发生感冒。《素问·风论》曰："风气藏于皮肤之间，内不得通，外不得泄。风者善行而数变，腠理开则洒然寒，闭则热而闷，其寒也则衰食饮，其热也则消肌肉，故使人怢栗而不能食，名曰寒热。"隋代巢元方在《诸病源候论·风热候》中记载："风热病者，风热之气，先从皮毛入于肺也。肺为五脏上盖，候身之皮毛。若肤腠虚，则风热之气先伤皮毛，乃人肺也。其状使人恶风寒战，目欲脱，涕唾出。候之三日内及五日内，目不精明者是也。七八日微有青黄脓涕如弹丸大，从口鼻内出，为善也。若不出，则伤肺，变咳嗽唾脓血也。"这是对风热感冒较早而又较全面的描述，为感冒确立风寒与风热两大基本证候的类型奠定了基础。宋代杨士瀛最先提出感冒。宋金元时期，医家更进一步指出感冒的病机为邪传入于肺，感冒"属肺者多"，并提出辛温、辛凉的两大治疗基本法则。明清时期医家还认识到一般感冒与时疫有别；小儿感冒易夹惊、夹食、夹热；妇人产后感冒有失血兼体内瘀滞的特点。明代医家吴崑提出了"所感人也，由鼻而入"的感冒病机学说。随着温病学派的形成和发展，为感冒证治可借鉴的经验日益增多，感冒的理、法、方、药日趋系统和完善。

（三）临床诊断与检查

急性上呼吸道感染：根据鼻咽部症状和体征，通常鼻咽部症状明显，咳嗽轻微，一般无痰，结合周围血象，结合临床阴性的X线检查可以做出临床诊断。

急性气管－支气管炎：可结合病史，根据咳嗽和咳痰等症状，听诊两肺散在干湿性啰音，部位不固定，咳嗽后减少或消失，结合血象和X线检查可以做出诊断。

流行性感冒：也属于急性上呼吸道感染的范畴，通常需结合流行病史、分泌物病毒分离和血清学检查进行鉴别，通常起病急骤，发热明显，全身中毒症状（如全身酸痛、头痛、乏力等）明显，呼吸道局部症状较轻。

（四）辅助检查

了解病因，通常需进行血象检查。一般病毒感染，淋巴细胞相对增加，周围白细胞计数可正常，但由细菌感染引起者，通常伴有白细胞计数和中性粒细胞百分比升高，血沉加快，痰培养可见致病菌。鼻咽分泌物、呼吸道分泌物可用于分离流感病毒，如为流感，查患者呼吸道上皮细胞通常为流感病毒抗原阳性。快速鼻咽拭子或血清病毒聚合酶链反应（polymerase chain reaction，PCR）有助于疾病的早期诊断。

二、康复评定

（一）功能评定

急性上呼吸道感染和急性气管 - 支气管炎，该阶段患者处于急性期，同时部分患者在急性期具有传染性，通常不做特殊的肺功能评定，多根据患者的临床症状进行对症治疗，如气促、发热、咳痰等症状。

（二）中医辨证评估

1. 辨别风寒与风热　中医学认为，风邪是感冒的主要病因，风邪往往夹杂不同时气为患，最常见的是风寒和风热。因此，中医进行感冒治疗，首先要辨别是偏于风寒还是偏于风热，风寒用辛温之法，风热用辛凉之法。患者恶寒重、发热轻、无汗、头身疼痛、脉浮、苔白为风寒表实证；发热、微恶风寒、无汗、头痛身楚、鼻塞流黄浊涕、咽痛、咳嗽、苔薄黄、脉浮数等为主要症状，多见风热表实证。

2. 辨别不同的兼邪

（1）暑　入夏时常发热，或午后热甚，微恶风寒，肌肤灼热，汗少，口渴引饮，食少，心烦，倦怠无力，咳嗽少痰，舌苔薄白或薄黄，舌质微红，脉细数。

（2）燥　恶寒，发热头痛鼻塞，无汗，咽干唇燥，干咳痰少，痰质清稀，舌干，苔薄，脉象浮弦。

（3）湿　身热不甚，迁延缠绵，微恶风寒汗少而黏，头痛如裹，肢体酸重疼痛，或胸膈闷胀，脘痞泛恶，口中黏腻，大便稀溏，面色淡，黄舌，苔白腻，脉浮濡。

三、中医康复治疗方法

在康复治疗中要把握防治原则。未病先防，既病防变，上呼吸道感染和急性气管支气管炎患者在进行康复的过程中，更应注重平常的保健养生，防止这类疾病的发生，如已经出现相关症状，则需要辨证论治，防止疾病快速发展，以及迁延不愈成为慢性呼吸道疾病。在感冒的康复治疗中需遵循以下原则。

1. 把握分寸，治分寒热　如为风寒症状，注意可食用辛温类的中药进行治疗，如为风热症状，可适当食用辛凉类中药进行治疗。

2.权衡轻重，汗分缓急　需根据患者的体质情况选择是否发汗，不可见到感冒就选择汗法。对于阳气不足、阴血不足之人，不可强行发汗。对于体实不虚之人，汗法为正治之法，需要掌握度。体壮邪实、表证急重者，可以峻药急汗；体质偏虚者，应以缓汗。

3.祛邪扶正，相宜而施　感冒的发生大多为两种情况，一是邪气强盛，超越人体适应能力，侵袭人体发病；二是正气不足，邪气乘虚而入。前者为实证，可用祛邪的方法；后者为虚实夹杂，既要祛邪，也要扶助正气。

4.邪有兼杂，治当兼顾　根据所夹的邪气不同，可选解表化湿、解表化饮、理气解表等方法。

（一）传统功法康复处方

1.传统功法　六字诀是指在呼气时发出"嘘、呵、呼、呬、吹、嘻"六个字的不同发音，以震动、牵动不同的脏腑气血的运行，来达到锻炼内脏、调节气血、平衡阴阳的目的。其中"呬"字功可以清肺，常用于缓解外感伤风、咳嗽喘促、背痛、畏寒等。

六字诀中"呬"字功练法。

（1）口型　上下齿相合而不接触，舌尖插入上下齿的缝隙，呼气吐字时气息从门牙缝隙中吐出。

（2）动作　预备式，两足平行站立，与肩等宽，头正项直，百会朝天，嘴唇轻闭，舌抵上腭，含胸拔背，沉肩坠肘，两臂自然下垂，两腋虚空，收腹提肛，两膝微屈，面带微笑，默想全身放松，站立至呼吸自然平稳。动作：两手向腹前抬起，手心朝上，手指尖相对如捧物状上抬至膻中穴，两臂内旋翻手心向前成立掌，指尖与喉平，然后向左右推掌如鸟之张翼，掌心逐渐转向两侧，展臂推掌的同时开始呼气并读"呬"字，足大趾轻轻点地；呼气尽，随吸气两臂从两侧自然下落；如此反复进行6次动作，做1次调息，恢复预备式。

2.防感冒按摩操

（1）按揉迎香穴　迎香穴属于手阳明大肠经，位于鼻翼外缘沟，用两手中指腹紧按迎香穴做顺时针、逆时针按摩各16～32次。

（2）擦鼻两侧　两手拇指根部掌面的大鱼际肌或两侧拇指近节互相对搓摩擦，自鼻根部印堂穴开始，沿鼻两侧下擦至迎香穴。可两手同时，也可一上一下进行。各擦16～32次。

（3）按太渊穴　太渊穴属于手太阴肺经，位于腕桡侧横纹头，即桡侧腕屈肌腱的外侧、拇长展肌腱的内侧，用拇指指腹紧按穴位做顺时针、逆时针方向按摩各16次，两侧交替进行。

（4）浴面拉耳　主要为摩擦脸面和耳部，两手掌互搓至热，两手掌紧贴前额前发际，自上向下擦至下颌部，然后沿下颌分擦至两耳，用拇指、食指夹住耳垂，轻轻向外拉（也称双凤展翅）2～3次，再沿耳向上擦至两侧颞部，回至前额部，重复16次。最后两手掌握成环状，掩盖鼻孔，呼吸10次。

（5）捏风池穴　用两拇指指腹紧按该穴，其他各指分别置于头顶部，做顺时针、逆时针方向按摩各 16 次，或一手的拇指、食指分别按两侧的风池穴，按捏 16 次。得气感为局部酸、胀、热明显，并向下方和向内放散，然后用手掌在颈项部做左右按摩 16 次。

3. 呼吸保健操

（1）洗　晨起以凉水洗脸或敷鼻（视体质而定）。

（2）漱　盐水漱口，清除口腔余痰及微生物。

（3）搓　两手伸开，对掌相搓，不少于 20 次。

（4）按　两手拇指屈曲，用其第一指关节按摩迎香穴，不少于 30 次，达热感为度，然后手掌伸开，分别用小指关节的侧面或小鱼际处推按同侧枕后风池穴不少于 30 次，达酸胀感为度。

（5）拍　两手伸开，交叉轮流拍胸，不少于 20 次。

（6）呼　两臂伸直，向前向上逐渐高举过头，同时深吸气，然后两臂向两侧分开向下靠拢身旁，同时深吸气（尽量用腹式呼吸）不少于 10 次。

（二）针灸康复处方

1. 体针

（1）主穴　列缺、合谷、风池、大椎、外关、太阳。

（2）配穴　风寒证，配风门、肺俞；风热证，配曲池、尺泽、鱼际；暑湿证，配足三里、中脘；体虚感冒，配足三里、气海；头痛，配印堂；鼻塞流涕，配迎香；咳嗽，配肺俞、天突；咽喉肿痛，配少商、商阳；全身酸痛，配身柱。

（3）操作　诸穴均宜浅刺。风寒证者，可加灸法；风热证者，大椎可行刺络拔罐；配穴足三里用补法或平补平泻法，少商、商阳用点刺放血法。

2. 拔罐

（1）患者俯卧，先在背部涂上液状石蜡或凡士林或植物油，后在大椎穴部用大口径火罐 1 个，按住火罐，慢慢沿督脉向下推移至腰骶部，再向外上方缓慢推移，停于肺俞穴。接着，仍按上法另置 1 个火罐于对侧肺俞穴，停留 5 分钟，取下。

（2）选择胸背部肌肉丰满处，拔小火罐 4～6 个。四肢酸痛者，可在四肢肌肉丰满处拔罐；头痛者，可在前额和颞侧处拔罐。以上采用投火法或闪火法均可。

3. 三棱针　取耳尖、尺泽、太阳、关冲。每次选用 1～2 穴，点刺出血。本法适用于风热证。

4. 耳针　取肺、内鼻、气管、咽喉、额、三焦。每次选用 2～3 穴，毫针刺法，或压丸法。

5. 穴位贴敷　外关、大椎、风门、肺俞。生姜切片贴敷。本法适用于风寒感冒。

6. 刮痧　用五分硬币或小羹匙，蘸凡士林、植物油或酒水各半均可。从大椎穴由上向下刮，另刮肩、颈、项、印堂、太阳等，由轻到重，力量适中，但不能反复刮，刮至局部出现红紫条痕为止；或用食指、中指弯曲后蘸上白酒或姜汁，用力反复挟捏印堂、太阳、大椎、风府、曲池等穴，捏至皮肤红紫为度。

（三）推拿康复处方

1. 预防

（1）风池风府按摩法　每日早晨起床前及晚上睡前，各先擦手心致热，然后按摩风池、风府等穴位百余次，待有微汗，定息静坐 15 分钟。

（2）外劳宫按摩与黄蜂入洞法　屈左手小指用右手拇指腹在左手外劳宫按摩 200 圈，再以右手或左手食指和中指插入两鼻孔（以轻轻塞满鼻孔为准），从右到左旋转 200 圈。此法以晨起按摩为好，其他时间亦可。

2. 风寒表实证

（1）取穴　合谷、曲池、风池、风府、肩井、角孙、太阳。

（2）手法　拿、按、抹、扫散法。先用双手拇指按太阳穴，再抹前额，然后扫散法于角孙穴。最后拿合谷、曲池、风府肩井穴结束。有祛风散寒、发汗解表的作用。

3. 风寒表虚证

（1）患者坐姿，术者站其后，推拿曲池、风府、天柱等穴。时间约 5 分钟。

（2）患者坐姿，术者站其前，用推法推印堂，向上沿前额发际至头维、太阳两穴，如此 3～4 遍；配合按印堂、鱼腰、太阳、合谷、百合等穴。再用抹法从印堂向上循发际至太阳穴，如此 3～4 遍。

（四）中药康复处方

1. 中药内治疗法

（1）风寒束表证　方用荆防达表汤加减。常用药：荆芥、防风、苏叶、豆豉、葱白、生姜、杏仁、橘红等。表湿较重，肢体酸痛，头痛头胀，身热不扬，加羌活、独活祛风除湿；湿邪蕴中，食少，或有便溏，苔白腻，加藿香、苍术、厚朴、半夏化湿和中；头痛甚，配白芷、川芎散寒止痛；身热较甚，加柴胡、薄荷疏表解热。

（2）风热犯表证　方用银翘散加减。常用药：金银花、连翘、黑山栀、豆豉、薄荷、荆芥、竹叶、芦根、牛蒡子、桔梗、甘草等。若风热上壅，头胀痛较甚，加桑叶、菊花清利头目；痰阻于肺，咳嗽痰多，加贝母、前胡、杏仁化痰止咳；风热化燥伤津，或秋令感受温燥之邪，伴有痰少，口、咽、唇、鼻干燥，苔薄，舌红少津，可酌加南沙参、天花粉、梨皮清肺润燥。

（3）中药茶饮法　在感冒流行期间，可以药代茶饮服。例如，以绵马贯众适量，或绵马贯众适量配伍茅根、连翘等，洗净，用纱布包之，置于茶炉或开水桶中浸泡，以此当茶饮服，对集体单位和公共场所最为适宜，亦可有六叶合剂（藿香叶 15g，鲜佩兰叶、陈茶叶、薄荷叶、冬桑叶各 9g，紫苏叶 3g，甘草 6g），开水冲泡并加盖约 10 分钟，趁热饮之，每日 1～3 次；或用薄荷茶姜糖饮（薄荷叶 3g、细茶叶 6g），开水浸泡约 10 分钟，去渣，加入少量生姜汁和适量白糖，调匀饮服。

（4）固本止咳夏治片　根据中医"冬病夏治""春夏养阳""扶正固本"的原则，于夏季三伏天服用，对易感者防治感冒有满意效果。该方由黄芪、黄精、陈皮、沙苑子、补骨脂、百部、赤芍等组成，制成片剂，适用于脾肾阳虚、冬春易感冒者。

2. 中药外治疗法

（1）塞鼻疗法　取大蒜剥去外皮，削成圆柱形塞入鼻孔中，约 20 分钟取出。每天上、下午各 1 次，或用大蒜汁滴鼻亦可。本法有通窍宣肺作用，可作为辅助疗法。

（2）雾化疗法　紫苏叶 15g，葱白 15g，生姜 15g，淡豆豉 15g。用瓦罐盛水煎之，离火后趁热令患者面对药罐吸其蒸气，最好用布盖头，保持 10 分钟或更长时间，令其汗出为度。本法发汗作用较强，体弱者切忌受风。

（3）贴敷疗法

1）实表膏：羌活、防风、川芎、白芷、白术、黄芪、桂枝、白芍、甘草、柴胡、黄芩、半夏各 15g。麻油熬黄，贴心口。本方具有调和营卫、祛邪实表的作用，因此对于外感风邪、表虚自汗者有效。

2）葱豉泥：淡豆豉 3g，葱白头 3 根。将香豉研末、葱白头捣烂如泥，两味混合，加少量开水调和，敷贴于劳宫穴。本方有疏散风寒的作用。

3）滴鼻：生半夏 3g，冰片 1g，雄黄 1g。共研极细面，储于瓷瓶中，每次用少许放鼻孔中，稍停即打喷嚏，主治感冒风寒、头痛鼻塞等。

（五）运动疗法

经常到户外活动，以增强人体的活力和抗病能力。根据不同年龄、体质等，可选择适合的体育锻炼项目，如太极拳、八段锦、长跑、散步等耐寒锻炼，对预防感冒的效果是肯定的。耐寒锻炼的方法：①冷水锻炼：从夏天开始，用冷水洗手、擦鼻、洗脸、洗脚，随着锻炼时间的延续，逐渐用冷水洗上肢擦胸、擦背，直至冷水浴。②冷空气锻炼：多做户外活动，在空气新鲜的地方与冷空气接触。进行耐寒锻炼的时候，应循序渐进，持之以恒，由局部到整体。要留意气候变化，保护好背心和足心，以免受凉。

（六）饮食疗法

1. 感冒病位在卫表肺系，食疗应因势利导、发汗解表。风寒感冒予以辛温解表，可食用生姜、葱白、芫荽、豆豉等；风热感冒予以辛凉解表，可食用大豆黄卷、淡豆豉等；夹有暑湿当清暑去湿，可食用绿豆、薏苡仁、西瓜、冬瓜、丝瓜、黄瓜等；体虚感冒应标本兼顾，解表的同时给予补益之品，如大枣、豆腐等。

2. 饮食应选用清淡、稀软的食物，以利消化，如米粥、米汤、面条、藕粉等。

3. 饮食禁忌，忌食生冷、辛辣、油腻、黏滞的食物。

思考题：

1. 感冒的传统康复治疗原则是什么？
2. 感冒的疗效评价标准是什么？
3. 感冒解表药的中药服药方法是什么？

第四节　咳　嗽

一、概述

（一）定义

慢性支气管炎（chronic bronchitis）简称慢支，是气管、支气管黏膜及其周围组织的慢性非特异性炎症。临床上以咳嗽、咳痰为主要症状，或有喘息，每年发病持续3个月或更长时间，连续2年或2年以上，并排除具有咳嗽、咳痰、喘息症状的其他疾病。咳嗽是内科疾病中极为常见、发病率很高的一种病证。

慢性支气管炎属于中医学"咳嗽"的范畴，既是肺系多种疾病的一个主要症状，又是一个具有独立性的疾病，本节讨论以咳嗽为主要病证的康复治疗。

（二）病因病机

咳嗽的病因并不完全清楚，可能是多种环境因素与人体自身因素长期相互作用的结果。通常认为吸烟是最重要的环境发展因素，吸烟者的慢性支气管患病率比不吸烟率者高2～8倍；空气污染导致的大量有害气体，如二氧化硫、二氧化碳、氯气等可损伤气道黏膜上皮，使纤毛清除功能下降，黏液分泌增加，为细菌感染增加条件；接触职业性粉尘或化学物质浓度过高或接触时间过长，也能促进发生慢性支气管炎；病毒、支原体、细菌等感染是慢性支气管炎发生发展的重要原因之一，病毒感染以流感病毒、腺病毒和呼吸道合胞病毒为常见。细菌感染常继发于病毒感染，常见病原体为肺炎链球菌、流感嗜血杆菌、卡他莫拉菌和葡萄球菌等。这些感染因素同样造成气管、支气管黏膜的损伤和慢性炎症。另外，免疫功能紊乱、气道高反应性、自主神经功能失调、年龄增大等人体因素和气候等环境因素，均与慢性支气管炎的发生和发展有关。

中医学认为，咳嗽是指由外感或内伤等多种因素导致肺失清肃，肺气上逆，以咳嗽为主要表现的一种病证。古人认为"有声无痰谓之咳，有痰无声谓之嗽，有声有痰谓之咳嗽"。临床多痰声并见，难以截然分开，故统称咳嗽。咳嗽病名最早见于《黄帝内经》，该书对咳嗽的成因、症状、证候分类、病理转归及治疗等问题做了较系统的论述，如《素问·宣明五气》曰："五气所病……肺为咳。"其指出咳嗽的病位在肺。在咳嗽的分类上，以脏腑命名可分为肺咳、心咳、肝咳、脾咳、肾咳、胃咳、大肠咳、小肠咳、胆咳、膀胱咳、三焦咳，并描述了各种咳嗽的证候特征。《景岳全书》将咳嗽归纳为外感、内伤两大类，曰："咳嗽之要，止惟二证。何为二证？一曰外感，一曰内伤而尽之矣。"至此，中医咳嗽之辨证分类始较完善，更适于临床应用。本节慢性支气管炎的临床症状与中医内伤咳嗽相关内容更为吻合，可参考本节内容进行治疗，急性支气管炎不在本章节范畴。

二、康复评定

（一）咳嗽诊断与检查流程

医生主要依据患者症状和体征，结合实验室情况进行诊断。咳嗽、咳痰或伴有喘息，每年发病持续 3 个月，连续 2 年或 2 年以上，并排除其他可以引起类似症状的慢性疾病。

1. 症状

（1）咳嗽　一般晨间咳嗽为主，睡眠时有阵咳或排痰。

（2）咳痰　一般为白色黏液或浆液泡沫性，偶尔带血。清晨排痰较多，起床后或体位变动可刺激排痰。

（3）喘息或气急喘息　明显者可能伴发支气管哮喘。若伴肺气肿时可表现为活动后气促。

2. 体征　早期多无异常体征。慢性咳嗽急性发作期可在背部或双肺底听到干湿啰音，咳嗽后可减少或消失；可闻及广泛哮鸣音并伴呼气期延长可能伴发哮喘。

3. 实验室和其他辅助检查

（1）X 线检查　早期可无异常，反复发作者表现为肺纹理增粗、紊乱，呈网状或条索状、斑点状阴影，以双下肺明显。

（2）呼吸功能检查　早期无异常，如有小气道阻塞时，最大呼气流速 - 容量曲线在 75% 和 50% 肺容量时流量明显降低。当使用支气管扩张剂后，$FEV_1/FVC < 0.70$，提示已发展为慢性阻塞性肺疾病。

（3）血液检查　细菌感染可出现白细胞计数和（或）中性粒细胞计数增高。

（4）痰液检查　可培养出致病菌，涂片可发现革兰阳性菌或革兰阴性菌。

（二）功能评定

1. 咳嗽功能评估　主要评估患者清除分泌物的能力，包括咳嗽的有效度、控制、品质、频率等。观察患者是否能够通过咳嗽排除气道中的分泌物；观察患者对咳嗽的开始和停止的控制能力；观察患者咳嗽的具体表现，是干咳无痰，还是湿咳有痰；还要了解患者白天和晚上咳嗽的频率，什么时候咳嗽频率加重。通常依据下列顺序进行评估：请患者示范咳嗽时，如何进行排痰。

（1）由患者选择或在需要的情况下，将患者摆在容易咳嗽的姿势，观察患者是否有躯干弯曲，需要姿势代偿来完成咳痰动作。

（2）是否需要口头提醒、肢体摆位、收腹或躯干动作来增加吸气期。

（3）咳痰的过程中，是否有稍微憋气停顿后再进行咳嗽的情况。

（4）是否需要借助肌肉收缩、别人协助或躯干动作加大胸膜腔内压或腹部压力来完成咳嗽。

（5）是否需要治疗师引导患者正确配合动作或咳嗽的时机，才能完成咳嗽。

2. 咳痰 痰液评估一般包括痰液质量和痰量两部分。痰液质量主要依据描述进行判断。

（1）痰液稀 咳出的痰液外观干净。

（2）痰液中稠 分泌物黏在盛放痰液的器皿壁上，但较易移除。

（3）痰液浓稠 分泌物黏在盛放痰液的器皿中，无法轻易地移除，或清除有较多残留。痰量的评估：每天 25 ～ 30mL 为中量，每天大于 50mL 为大量。

3. 肺功能评定 肺功能测定有助于进一步了解患者的基础肺功能情况。

时间肺活量又称用力呼气量，是指尽力最大吸气后，尽力尽快呼气所能呼出的最大气量。该数值通常略小于没有时间限制条件下测得的肺活量。该指标是指将测定肺活量的气体用最快速呼出的能力。

（1）测试 尽力最大吸气后，尽力尽快呼气所能呼出的最大气量。FEV_1 可以用来反映肺呼气的速度。FEV_1/FVC 是判定有无气流受限的有效临床指标。

（2）评估 对于正常成年人，FEV_1/FVC 波动范围为 0.70 ～ 0.80；当 FEV_1/FVC < 0.70，提示存在气流受限。在患者进行功能训练的时候，医生需时常关注指标的变化，如指标一段时间内一直下降，要进行训练内容的调整。

4. 中医辨证分型

（1）风寒袭肺证 咳嗽，痰稀薄白，咽痒，常伴鼻塞，流清涕，喷嚏，恶寒头痛，肢节酸痛，舌苔薄白，脉浮紧。

（2）风热犯肺证 咳嗽，咳声粗亢，痰稠色黄，咯痰不爽，伴有发热恶风，头痛汗出，咽干口渴，鼻流黄涕，舌红苔薄黄，脉浮数。

（3）风燥伤肺证 秋冬气候干燥伤肺，主要表现为干咳无痰，或痰黏稠难出，痰中带血丝，鼻燥咽干，身热口渴，舌尖红、苔薄黄而干，脉细数。

（4）痰热郁肺证 咳而气喘，痰多色黄黏稠，不易咳出，口鼻气热，口苦咽干，咽痛喉肿，胸痛胸闷，舌苔黄，脉弦数。

（5）痰湿蕴肺证 咳嗽多痰，痰白而黏，痰出即咳止，伴有胸脘胀闷，神疲乏力，身重困倦，饮食减少，恶心呕吐，大便时溏，舌苔白腻，脉濡滑。

（6）肝火犯肺证 咳时面赤，咽干口苦，痰滞咽喉，只咳不出，量少质黏或如絮条，胸胁胀痛咳时引痛，症状随情绪波动，舌红，苔薄黄少津，脉弦数。

（7）肺阴亏耗证 久咳不止，干咳少痰或痰中带血，伴有形体消瘦，口燥咽干，声音嘶哑，潮热盗汗，胸部隐痛，舌质红少苔，脉细数。

三、中医康复治疗方法

（一）传统功法康复处方

传统功法详见"感冒"章节中"传统功法"内容。

（二）针灸康复处方

1. 体针

（1）取穴　外感：肺俞、列缺、合谷；内伤：肺俞、中府、太渊、三阴交。

（2）配穴　风寒束肺，配风门、外关；风热犯肺，配大椎、尺泽；痰湿蕴肺，配丰隆、阴陵泉；肝火犯肺，配行间、鱼际；肺阴亏耗，配膏肓；痰中带血，配孔最。

（3）操作　针刺太渊注意避开桡动脉；肺俞、中府不可直刺、深刺，以免伤及内脏；其他腧穴常规操作。外感咳嗽针用泻法，肺俞可配闪罐，每日治疗 1～2 次；内伤咳嗽针用平补平泻或补法，每日或隔日治疗 1 次。

2. 皮肤针　取项后、背部第 1 胸椎至第 2 腰椎两侧的足太阳膀胱经、颈前喉结两侧的足阳明胃经。外感咳嗽者需叩至皮肤隐隐出血，每日 1～2 次；内伤咳嗽者需叩至皮肤潮红，每日或隔日 1 次。

3. 拔罐　取肺俞、风门、大椎、膻中、中府。常规拔罐。

4. 耳针　取肺、脾、肝、气管、神门。每次选用 2～3 穴，毫针刺或压耳丸。

5. 穴位贴敷　取肺俞、中府、大椎、风门、膻中。用白芥子、苏子、葶苈子、干姜、细辛、五味子等研末，用生姜汁调成膏状敷穴位上，30～90 分钟后去掉，局部红晕微痛为度。本法多用于内伤咳嗽。

（三）推拿康复处方

1. 基本治法

（1）手法　推法、按法、揉法、一指禅推法、擦法。

（2）操作

1）患者仰卧位：医者站于其身侧，以双手拇指或双掌分推胸肋部，自上而下，依次移动，反复 5～8 遍；继而以中指揉天突、中府，一指禅推膻中，每穴 1 分钟。

2）患者仰卧位：医者站于其身侧，双手拇指揉大杼、风门、肺俞穴，每穴 1 分钟；再横擦肺俞穴，以透热为度。

2. 随证加减

（1）风寒咳嗽　咳嗽，痰稀薄色白，鼻塞，流清涕，喉痒声重，或伴头痛，恶寒，无汗，咽部不红，脉浮紧。

1）治法：祛风散寒，宣肺止咳。

2）手法：在基本治法基础上，加拿法。

3）取穴与部位：颈肩部、背腰部及风池、风府、肩井。

4）操作：①患者俯卧位，医生站于其身侧，以拇指与其余四指相对用力拿风池 2～3 分钟，点按风府 1 分钟，以稍重手法拿肩井 2 分钟。②继上势，以小鱼际擦背部膀胱经、督脉以透热为度。

（2）风热咳嗽　咳嗽频作，痰黄而稠。鼻流浊涕，发热恶风，气粗声哑，口燥咽干，咽红肿痛，舌尖红，苔薄黄，脉浮数。

1）治法：疏风解表，宣肺止咳。

2）手法：点法、按法、揉法、拿法、擦法等。

3）取穴与部位：肺俞、风池、孔最、列缺、合谷等。

4）操作：①患者坐位，医者站于其身后，依次点按大椎、风门、肺俞及周围压痛点，以清热、宣肺、解表，每穴1分钟；横擦肺俞、大椎，以透热为度。②患者坐位，医生站于其身侧，用拇指按揉曲池、孔最、列缺、合谷穴，每穴1分钟，以酸胀为度。③继上势，双手交替拿肩井1分钟，手法要轻快柔和。

（3）内伤咳嗽　痰湿咳嗽，症见痰多且黏稠易咳，胸脘痞满，胃纳减少，倦怠乏力，舌苔白腻，脉濡滑；肝火咳嗽，症见胸胁引痛，气逆而咳，痰少而稠，面赤咽干，苔黄少津，脉弦数；肺阴亏虚咳嗽，症见干咳无痰，或痰少而黏，不易咳出，口渴咽干，咳声嘶哑，手足心热，舌红少苔，脉细数。

1）治法：痰湿咳嗽，治以健脾化痰、宣肺止咳；肝火咳嗽，治以清肝泻火、润肺止咳；肺阴亏虚咳嗽，治以养阴清肺、化痰止咳。

2）手法：一指禅推法、按法、揉法、拿法、擦法、搓法等。

3）取穴与部位：肺俞、肩井、列缺、肝俞、脾俞、尺泽等。痰湿咳嗽，加足三里、阴陵泉、丰隆、公孙等；肝火咳嗽，加阳陵泉、太冲、鱼际等穴；肺阴亏虚咳嗽，加中府、云门、膻中等。

4）操作：①患者俯卧位，医生站于其身侧，用一指禅推法或擦法在患者背部两侧膀胱经往返治疗。时间3～5分钟。②继上势，医生用拇指按揉肺俞、肝俞、脾俞穴，每穴1分钟。③继上势，医者沿背部两侧膀胱经用擦法治疗，以透热为度。④患者坐位，医者站于患者一侧按揉列缺、尺泽穴，拿肩井穴，每穴1分钟。搓两侧胁肋部，以微热为佳。⑤随证加减：痰湿咳嗽，加按揉足三里、阴陵泉、丰隆、公孙等；肝火咳嗽，加按揉阳陵泉、太冲、鱼际等；肺阴亏虚咳嗽，加一指禅推中府、云门、膻中等，两大腿内侧做横搓法，并拿捏三阴交穴。时间3～5分钟。

（四）中药康复处方

1. 风寒袭肺证　方用三拗汤合止嗽散加减。常用药：麻黄、杏仁、桔梗、前胡、甘草、橘皮、金沸草等。夹痰湿，咳而痰黏，胸闷，苔腻，加半夏、厚朴、茯苓燥湿化痰；咳嗽迁延不愈，加紫菀、百部温润降逆，避免过于温燥；里有郁热，热为寒遏，咳嗽喑哑，气急似喘，痰黏稠，口渴，心烦，或有身热，加生石膏、桑皮、黄芩解表清里。

2. 风热犯肺证　方用桑菊饮加减。常用药：桑叶、菊花、薄荷、连翘、前胡、牛蒡子、杏仁、桔梗、贝母、枇杷等。肺热内盛，身热较著，恶风不显，口渴喜饮，加黄芩、知母清肺泄热；热邪上壅，咽痛，加射干、山豆根、挂金灯、赤芍等；热伤肺津，咽燥口干，舌质红，加南沙参、天花粉、芦根清热生津；夏令夹暑，加六一散、鲜荷叶清除暑热。

3. 风燥伤肺证　方用桑杏汤加减。常用药：桑叶、薄荷、豆豉、杏仁、前胡、牛蒡子、南沙参、浙贝母、天花粉、梨皮、芦根等。津伤较甚，干咳，咳嗽痰多，舌干红少苔，配麦冬、北沙参滋养肺阴；热重不恶寒，心烦口渴，酌加石膏、知母、黑山栀清肺泄热；肺络受损，痰中夹血，配白茅根清热止血。

4. 痰湿蕴肺证 方用二陈平胃散合三子养亲汤加减。常用药：半夏、陈皮、茯苓、苍术、厚朴、杏仁、紫菀、款冬花等。咳逆气急，痰多胸闷，加白浅、苏子、莱菔子化痰降气；寒痰较重，怯寒背冷，加干将、细辛、白芥子温肺化饮；久病脾虚，神疲，加党参、白术、炙甘草。

5. 痰热郁肺证 方用清金化痰汤。常用药：黄芩、山栀子、知母、桑白皮、杏仁、贝母、瓜蒌、竹沥、半夏、射干等。痰热郁蒸，痰黄如脓或有热腥味，加鱼腥草、浙贝母、冬瓜子、薏苡仁清热化痰；痰热壅盛，腑气不通，胸满咳逆，痰涌，便秘，加葶苈子、大黄、风化硝泻肺、通腑、逐痰；痰热伤津，口干，舌红少津，配北沙参、天冬、天花粉养阴生津。

6. 肝火犯肺证 方用黛蛤散合黄芩泻白散加减。常用药：桑白皮、地骨皮、黄芩、栀子、牡丹皮、青黛、海蛤壳、粳米、甘草、苏子、竹茹、枇杷叶等。肺气郁滞，胸闷气逆，加瓜蒌、桔梗、枳壳、旋覆花利气降逆；胸闷，加郁金、丝瓜络理气和络；痰黏难咳，加海浮石、知母、贝母清热豁痰；火郁津伤，咽燥口干，咳嗽日久不减，酌加北沙参、麦冬、天花粉、柯子养阴生津敛肺。

7. 肺阴亏损证 方用沙参麦冬汤加减。常用药：沙参、麦冬、天花粉、玉竹、百合、甘草、川贝母、甜杏仁、桑白皮、地骨皮等。肺气不敛，咳而气促，加五味子、诃子以敛废气；阴虚潮热，酌加功劳叶、银柴胡、青蒿、鳖甲、胡黄连清虚热；阴虚盗汗，加乌梅、浮小麦收敛固涩；肺热灼津，咳吐黄痰，加海蛤粉、知母、黄芩清热化痰；热伤血络，痰中带血，加牡丹皮、山栀子清热止血。

（五）饮食疗法

1. 咳嗽当分辨外感与内伤，区别对待。外感咳嗽，治以宣肺祛邪。风寒，可选用生姜、芥菜等；风热，可选用茼蒿、无花果、橄榄等；燥热，可选用枇杷、橘子、梨、蜂蜜等。内伤咳嗽，治以扶正补虚、祛邪止咳，可选用山药、羊肺、百合、银耳、柿饼等。

2. 食物宜清淡，多吃水分多的果蔬或多饮水，充足的水分可稀释痰液，使痰易于咳出。

3. 忌吃油腻、海鲜及辛辣刺激性食物，过于油腻的食物易聚湿生痰，辛辣食物会刺激咽喉部使咳嗽加重。

4. 平时注意预防，嘱患者按上述传统功法和锻炼方法练习，以增强人体免疫力和肺部功能，从而减少发病的可能性。

思考题：

1. 咳嗽康复的中医原则是什么？
2. 如何对患者的咳嗽功能进行评估？步骤是什么？
3. 治疗咳嗽常用的运动疗法有哪些？

第七章　消化系统疾病及功能障碍的中医康复治疗 ▷▷▷▷

第一节　胃　痛

一、概述

（一）定义

胃痛（stomachache）常见于急慢性胃炎、胃溃疡、十二指肠溃疡、功能性消化不良、胃黏膜脱垂等以上腹部疼痛为主要症状的疾病。

限于篇幅，本节以胃、十二指肠溃疡说明胃痛的中医康复治疗。胃、十二指肠溃疡，是一种全球性常见消化系统疾病，指胃、十二指肠局限性网形或椭圆形的全层黏膜缺损，在胃肠局部有圆形、椭圆形慢性溃疡，也称消化性溃疡，以反复发作的节律性上腹痛为临床特点，常伴有嗳气、反酸、灼热、嘈杂等感觉，甚至还有恶心、呕吐、呕血、便血。消化性溃疡发病率约为10%，临床上十二指肠球部溃疡多于胃溃疡，其发生率的比值约为 3:1。本病可发生于任何年龄，但以青壮年居多，其中男性较女性更多。目前大部分患者可通过药物治疗痊愈，外科治疗主要针对溃疡产生的并发症，如急性溃疡穿孔、胃溃疡疑有癌变。溃疡病的发病与多种因素有关，包括胃酸分泌过多、幽门螺杆菌感染和黏膜防御机制减弱等。

（二）病因病机

胃病属于中医学"胃痛""嘈杂""吞酸"等范畴，认为脾胃虚弱、情志内伤、饮食不节是导致本病的主要原因。其中，脾胃虚弱所致者，大多素体脾胃功能衰弱，运化失司，升降失调，使清阳不升，阴寒内聚；或胃中津液不足，郁热内生。情志内伤所致者，大多忧思恼怒，使肝郁气滞，疏泄失职，横逆犯胃。

（三）诊断、检查与鉴别

1. 胃、十二指肠溃疡的诊断评估　本病以周期性发作及节律性上腹痛为主要特点，疼痛与进食有密切关系，疼痛在上腹部有固定的压痛点，休息、服用抑酸药可缓解。

X 线钡餐检查可见到黏膜龛影或畸形。胃十二指肠纤维内窥镜检查可直接找到溃疡面，怀疑癌变可在内镜下取黏膜活检以鉴别良恶性。

2. 病证鉴别

（1）真心痛　心居胸中，其痛常及心下而出现似胃痛的表现。典型的真心痛病情较急，常见于老年人，为当胸而痛，其痛多为刺痛、剧痛，且痛引肩背，常伴有气短、汗出等，《灵枢·厥病》曰："真心痛，手足青至节，心痛甚，旦发夕死，夕发旦死。"中老年人既往无胃痛病史而突发胃脘部疼痛，当注意真心痛的发生。心电图、心肌酶等检查有助于鉴别诊断。

（2）腹痛　腹痛是指胃脘部以下、耻骨毛际以上整个部位疼痛为主。但胃处腹中，与肠相连，因而胃痛有时也可影响及腹，而腹痛亦可牵连于胃。

（3）胁痛　胁痛是指一侧或两侧胁部发生疼痛为主的病证，两胁是足厥阴肝经和足少阳胆经循经所过，故胁痛病位在肝胆，多与肝胆胰腺疾患有关。一般疼痛较剧，多因油腻饮食诱发或加重，临床常伴有寒热往来、口苦心烦、胸闷纳呆、目黄肤黄等。胃脘痛病变在胃，虽肝气胃痛可病连两胁，但仍以胃脘部疼痛为主。

二、康复评定

（一）西医康复评定

本病呈反复发作，不少患者的病程可达数十年，是一种良性病理进程，愈后良好，死亡率低，随年龄增长而增加。最危险的因素是溃疡病并发症，如出血、穿孔、癌变等，是主要死亡原因。发作期患者的工作、生活、社会功能均受影响，常因疼痛、恶心、食欲降低、营养不良致人体健康水平下降，患者常因疼痛引发失眠、焦虑、情绪不稳定、烦躁、易激惹，影响人际关系；反复发作者，易出现衰弱、抑郁综合征，如自觉身体不佳、敏感多疑、心情苦闷，少数情绪抑郁悲观，生活质量降低。准确诊断、系统化综合治疗、身心结合治疗及长期维持治疗，对于该病的预防复发有重要意义。

（二）中医辨证评定

胃痛的辨证要点应区分寒热、虚实。虚者多病程较长，痛处喜按，体弱脉沉，实者多病程短，胀满拒按；胃痛遇寒痛甚，得温痛减为寒证；胃痛兼有喜凉恶热，手足心热，为热证。胃痛中医辨证可分为气滞胃痛、脾胃虚寒、胃热阴虚三个证型。

1. 气滞胃痛证　胃脘胀痛，痛伴胁肋，恼怒后诱发或加重，或嗳气或排便不爽，苔白，脉弦。

2. 脾胃虚寒证　胃痛隐隐，喜按喜暖，遇冷痛甚，得食痛减，纳少，便溏，畏寒肢冷，倦怠乏力，舌淡，苔白，脉沉。

3. 胃热阴虚证　胃脘隐痛，喜揉喜按，嗳腐吞酸，嘈杂，口干舌燥或手足心热，便秘，消瘦乏力，舌红少津，苔少，脉细数。

三、中医康复治疗方法

（一）传统功法康复处方

1. 康复处方原则

（1）功法的选择　根据动静相结合的原则，但须循序渐进，逐步达到功法的要求和掌握功法要领。

（2）训练的频率　每天1～2次，每周3～5天，也可天天训练，视每次活动的强度和身体状况而定。

（3）因时、因地、因人制宜　功法锻炼要根据季节、地区及人体体质、年龄等不同而制定相应的功法运动处方。

2. 常用功法举例　功法可选用五禽戏、八段锦、六字诀、保健功、内养功等进行治疗。五禽戏，重点锻炼虎戏、熊戏；八段锦，重点锻炼双手托天理三焦、调理脾胃须单举、五劳七伤往后瞧等；保健功，如擦丹田等。内养功操作要点：以仰卧式为主，体力许可时，还可加练侧卧式和平坐式。

3. 辨证施功

（1）气滞胃痛　两脚并拢，自然站立，选用八段锦两手托天理三焦、调理脾胃需单举势进行锻炼。锻炼结束后，双手掌置于胸胁，进行自我搓摩胁肋，以疏肝理气。内养功，取坐式，呼吸选择"吸-停-呼"，意守下丹田。

（2）脾胃虚寒　仰卧，自我摩腹，横擦中脘、天枢穴，采用内养功进行锻炼，呼吸（调息）方法有两种：第一种是"吸-停-呼"；第二种是"吸-停-吸-呼"。如此周而复始，反复进行。意念（调心）：以守下丹田为主。意守应自然，应似守非守。

（3）胃热阴虚　以内养功为主，辅以放松功、保健功。处方、操作方法、练习时间与上"脾胃虚寒"相似，内养功呼吸方法上应选择养阴退热作用的"吸-呼-停"，如此周而复始。

（二）针灸康复处方

1. 体针

（1）主穴　上脘、中脘、下脘、气海、天枢、内关、足三里。

（2）配穴　气滞胃痛，加太冲、公孙；脾胃虚寒，加神阙、关元、脾俞；胃热阴虚，加胃俞、三阴交、内庭。

（3）操作　实证针用泻法，虚证针用补法。脾胃虚寒，加艾条灸或隔姜灸（中脘、气海、足三里还可温针灸）。每日或隔日1次。

2. 耳针　取穴神门、胃、交感、十二指肠、肝、脾。每次选用3～5穴，毫针轻中度刺激，也可用王不留行籽贴压。

（三）推拿康复处方

1. 取穴 中脘、天枢、气海、足三里，上腹部、背部膀胱经第一侧线、膈俞、肝俞、脾俞、胃俞、三焦俞、肩井、手三里、内关、合谷、上肢部、胁肋部。

2. 部位 腹部、背部、肩臂及胁部。

3. 手法 一指禅推法、摩法、揉法、按法、擦法、拿法。

4. 操作步骤

（1）患者取仰卧位，医生在患者的右侧，先用轻快的一指禅推法、摩法在胃脘部治疗，使热量渗透于胃腑，然后按揉中脘、气海、天枢等，同时配合按揉足三里穴，时间8分钟。

（2）患者取俯卧位，一指禅推背部膀胱经第一侧线，往返4～5次，然后依次按揉膈俞、肝俞、脾俞、胃俞、三焦俞，力度宜柔和深透，时间约5分钟，然后自上而下沿膀胱经第一侧线擦背部，以透热为度。

（3）患者取坐位，拿肩井循臂肘而下，按揉手三里、内关、合谷等，然后搓肩臂，使经络通畅，在搓抹其两胁，由上而下往返数次，时间约3分钟。

（四）中药康复处方

1. 气滞胃痛证 方用柴胡疏肝散加减。常用药：陈皮、柴胡、川芎、香附、枳壳、芍药、甘草。嗳气频繁，加代赭石、旋覆花；反酸，加海螵蛸、煅瓦楞子；脾虚脘胁胀满，腹痛便溏，加太子参、陈皮、炒白术。

2. 脾胃虚寒证 方用黄芪建中汤加减。常用药：黄芪、桂枝、白芍、甘草、饴糖、大枣、生姜。泛吐痰涎，加陈皮、白术、姜半夏；形寒肢冷，腰膝酸软，加附子、蜀椒、肉桂。

3. 胃热阴虚证 方用益胃汤加减。常用药：北沙参、麦冬、生地黄、玉竹、石斛、佛手。胃脘嘈杂，加黄连、吴茱萸；胃脘胀痛较剧，加厚朴、枳实；大便干燥难解，加火麻仁、瓜蒌；齿龈肿痛，加石膏、大黄。

第二节 腹 泻

一、概述

（一）定义

腹泻（diarrhea）是以排便次数增多、粪便稀溏、粪便量增加，甚至泄出如水样为主症的病证。腹泻可分为急性和慢性两类，病史短于3周者称为急性腹泻，超过三周或长期反复发作者称为慢性腹泻，是临床上多种疾病的常见症状，本文所指的为慢性腹泻。西医学中胃肠功能紊乱、腹泻型肠易激综合征、肠结核等肠道疾病，内分泌及代谢障碍疾病，如甲状腺功能亢进症、系统性红斑狼疮、尿毒症、肿瘤及药物相关性肠炎，以腹泻为主要表现者，均可参照本节康复疗法治疗。

（二）病因病机

腹泻主要病变在脾胃与大小肠，脾虚湿盛为泄泻的主要病机，病变主脏在脾，同时与肝、肾密切相关。脾主运化，长期饮食失调，劳倦内伤，久病缠绵，或素体脾胃虚弱，脾虚健运无权，水谷不化精微，湿浊内生，混杂而下，发为泄泻；肝主疏泄，调节脾运，郁怒伤肝，或忧思伤脾，情志不畅，肝郁失于疏泄，肝气乘脾，脾气受制，运化失常，形成泄泻。《景岳全书·泄泻》曰："凡遇怒气便作泄泻者，必先怒时挟食，致伤脾胃，故但有所犯，即随触而发，此肝脾二脏之病也，盖以肝木克土，脾气受伤而然。"肾主命门之火，能暖脾助运，久病之后，肾阳损伤，或年老体衰，阳气不足，先天之精无力温煦后天，脾阳不振则运化功能减退，不能腐熟水谷精微，以致水谷停滞、小肠清浊不分、大肠无法转化，合污而下形成泄泻。由此可见，导致慢性腹泻，脾失健运是关键因素，由肝气乘脾或肾阳虚衰引起的泄泻，也多在脾虚的基础之上产生，加之肠道分清泌浊、传导功能失司，湿邪留滞，病属虚症或虚实夹杂证。

（三）诊断和检查

1. 腹泻诊断　临床上医生对慢性腹泻的原发疾病或病因诊断需从病史、症状、体征、实验室检查获得证据；进行问诊时还应关注患者有无不洁饮食，是否与脂餐厚味摄入有关，或与紧张、焦虑有关。腹泻的次数与大便量有助于判断腹泻的类型及病变的部位。每天排便数次，可为稀便，亦可以带黏液、脓血，见于炎症性肠病、结肠、直肠癌等，粪便奇臭而黏附，提示多有消化吸收不良或严重感染性肠病；粪便中带黏液而无病理成分，常见于肠易激综合征。腹泻或伴腹痛，小肠疾病的腹泻疼痛常见脐周，便后腹痛不缓解，而结肠疾病则疼痛多在下腹，且便后疼痛常可缓解。此外，有无发热、里急后重、贫血、水肿、营养不良等腹泻伴随症状，对腹泻的临床诊断都有重要价值。

2. 腹泻检查
（1）一般体格检查　腹部有无压痛、包块、膨隆，听诊肠鸣音是否正常。
（2）实验室检查
1）粪便检查：大便隐血试验，涂片查白细胞、红细胞、脂肪滴、寄生虫及虫卵，大便细菌培养等。
2）血液检查：血常规、血电解质、肝肾功能、凝血、红细胞沉降率、免疫、肿瘤标志物等检测有助于慢性腹泻的诊断与鉴别诊断。
（3）器械检查
1）超声检查：行腹部超声检查肝胆胰疾病。
2）X线检查：包括腹部平片、钡餐及血管造影，有助于观察胃肠道黏膜的形态、胃肠道肿瘤、胃肠动力等。

3）内镜检查：消化道内镜检查对于消化道的肿瘤、炎症等病变具有重要诊断价值。内镜下逆行胰胆管造影术（endoscopic retrograde cholangio pancreatography，ERCP）可为胆、胰疾病的诊断提供证据；上消化道内镜可检出胃、十二指肠病变；结肠镜检可查乙状结肠病变；胶囊内镜可提高小肠病变的检出率。

二、康复评定

慢性腹泻是诸多疾病的一种临床表现，在康复训练之前，医生须对慢性腹泻的常见病因、中医辨证详尽分析，以便全面评估病情，从而制定适宜的康复处方。

（一）慢性腹泻西医学常见病因分析

1. 消化系统疾病

（1）**胃部疾病**　慢性萎缩性胃炎、胃萎缩等。

（2）**肠道感染**　肠结核、慢性细菌性痢疾等。

（3）**肠道肿瘤**　小肠、结肠恶性肿瘤及恶性淋巴瘤等。

（4）**胰腺疾病**　慢性胰腺炎、胰腺癌等。

（5）**肝胆疾病**　肝硬化、慢性胆囊炎与胆石症等。

2. 全身性疾病

（1）**内分泌及代谢性疾病**　甲状腺功能亢进症、肾上腺皮质功能减退、糖尿病性肠神经病变等。

（2）**其他系统疾病**　系统性红斑狼疮、尿毒症、放射性肠炎等。

3. 神经功能紊乱　肠易激综合征、功能性腹泻等。

临床上医生结合病史、症状、体征、辅助检查，确定引起腹泻的原发性疾病，对于器质性疾病引起的腹泻，如肠道肿瘤、系统性红斑狼疮等，以治疗原发病为主，在药物或外科手术治疗的同时配合中医康复治疗。

（二）中医辨证评估

1. 辨虚实　急性泄泻，泄下腹痛，痛势急迫拒按，病势凶猛，多属实证；慢性久泄，反复发作，腹痛不甚，喜温喜按，多属虚证。

2. 辨脏腑　泄泻兼神疲乏力，进食油腻后大便频次增加，责之于脾；泄泻兼抑郁不舒、胸胁胀痛者，责之于肝；晨起泄泻兼形寒肢冷、面色㿠白者，责之于肾。

三、中医康复治疗方法

（一）传统功法康复处方

1. 康复处方原则

（1）**功法的选择**　根据腹泻患者的严重程度、病程、病因、年龄、性别，在常见功法中挑选适宜的功法动作组成腹泻功法的康复处方，难易结合，便于患者学习。

（2）训练的强度　以心率、自觉用力程度分级表（rating of perceived exertion, RPE）评定的主观劳累程度及出现限制活动的症状为观测指标，见表7–1。靶心率＝[（220－年龄）－静态心率]×（60%～85%）＋静态心率。RPE主观劳累程度不超过11～14。限制活动的症状主要为肢体酸楚疼痛、劳累、气喘无力等。

（3）训练的时间　每次约为35分钟，包括热身5分钟，正式锻炼25分钟，训练后拉伸5分钟。

（4）训练的频率　初期建议为每天1～2次，每周5～7天。待排便次数减少，便质成形后，可逐渐减少运动频率，改为每天1次，每周3天。

（5）训练的受众人群　慢性腹泻患者无明显运动禁忌证，均可进行功法练习，促进疾病好转。但器质性病变的腹泻患者，应以药物或外科手术针对病因治疗为主，功法康复训练为辅助。俯身动作如顶天抱地、海底捞月、青龙探爪等，可能引起血压改变，高血压患者忌练习。

表 7–1　自觉用力程度分级表（RPE）

Borg 评分	自我理解的用力程度
6	非常非常轻
7	
8	
9	很轻
10	
11	轻
12	
13	有点用力
14	
15	用力
16	
17	很用力
18	

2. 功法处方

（1）以少林内功为主要练习功法，选站档势为主要档势，有膝关节退行性病变患者，可将站档势改为马档势练习，功法处方组成：站档势（5分钟），前推八匹马（4分钟）；倒拉九头牛（4分钟），怀中抱月（3分钟），运掌合瓦（3分钟），海底捞月（3分钟），顶天抱地（3分钟）。

（2）功法处方方义：站档势要求三直四平，劲起于脚，主宰于腰，行于四肢，强调"霸力"，以站档势为起始动作，初步使患者体会"练气不见气，以力带气，气贯四肢"的功法动作要领，并且调匀呼吸，与动作相协调，使气血畅通，逐渐进入练功状态。"前推八匹马"与"倒拉九头牛"是内功前推和后拉的一组动作，气机出于中焦，贯于四肢，久练可健脾和胃，增强脾胃运化功能。"怀中抱月"动作势如抱月，练之可通利三焦、疏肝理气，运掌合瓦可调畅肺、肝胆、带脉气机，久练可疏肝利胆、宣肺束带。"海底捞月"与"顶天抱地"是内功上下运动之势的一组功法，可增强腰腹部和上肢的力量，强健筋骨，补肾助阳。

（3）功法处方辨证加减：脾胃气虚者，加强"前推八匹马"和"倒拉九头牛"的练习，可加练八段锦调理脾胃；肝气乘脾者，多练习"怀中抱月""运掌合瓦"，还可加练易筋经青龙探爪式，该式在原文中提到："青龙探爪，左从右出，修士效之，掌平气实……两目注平，息调心谧。"可起疏肝利胆之功；肾阳不足者，加强"海底捞月""顶天抱地"两式的练习，并可加练五禽戏之鹿戏，鹿戏主肾，能益气补肾、壮腰健胃。

3. 功法康复注意事项

（1）应鼓励腹泻患者积极进行康复训练，持之以恒。

（2）功法康复应在专业功法医生的指导下进行，要注意循序渐进。动作由简单到复杂，练习时间由短至长，逐步加至 25 分钟，强度逐步增加，使人体逐步适应。

（二）针灸康复处方

治以调和阴阳、涩肠止泻。以大肠的俞、募、下合穴为主。

1. 体针

（1）主穴　神阙、天枢、上巨虚、大肠俞、三阴交。

（2）配穴　脾胃亏虚，加足三里、脾俞、胃俞健脾益气；肝郁气滞，加太冲、膈俞、公孙、内关疏肝理气；肾阳亏虚，加肾俞、关元固本培元。

（3）操作　除神阙外，诸穴位均毫针针刺。神阙宜用隔盐灸或隔姜灸。脾气虚，可用温针灸；肾阳亏虚，可用隔附子饼灸。

2. 耳针　取大肠、小肠、三焦、肾、脾、胃，每次选 3 个穴位，予王不留行籽贴压。

（三）推拿康复处方

推拿治疗以温补扶正、健运肠腑为主。

1. 取穴　中脘、建里、天枢、气海、关元、上巨虚、脾俞、胃俞、肾俞、大肠俞、腰骶部。

2. 手法　一指禅推法、摩法、按揉法、擦法、擦法等。

3. 操作步骤

（1）患者仰卧位　一指禅推中脘、建里、天枢、气海、关元、上巨虚；逆时针摩腹，时间约 10 分钟。

（2）患者俯卧位　沿背部膀胱经第一侧线从脾俞、胃俞、肾俞、大肠俞施以擦法，之后按揉诸穴，再横擦腰骶部，透热为度，时间约 10 分钟。

（3）辨证加减　脾胃虚弱，揉按足三里、三阴交；肝气乘脾，按揉章门、期门，斜擦两胁；脾肾阳虚，按揉太溪、命门、志室。

（四）中药康复处方

1. 脾胃虚弱证　大便时清时稀，稍进油腻则便次增多，完谷不化，食后胃脘不舒，纳呆，面白，舌质淡，苔薄白，脉细弱或缓。治以健脾益气、渗湿止泻，方选参苓白术散（《太平惠民和剂局方》）。常用药：人参、白术、茯苓、甘草、砂仁、陈皮、桔梗、白扁豆、山药、莲子肉、薏苡仁。加减：脾虚夹湿，加苍术、藿香、厚朴；中气下陷，加黄芪、升麻；食后腹胀，加枳壳、焦山楂、焦神曲。

2. 肝气乘脾证　每因情绪波动而发，泄泻伴肠鸣，腹痛、泻后痛缓，平素胸胁胀闷，食欲不振，矢气频繁，神疲乏力，苔薄白，脉弦。治以抑肝扶脾止泻，方选痛泻要方（《丹溪心法》）。常用药：白芍、白术、陈皮、防风。加减：郁郁寡欢，加醋香附、郁金、合欢；神疲乏力属脾气不足，加党参、黄芪；腹痛甚，加延胡索、川楝子。

3. 脾肾阳虚证　晨起泄泻，大便清稀，或完谷不化，脐腹畏寒，喜暖喜按，形寒肢冷，腰膝酸软，舌淡胖，苔白，脉沉细。治以温肾健脾、涩肠止泻，方选四神丸（《证治准绳》）。常用药：补骨脂、吴茱萸、肉豆蔻、五味子。加肾阳不足明显，加鹿角胶、肉桂、山药；阴寒内盛，腹痛，加小茴香、丁香；泄泻次数频繁，加五倍子、赤石脂。

思考题：

1. 腹泻的传统功法处方设计的依据是什么？
2. 如何设计腹泻中医康复处方？

第三节　胆囊炎

一、概述

（一）定义

胆囊炎（cholecystitis）是由多种因素引起的胆囊急性或慢性炎症，既可单独发生，也可由胆结石引起。

胆囊结石是慢性胆囊炎的主要病因，慢性结石性胆囊炎占所有慢性胆囊炎的90%～95%。我国胆囊结石发病率随年龄增长而上升，女性发病率高于男性，发病高峰为50岁以后。我国胆囊结石患者主要的发病危险因素包括油腻饮食、肥胖、脂肪肝、糖尿病、高脂血症、缺乏运动、不吃早餐及胆囊结石家族史等。

从临床表现看，由胆囊结石导致的急性胆囊炎表现为发热，持续性右上腹疼痛，可伴有向右肩和背部的放射痛；急性非结石性胆囊炎常临床表现特征性不强，表现为发热、腹部不适，可能伴有黄疸、右上腹包块，白细胞计数增多。慢性胆囊炎一般是由长期存在的胆囊结石所致的胆囊慢性炎症，或急性胆囊炎迁延而来，其发作常与油腻饮食、高蛋白饮食有关。慢性胆囊炎临床表现差异较大，可表现为反复右上腹不适或疼痛，也可无症状，部分患者可出现急性发作。由于炎症反复发作，可导致胆囊功能逐渐减退，甚至丧失。

（二）病因病机

《素问·缪刺论》曰："邪客于足少阳之络，令人胁痛不得息。"《灵枢·五邪》曰："邪在肝，则两胁中痛。"《灵枢·本藏》曰："胆胀者，胁下满而痛引小腹。"以上均论述了胆囊炎的临床表现，其疼痛部位主要在两胁。本病属于中医"胁痛""胆胀""黄疸""结胸"的范畴。情志不遂、饮食失节、感受外邪、虫石阻滞及劳伤过度是胆囊炎发病的主要病因。从病机来看，患者或因过食油腻，湿浊内生，或因情志刺激导致气机不畅，或因蛔虫上扰胆腑，或因胆石内结导致胆腑阻滞，最终导致肝胆气机失于疏泄。气郁化热，血瘀生热，或外感湿热毒邪湿热由表入里，气郁、血瘀和湿热搏结，胆失疏泄，不通则痛，甚至血败肉腐成脓，发为急性胆囊炎；或久病体虚，劳欲过度，导致阴血亏虚，胆络失养，脉络拘急，加之胆石阻滞，胆腑失于通降，不荣则痛，发为慢性胆囊炎。

本病病位主要在肝、胆，与脾、胃有关。初起多为实证，后期正气耗伤，为本虚标实的虚实夹杂证。

（三）诊断与检查

胆囊炎的诊断主要根据症状、体征和辅助检查确定。

1. 体格检查　急性胆囊炎以右上腹急性疼痛为主，常伴发热、恶心、呕吐等，严重时可见寒战、高热、黄疸，甚至感染性休克。查体可见右上腹压痛，腹肌紧张，可伴有反跳痛，Murphy 征阳性。慢性胆囊炎以反复发作的右上腹胀痛或不适为常见症状，可伴有腹胀、嗳气、消化不良，饮食油腻、饱食常为发作诱因。查体可见右上腹部有轻度压痛，但大多数患者无明显阳性体征。

2. 影像学检查　常规的腹部超声检查是诊断慢性胆囊炎、胆囊结石最常用也是最有价值的检查方法。超声能够观察到胆囊大小、胆囊壁情况、是否有结石，以及结石性质和位置、胆囊息肉等，其对胆囊结石诊断准确率可达 95% 以上。急性胆囊炎超声可见胆囊壁体积增大（胆囊横径 ≥ 4cm）、胆囊壁水肿、胆囊壁增厚（≥ 3mm）或毛糙。慢性胆囊炎超声可见胆囊体积常缩小或体积正常，也有胆囊体积略有增大、胆囊壁增厚（≥ 3mm）或毛糙。对于胆囊微小结石，可行内镜超声。

腹部 CT、MRI、磁共振胰胆管成像（magnetic resonance cholangiopancreatography，MRCP）也可用于胆囊炎、胆囊结石的诊断。其中，CT 可以很好地诊断慢性胆囊炎，这与腹部超声类似，但对于胆囊结石的诊断不具优势。MRI 在评估胆囊壁纤维化、胆囊壁缺血、胆囊周围组织水肿、胆囊周围组织脂肪堆积等方面优于 CT。而 MRCP 可以发现腹部超声和 CT 检查时不易检出的胆囊和胆总管小结石。

3. 实验室检查　急性胆囊炎患者常有白细胞计数增多、中性粒细胞比例增高、胆红素增高。

二、康复评定

（一）疼痛评定

急慢性胆囊炎患者可表现为不同性质、程度的疼痛。疼痛评定包括定性和定量两方面。定性指评定疼痛是否存在及疼痛的性质，包括疼痛的部位、范围、发生过程、加重或缓解等因素。定量指疼痛的强度，包括患者本人的主观评价及使用量表调查疼痛对日常生活的影响。目前疼痛程度以主观评价为主。

1. 视觉模拟尺 视觉模拟尺（visual analogue scale，VAS）的一面有 10cm 长线，刻有数字，上边有可滑动的游标，两端分别表示"无痛"（0）和"最剧烈的疼痛"（10）。患者面对无刻度的一面，将游标放在当时最能代表疼痛程度的位置；医生面对有刻度的一面，并记录疼痛程度。

2. 语言评价量表 语言评价量表（verbal rating scale，VRS）是将疼痛用"无痛""轻微痛""中度痛""重度痛""极其重度痛"表示。0 无痛，1 轻微痛，2 中度痛，3 重度痛，4 极重度痛（不可忍受的痛）。

3. 数字评价量表 数字评价量表（numerical rating scale，NRS）是将疼痛程度用 0 ～ 10 这 11 个数字表示。0 无痛，10 最痛。患者根据个人的疼痛感受，在其中一个数字上做记号。

（二）胆囊功能评定

可以测量和计算的是胆囊的收缩功能。空腹测量患者胆囊的大小，进食脂肪餐后再次测定，比较两次数值以判定胆囊收缩情况。

胆囊功能评定常用于胆结石患者的术前、术后胆道动力障碍评估及治疗方案选择。胆囊功能评定还可以预测胆囊摘除术后胆道动力障碍发生概率。胆囊功能差、病史长的患者，如萎缩性胆囊炎患者，胆囊摘除术后胆道动力障碍较低；病程短、症状轻、胆囊功能相对较好者，术后胆道动力障碍发生率较高。

（三）生活质量评定

生活质量包括身体状态、心理状态和社会满意度、健康感觉及与疾病相应的自觉症状等广泛的领域。生活质量评定是在生物 – 心理 – 社会综合医学模式下的观点，胆囊炎造成的疼痛、恶心等不适，以及由于饮食限制、服药、手术等带来的影响，可能影响患者的生活质量与满意度。生活质量评定能够评估疾病对患者带来影响的大小，为后续康复方案的制订提供参考。

（四）疗效评定

胆囊炎相关临床治疗的专家共识和指南，为胆囊炎临床疗效评定给出了一定的建议。

1. 胆囊超声疗效评定　①痊愈：超声检查胆囊大小、胆囊壁厚度、胆囊壁毛糙恢复正常；②有效：超声检查胆囊大小恢复正常（胆囊横径＜4cm）、胆囊壁厚度＜3mm、胆囊壁略毛糙；③好转：超声检查胆囊横径较前缩小、胆囊壁厚度＞3mm、胆囊壁毛糙；④无效：超声检查胆囊大小、胆囊壁厚度、胆囊壁毛糙未见明显变化。

2. 慢性胆囊炎　主要以症状和彩超进行评价。彩超评价标准：①痊愈：超声检查胆囊大小、胆囊壁厚度、胆囊壁毛糙3项均恢复正常；②有效：超声检查胆囊大小、胆囊壁厚度、胆囊壁毛糙3项中2项恢复正常；③好转：超声检查胆囊大小、胆囊壁厚度、胆囊壁毛糙3项中1项恢复正常；④无效：超声检查胆囊大小、胆囊壁厚度、胆囊壁毛糙均未见明显变化。

3. 综合疗效评定　根据相关诊疗指南及专家共识，胆囊炎的综合疗效从症状、体征、辅助检查几方面来进行评定。

（1）急性胆囊炎　①痊愈：服药3～5天，症状、体征完全消失，体温、血象恢复正常，超声检查显示胆囊影像正常；②显效：服药3～5天，症状、体征消失，体温、血象基本恢复正常，超声检查显示胆囊或胆管壁的壁厚、毛糙、透声3项中2项或2项以上改善；③有效：服药3～5天，症状、体征基本消失，体温、血象基本正常，超声检查显示胆囊或胆管壁的壁厚、毛糙、透声3项中1项及以上改善；④无效：服药3～5天，症状、体征及体温、血象无变化，超声显示胆囊影像无改善。

（2）慢性胆囊炎　①痊愈：症状、体征全部消失，影像学检查显示胆囊或胆管壁的壁厚、毛糙、透声3项恢复正常；②显效：症状、体征基本消失或大部分消失，影像学检查显示胆囊或胆管壁的壁厚、毛糙、透声3项中2项及以上改善；③有效：症状、体征大部分或部分消失，影像学检查显示胆囊或胆管壁的壁厚、毛糙、透声3项中1项及以上改善；④无效：症状、体征及影像学检查均无改善。

4. 治疗效果评定

（1）手术治疗评定　手术是治疗胆囊炎的重要手段。手术及术后的恢复情况可以从以下几方面评定：①术后肠鸣音恢复，排气、排便时间，进食时间，输液天数，住院时间。②术后并发症数量。③术后恶心、呕吐、食欲不振、消化不良等情况。④保守治疗评定。

（2）保守治疗评定　在保守治疗的胆囊炎中，可以通过记录服药物后上腹痛消失时间、发热症状缓解时间、住院时间、不良反应发生率以评定治疗效果。

（五）中医辨证评估

1. 辨起病缓急　根据疾病发病的缓急和发病的经过，可以将胆囊炎分为急性胆囊炎和慢性胆囊炎。急性胆囊炎起病急骤，右上腹疼痛，伴发热、恶心呕吐，查体可见右上腹压痛、反跳痛，同时伴有腹肌紧张、Murphy征阳性。慢性胆囊炎患者常在饱食、进食油腻后发作，出现腹胀、腹痛等不适，可伴恶心、呕吐，症状可反复发作。

2. 辨虚实　急性胆囊炎以热、毒为主，多为实证。慢性胆囊炎以湿、热为主，反复发作的慢性胆囊炎兼见脾虚、阴液亏虚之证。

3. 急性胆囊炎辨证

（1）胆腑郁热证 上腹部持续性灼痛或绞痛，阵发性加剧，严重者痛引肩背，晨起口苦，时有恶心，饭后呕吐，持续低热，身目黄染，大便秘结，小便短赤，舌质红，苔黄或黄厚腻，脉滑数。

（2）热毒炽盛证 持续高热，右胁部疼痛拒按，身目发黄，黄色鲜明，烦躁不安，大便秘结，小便短赤，舌质红绛，舌苔黄燥或有腻苔，脉弦数。

4. 慢性胆囊炎辨证

（1）肝胆气滞证 右胁部胀痛，生气及心烦时加重，厌食油腻，时有恶心，饭后呕吐，脘腹满闷，嗳气，舌质淡红，舌苔薄白或微腻，脉弦。

（2）肝胆湿热证 胁肋胀痛，晨起口苦咽干，口干欲饮水，身目发黄，肢体困重，脘腹胀满，小便短黄，大便不爽或秘结，舌质红，苔黄或黄厚腻，脉弦滑数。

（3）寒热错杂证 胁肋胀痛，恶寒喜暖，晨起口苦，口干不欲饮，恶心欲呕，腹部胀满，大便溏泄，舌质淡红，苔薄白腻，脉弦滑。

（4）气滞血瘀证 右胁胀痛或刺痛，胸部满闷，善太息，晨起口苦咽干大便不爽或秘结，舌质紫暗，苔厚腻，脉弦或弦涩。

（5）肝郁脾虚证 右胁部胀痛，情志不畅，喜善太息，腹部胀满，体倦乏力，可伴腹泻，大便溏薄，纳食减少，舌质淡胖，苔白或微腻，脉弦或弦细。

（6）肝阴不足证 右胁部隐痛，两目干涩，头晕目眩，心烦易怒，肢体困乏，纳食减少，失眠多梦，舌质红，苔少，脉弦细。

（7）脾胃气虚证 右胁部隐痛，胃脘胀闷，纳食减少，乏力困倦，舌质淡白，苔薄白，脉缓无力。

三、中医康复治疗方法

胆囊炎可采取中西医结合的康复治疗方式。根据病情发病急缓，急性胆囊炎采取手术治疗及非手术治疗；慢性胆囊炎不伴息肉、结石者，治疗多采用非手术疗法。

（一）饮食康复处方

1. 饮食康复原则 胆囊炎患者可出现胆汁排泄不畅、消化功能障碍、饮食油腻诱发等情况。急性发作期症状严重者应酌情考虑适当禁食，使胆囊得到休息，给予静脉营养。根据患者病情变化，酌情给予清淡流食、低脂肪高碳水化合物流食、低脂肪低胆固醇半流食或普食。慢性结石性胆囊炎患者的发病与饮食、肥胖有关，建议规律、低脂饮食，对于肥胖者同时建议低热量膳食，并提倡定量、定时的规律饮食方式。

2. 日常饮食调护 日常饮食应避免高脂肪、高胆固醇食物；避免辛辣刺激与难消化的食物；避免喝浓茶、饮酒。保证食物中含有足够量的蛋白质，如鱼、瘦肉、奶类、豆制品等优质蛋白；保证蔬菜、水果的摄入。

3. 辨证食疗 辨证给予不同的针对性膳食，对于胆囊炎的康复具有一定的辅助作用。

（1）湿热证 可给予苦瓜炒双菇（苦瓜、金针菇、香菇）、双瓜粥（冬瓜、丝瓜、粳米）；日常适当多进食柚子、木瓜、冬瓜、丝瓜、苦瓜、黄瓜、香椿、薏米、芹菜、豆芽、荸荠、海带、香菇、金针菇等。

（2）气滞证 可给予橘皮粥（橘皮、粳米）、丁香梨（丁香、白梨、冰糖）；日常适当多进食橙子、柑、白萝卜、茴香菜、陈皮、砂仁、洋葱、包菜、香菜、玫瑰花、茉莉花等。

（3）血瘀证 可给予山楂内金粥（山楂、鸡内金、粳米）、鲜藕炒木耳（藕片、黑木耳）；日常适当多进食黑木耳、油菜、山楂、黑豆、玫瑰花、薤白、菱角、洋葱、鸡内金、香橼等。

（4）脾虚证 可给予补虚正气粥（炙黄芪、人参、粳米、冰糖）、扁豆山药粥（白扁豆、山药、粳米）；日常适当多进食山药、胡桃仁、甘薯、胡萝卜、芋头、大枣、蛋类、鱼类、茯苓、白扁豆等。

（5）阴虚证 可给予银耳枸杞子汤（银耳、枸杞子）、葡萄藕蜜膏（葡萄、鲜藕、蜂蜜）；日常多进食梨、葡萄、桑葚、枸杞子、银耳、莲藕、黑木耳、大白菜、荸荠、绿豆芽、海蜇、甲鱼等。

（二）针灸康复处方

1. 毫针 治以疏肝理气、通络止痛。以足厥阴、手足少阳经穴为主。

（1）主穴 期门、太冲、支沟、阳陵泉、胆囊、日月、丘墟、肩井。

（2）配穴 肝气郁结，配内关、行间以疏肝理气；肝胆湿热，配阴陵泉、行间以疏泄肝胆；气滞血瘀，配膈俞、阳辅以化瘀止痛；肝阴不足，配肝俞、肾俞以补益肝肾。

（3）操作 毫针刺，用泻法，每次留针时间 20～30 分钟，每周 2～3 次。

2. 穴位埋线

（1）常用穴 膈俞、胆俞、胆囊、足三里、阳陵泉、中脘。

（2）操作 采用一次性埋线针将可吸收蛋白线埋植于体内，10～14 天 1 次。

3. 耳针

（1）耳穴 肝、胆、脾、皮质下、交感、神门。

（2）操作 可用埋针法或压丸法。消毒后，用王不留行籽或磁珠或皮内针固定于耳穴上，每日按 4 遍，每次每穴按压 1 分钟，3 天后更换另一侧耳穴。

（三）中药康复处方

1. 急性胆囊炎

（1）胆腑郁热证 方用大柴胡汤加减。常用药：柴胡、黄芩、芍药、半夏、枳实、大黄、生姜。身目黄染，加茵陈、栀子；壮热，加石膏、蒲公英、虎杖；恶心呕吐，加姜竹茹；心烦失眠，加炒酸枣仁、合欢皮。

（2）热毒炽盛证 方用茵陈蒿汤合黄连解毒汤加减。常用药：茵陈、栀子、大黄、黄连、黄柏、黄芩。身目黄染重，加金钱草；小便黄赤，加滑石、车前草；大便干结，加火麻仁、芒硝。

2. 慢性胆囊炎

（1）肝胆气滞证　方用柴胡疏肝散加减。常用药：柴胡、芍药、川芎、陈皮、香附、枳壳、甘草。疼痛明显，加元胡、郁金、木香；腹部胀满，加厚朴、砂仁；恶心呕吐，加代赭石、炒莱菔子；口苦心烦，加莲子心、栀子；伴胆石，加鸡内金、金钱草、海金沙。

（2）肝胆湿热证　方用龙胆泻肝汤或大柴胡汤加减。常用药：龙胆草、黄芩、栀子、泽泻、木通、车前子、当归、柴胡。伴胆石，加鸡内金、金钱草、海金沙；小便黄赤，加滑石、通草；大便干结，加大黄、芒硝、牡丹皮。

（3）胆热脾寒证　方用柴胡桂枝干姜汤加减。常用药：柴胡、桂枝、干姜、瓜蒌根、黄芩、牡蛎。腹痛明显，加川楝子、元胡；久泄，完谷不化，加补骨脂、赤石脂；恶心呕吐甚，加姜半夏、姜竹茹。

（4）气滞血瘀证　方用血府逐瘀汤加减。常用药：桃仁、红花、当归、生地黄、牛膝、川芎、桔梗、赤芍、枳壳、甘草、柴胡。胁痛明显，加郁金、元胡、川楝子；口苦，加龙胆草、黄芩；脘腹胀满，加厚朴、木香。

（5）肝郁脾虚证，方用逍遥散加减。常用药：柴胡、当归、白芍、炒白术、茯苓、炙甘草、薄荷、煨姜。胀痛明显，加郁金、川楝子、青皮；急躁易怒，加栀子、菊花；腹胀明显，加香附、砂仁。

（6）肝阴不足证　方用一贯煎加减。常用药：北沙参、麦冬、当归、生地黄、川楝子。心烦失眠，加柏子仁、夜交藤、炒酸枣仁；急躁易怒，加栀子、青皮、珍珠母；右胁胀痛，加佛手、香橼；头目眩晕，加钩藤、菊花、白蒺藜。

（7）脾胃气虚证　方用香砂六君子汤加减。常用药：人参、白术、茯苓、半夏、陈皮、木香、砂仁、炙甘草。脘腹胀满，加枳实、厚朴、槟榔；纳差，消化不良，加神曲、鸡内金。

3. 胆囊炎常用中成药

（1）消炎利胆片　清热，祛湿，利胆，用于急性胆囊炎、胆管炎的肝胆湿热证。
（2）鸡骨草胶囊　舒肝利胆，清热解毒，用于胆囊炎的肝胆湿热证。
（3）舒胆片　清热化湿，利胆排石，行气止痛，用于胆囊炎、胆道感染、胆石症的肝胆湿热证。
（4）金胆片　利胆消炎，用于急慢性胆囊炎、胆石症及胆道感染。
（5）胆炎康胶囊　清热利湿，排石止痛，用于急慢性胆囊炎、胆管炎、胆石症及胆囊切除术后综合征的肝胆湿热蕴结证。
（6）龙胆泻肝丸　清肝胆，利湿热，用于急性胆囊炎或慢性胆囊炎急性发作的肝胆湿热证。

（四）其他疗法

1. 穴位贴敷　栀子 10g，大黄 10g，冰片 1g，乳香 6g，芒硝 10g。研粉，调匀成糊状，外敷于胆囊区，每日更换。

2. 摩腹　胆囊炎患者往往消化不良，每日摩腹有助于胃肠蠕动，缓解脘腹胀满。摩腹时应呈顺时针方向，由自己或他人操作皆可。

3. 传统导引术　长时间坚持习练八段锦，有助于改善情绪不佳、胁肋疼痛等。锻炼时可每次连续做 2 遍，早晚分别各做 1 次。坚持效果佳。

思考题：

1. 胆囊炎患者康复方案的制订可经过哪些手段来评估？
2. 胆囊炎的中医辨证思路是什么？
3. 胆囊炎的饮食康复原则是什么？

第四节　便　秘

一、概述

（一）定义

便秘（constipation）是指大肠传导失常，排便困难或费力，排便不畅，排便不尽感，排便费时需手法辅助排便，排便次数减少（每周少于 3 次），粪便干结量少的一种病证，可见于多种急性、慢性疾病中。女性患者多于男性，随着年龄的增长，患病率呈增加趋势。西医学的功能性便秘属于本病范围，同时肠易激综合征、直肠及肛门疾病所致便秘、药物性便秘、内分泌及代谢性疾病的便秘，以及肌力减退所致的便秘等，均可参照本节康复疗法治疗。

（二）病因病机

便秘与内伤饮食、外感寒热之邪、年老体虚、情志失调、劳累等因素关系密切，热结、气滞、气血阴阳亏虚，津伤是便秘的主要病机，《景岳全书·秘结》曰："秘结者，凡属老人、虚人、阴脏人及产后、病后、多汗后，或小水过多，或亡血失血，大吐大泻之后，多有病为燥结者，盖此非气血之亏，即津液之耗。"便秘病性可分为实秘、虚秘，两者相互兼夹或相互转化。本病病位在肠，与脾、肾、胃、肺等脏腑功能失调相关，《灵枢·杂病》曰："腹满，大便不利……取足少阴。"其认为便秘与脾、肾相关;《金匮要略·消渴小便不利淋病脉证并治》曰："趺阳脉数，胃中有热，即消谷引食，大便必坚，小便即数。"其提示胃热过盛可引起便秘；肺与大肠相表里，肺气宣发肃降失常，可导致大肠传化糟粕失职。

（三）诊断和检查

1. 便秘诊断　凡有排便次数减少、排便费力、粪便干结，可以诊断为便秘。但需要完善相关检查，除外器质性病变。

2. 便秘检查

（1）一般体格检查　腹部有无压痛、包块，在降结肠和乙状结肠部位是否触及粪块及痉挛的肠段。

（2）肛门直诊　直观探查有无肛门直肠肿物等器质性疾病、了解肛门括约肌和耻骨直肠肌功能。

（3）内镜检查　结肠镜检查可直接观察结、直肠黏膜是否存在病变，对于体重下降、直肠出血或贫血的便秘患者应做结肠镜检查，除外器质性病变。

（4）胃肠通过试验　患者停用有关药物48小时后服用不透X光标志物20个后，于第48小时拍摄腹部X线平片1张，如多数标志物已集中在乙状结肠和直肠区域之内或尚未到达此区域，则分别提示通过正常或过缓；在72小时重复拍片1张，若多数标志物仍未抵达乙状结肠或直肠或仍留在乙状结肠、直肠，则分别提示通过缓慢或出口梗阻型便秘。

（5）肛管直肠压力测定　利用压力测定装置置入直肠内，令肛门收缩和放松，检查肛门内外括约肌、盆底、直肠功能和协调能力。若在用力排便时肛门外括约肌出现矛盾性收缩，提示有出口梗阻性便秘；向直肠气囊内注气后，如肛门直肠抑制反射缺如，则提示有先天性巨结肠；直肠壁黏膜对气囊内注气后引起的便意感、最大耐受限度的容量等，能提供直肠壁的排便阈值是否正常。

（6）结肠压力监测　将传感器放置到结肠内，在相对生理的条件下连续24～48小时监测结肠压力变化。确定有无结肠无力，对治疗有指导意义。

二、康复评定

便秘在是很多疾病的一种临床表现，在康复练习之前，对便秘的分类、病程、器质性病变诊断、功能性便秘分型、便秘其他常见病因（系统性疾病、药物因素）、严重程度、中医辨证应详尽分析，以便全面评估病情，制定适宜康复处方。

（一）便秘分类及病程

便秘按有无器质性病变可分为器质性便秘与功能性便秘；按病程或起病方式可分为急性、慢性便秘。慢性便秘的病程至少为6个月。

（二）器质性便秘诊断

对近期内出现便秘、便秘或伴随症状发生变化的患者，尤其是年龄＞40岁、有便血、粪隐血试验阳性、贫血、消瘦、明显腹痛、腹部包块、有结直肠息肉史和结直肠肿瘤家族史者，应进行必要的实验室、影像学和结肠镜检查，以明确便秘是否为器质性疾病所致、是否伴有结直肠形态学改变。对肿瘤、肠梗阻引起的便秘建议药物或手术治疗为先。

（三）功能性便秘分型

按照目前的病理生理学机制，可将功能性疾病所致的便秘分为慢传输型、排便障碍型、混合型、正常传输型四种类型。

（四）常见系统性疾病所致便秘

甲状腺功能减退症、糖尿病、淀粉样变性、皮肌炎、硬皮病、系统性硬化病、脊髓损伤、帕金森病。

（五）药物因素

抗抑郁药、抗癫痫药、抗组胺药、抗震颤麻痹药、抗精神病药、解痉药、钙拮抗剂、利尿剂、单胺氧化酶抑制剂、阿片类药、拟交感神经药、含铝或钙的抗酸药、钙剂、铁剂、止泻药、非甾体消炎药等。

（六）便秘严重程度

根据便秘和相关症状轻重及其对生活影响的程度分为轻度、中度、重度。轻度指症状较轻，不影响日常生活，通过整体调整、短时间用药即可恢复正常排便，重度指便秘症状重且持续，严重影响工作、生活，需用药物治疗，不能停药或药物治疗无效。

便秘症状评估积分，分值越高，代表便秘症状越重，见表 7-2。

表 7-2 便秘症状评估表

分值	排便困难过度用力排便	粪便性状	排便时间分/次	下坠、不尽、胀感	频率次/天	腹胀
0	无	7～4	< 10	无	1～2	无
1	偶尔	3	10～15	偶有	3	偶尔
2	时有	2	15～25	时有	4～5	时有
3	经常	1	> 25	经常	> 5	经常

（七）中医辨证评估

1. 辨病位 便秘的基本病机为大肠传导功能失常，病位在大肠，与脾、胃、肝、肾、肺等脏腑的功能失调有关。

2. 辨虚实 便秘分虚实论治，实者当辨热秘、气秘，虚者当辨气虚、阳虚的不同。

三、中医康复治疗方法

（一）传统功法康复处方

1. 康复处方原则

（1）功法的选择　根据便秘患者不同的严重程度、病程、病因、年龄、性别，在常见功法中挑选适宜的功法动作组成便秘功法康复处方，难易结合，便于患者学习。

（2）训练的强度　以心率、自主感觉劳累分级表（RPE）及出现限制活动的症状如为观测指标。靶心率＝［（220－年龄）－静态心率］×（60%～85%）＋静态心率，RPE主观劳累程度不超过11～14。限制活动的症状主要为肢体酸楚疼痛、劳累、气喘无力等。

（3）训练的时间　每次约为35分钟，包括热身5分钟、正式锻炼25分钟、训练后拉伸5分钟。

（4）训练的频率　便秘患者病程较长，短则数周，长则10年以上，为保证患者康复质量，运动量和频率初期建议为每天1～2次，每周5～7天。待排便次数增加，排便感顺畅、便质转软后，可逐渐减少运动频率，改为每天1次，每周3天。

（5）训练的受众人群　除外器质性病变的便秘患者，均可进行功法康复训练。对于60岁以上或平素体弱多病、患有多种基础疾病的便秘患者，应适当降低功法强度及难度。

2. 功法处方

（1）功法处方组成　易筋经之韦陀献杵（3分钟）、掉尾式（2分钟）；八段锦之调理脾胃须单举（3分钟）、左右开弓似射雕（2分钟）；五禽戏之熊戏、鹿戏，包括熊运、熊晃、鹿抵、鹿奔（5分钟）；24式简化太极拳（10分钟）。

（2）功法处方方义　练习时全身放松，内养气机，蓄宜丹田，原文为"立身期正直，环拱手当胸；气定神皆敛，心澄貌亦恭"。此为便秘康复处方的起始动作，以助练习者进入练功状态；掉尾式功势上托、左右侧俯、前俯后仰，主要为舒松经络，增加人体柔韧性，按摩内脏，促进胃肠蠕动，助于排便；调理脾胃须单举是上下运动之势，可健脾益气降逆通便；左右开弓似射雕是左右动作之势，久练能宽胸理气，气顺则便通；五禽戏中的每一戏都可单独练习，《三国志·华佗传》记载："吾有一术，名五禽之戏，一曰虎，二曰鹿，三曰熊，四曰猿，五曰鸟，亦以除疾，兼利蹄足，以当导引。体有不快，起作一禽之戏，怡而汗出，因以着粉，身体轻便而欲食。"其中熊戏主脾，能调理脾胃、充实四肢，尤其是熊运，练习时以双手环绕腹部做圆周运动，可顺气导滞、润肠通便；鹿戏主肾，能益气补肾、壮腰健胃，对阳气虚衰导致的阳虚便秘、气虚传导无力导致的气虚便秘尤为适宜；太极拳集各家拳法之所长，可缓可快，柔中寓刚，刚中有柔，有着深厚的群众基础，是目前推广范围较广的功法；24式简化太极拳虽然动作不多，但充分体现了太极拳运动的特点，适合任何年龄、性别、体型的便秘患者练习。

（3）功法处方辨证加减　热秘者，加练八段锦之摇头摆尾去心火，泄热通便；气秘者为邪滞胃肠、壅塞不通，加练八段锦之两手托天理三焦，通调三焦，顺气通便；阳虚、气虚便秘者，加强鹿戏练习以补气温阳；慢输出型便秘者增加熊戏练习时间，因系统性疾病引起便秘的患者，在基础疾病稳定的情况下，适当增加太极拳的练习遍数，以增强身健体之功。鼓励严重便秘的患者增加练习时间，以每次 45 分钟为宜。

3. 功法康复注意事项

（1）应鼓励便秘患者积极进行康复训练。现代人普遍多坐少动，便秘与工作压力、焦虑、抑郁等精神因素相关，功法可调形、调气、调神，动静相宜，对改善人体气血运行、调和阴阳大有裨益。

（2）便秘运动康复训练要持之以恒，对功法动作的掌握和内涵的理解非一日、一时之功，而是随着锻炼次数的增加逐渐加深，并且功法康复的效果在一定的时间累积后方能显现，医者应适时帮助患者建立康复信心、维持练习热情、保证练习的连贯性。

（3）功法康复应在专业功法医生的指导下进行，要注意循序渐进。动作由简单到复杂。避免因幅度过大、强度过高导致跌倒、关节损伤等情况；练习时间由短至长，逐步加至 25 分钟训练时间，强度逐步增加，使人体逐步适应功法练习。

（二）针灸康复处方

治以通调腑气、润肠通便。以大肠的俞、募、下合穴为主。

1. 体针

（1）主穴　天枢、足三里、上巨虚、大肠俞、支沟、三阴交。

（2）配穴　热秘，加合谷、曲池清泄腑热；气秘，加膻中、中脘、太冲疏通气机；冷秘，加关元、命门、肾俞温阳散寒；虚秘，加脾俞、气海健脾益气，以助通便；体弱多病，加太溪、百会振奋阳气，益肾健骨。

（3）操作　诸穴位均毫针针刺。冷秘、虚秘可用温针灸、隔附子饼灸。

2. 耳针　取交感、大肠、内分泌、三焦、肾、脾、小肠，用王不留行籽贴压。

（三）推拿康复处方

治以实者祛邪、虚者扶正。

1. 取穴　中脘、天枢、气海、足三里、脾俞、胃俞、肾俞、大肠俞、八髎。

2. 手法　一指禅推法、摩法、按揉法、滚法、擦法等。

3. 操作步骤

（1）患者仰卧位　一指禅推中脘、天枢、气海，双手重叠置于右腹部，顺时针摩腹，沿小肠升结肠横结肠降结肠走向推按，按揉足三里，时间约 10 分钟。

（2）患者俯卧位　一指禅推或按揉脾俞、胃俞、肾俞、大肠俞，手法宜轻，横擦八髎，透热为度，时间约 10 分钟。

（3）辨证加减　①热秘：按揉支沟、曲池，推足阳明胃经，从足三里下推至下巨虚。②气秘：一指禅推膻中、肺俞、膈俞。③气虚秘：按揉气海、肺俞、脾俞。④阳虚秘：按揉命门、肾俞、脾俞，直擦督脉，透热为度。

（四）中药康复处方

1. 热秘症　见大便干结，腹胀腹痛，小便短赤，舌红苔黄，脉滑数。方用麻子仁丸加减。常用药：大黄、火麻仁、枳实、厚朴、杏仁、芍药。津液肠道失润，加生地黄、玄参、麦冬；大便燥结难下，加大黄、柏子仁。

2. 气秘症　见大便干结，便而不爽，肠鸣矢气，脘腹痞满，舌淡苔薄腻，脉弦。方用六磨汤加减。常用药：木香、乌药、沉香（后下）、枳实、槟榔、大黄。腹部胀满者，加白芍、厚朴、莱菔子。便后下血，加槐花、地榆、白茅根。

3. 气虚秘症　见排便困难，虽有便意，用力努挣则汗出短气，便后乏力，面白神疲，肢倦懒言，舌淡苔白，脉弱。方用黄芪汤。常用药：黄芪、火麻仁、陈皮、郁李仁。气短多汗，加党参、白术、浮小麦；纳呆便溏，加薏苡仁、茯苓；气虚下陷脱肛，加升麻、柴胡。

4. 阳虚秘症　见排出困难，小便清长，面色白，四肢不温，腹中冷痛，或腰膝酸冷，舌淡苔白，脉沉。方用济川煎。常用药：肉苁蓉、牛膝、当归、升麻、枳壳。腹中冷痛，加干姜、白芍、肉豆蔻；脾阳不足为著，加人参、莲子肉、芡实。

（五）便秘的预防调护

积极寻找便秘原因，保持心情舒畅，增加活动，养成按时如厕的习惯。多饮水，增加粗纤维饮食，避免滥用泻药、久坐不动，高龄患者避免过度用力诱发急性心脑血管疾病。

思考题

1. 如何对便秘进行康复评定？
2. 便秘功法处方如何设计？
3. 便秘的中医康复的手段有哪些？

第八章 免疫系统疾病及功能障碍的中医康复治疗 ▷▷▷▷

一、概述

（一）定义

类风湿关节炎（rheumatoid arthritis，RA）是一种以侵蚀性、对称性多关节炎为主要临床表现的慢性、全身性自身免疫性疾病。基本病理改变为关节滑膜的慢性炎症、血管翳形成，并逐渐出现关节软骨和骨破坏，最终导致关节畸形和功能丧失。早期有游走性的关节疼痛和活动受限，中期、晚期表现为关节功能障碍，继则僵硬、变形，甚至丧失劳动力，终至残废。此外，患者可伴有发热、疲乏、周身不适、纳差、体重下降、贫血等全身表现。本病确切发病机制不明，呈全球性分布，是造成人类丧失劳动力和致残的主要原因之一。早期诊断、早期治疗至关重要。

（二）病因病机

类风湿关节炎属于中医学"痹证"范畴，与"顽痹""尪痹""历节风"等相关。本病多由素体虚弱，后天劳损，气血不充，感受风寒湿热等外邪，经脉闭阻，气血运行不畅而致。日久可生痰成瘀，或导致肝肾阴虚。正气亏虚是发病的内因和先决条件，外邪侵袭是发病的外因。基本病机为肝肾亏虚，风湿痹阻，痰瘀互结。久痹病邪内舍肝肾，使关节失养而不用，筋骨失养而挛缩，故脏腑之虚重在肝、肾，病位在骨、关节、筋脉、肌肉。痰瘀是主要病理因素，痰与瘀又可因果为患，痰瘀互结，胶固难化。风湿痹阻是病情迁延反复的重要因素，且每因与寒、热相合而异性。内生之风寒湿热留着，与外感之邪相合，可使症状持续加重，难以缓解，或呈急性发作。病理性质为本虚标实，以肝脾肾虚弱为本，风寒湿热、痰浊、瘀血为标，虚实夹杂。

痹证日久，因风寒湿痹或热痹日久不愈，瘀血痰浊内生，可见关节肿大、屈伸不利、皮下结节、皮肤瘀斑等；病久亦可耗伤气血阴津，见口干、眼干等；或痹证日久，复感外邪，病邪由经络传于脏腑，可形成顽固而难愈的脏腑痹，如《素问·痹论》曰："五脏皆有合，病久不去者，内舍于其合也。"

（三）诊断与检查

类风湿关节炎诊断与检查流程见图 8-1。

1. 一般体格检查与骨关节系统体检。

2. 实验室检查：包括血小板计数、炎性标志物（ESR、CRP）、自身抗体（RF、ACPA）、关节滑液检查。

3. 关节影像学检查：受累关节 X 线、MRI 和关节超声等检查。

4. 关节镜及针刺活检。

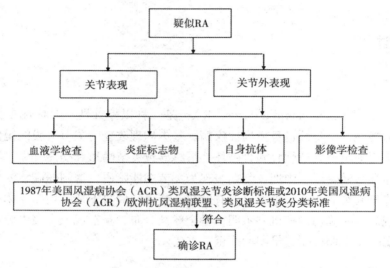

图 8-1　类风湿关节炎检查流程图

二、康复评定

（一）疾病活动性评定

参考 ACR 制定的疾病活动期标准，见表 8-1。

表 8-1　类风湿关节炎活动性标准

项目	轻度活动	中度活动	明显活动
晨僵时间（小时）	0	1.5	＞5
关节疼痛数	＜2	12	＞34
关节肿胀数	0	7	＞23
男［kPa（mmHg）］	＞33.33（250）	18.66（140）	＜7.33（55）
女［kPa（mmHg）］	＞23.99（180）	13.33（100）	＜5.99（45）
16.5m 步行秒数（秒）	＜9	13	＞27
血沉率（魏氏法）（mm/h）	＜11	41	＞92

（二）疾病稳定期评定

参考美国风湿病学会制定的疾病活动期标准：①晨僵持续时间不超过 15 分钟。②无疲劳感。③关节无疼痛。④关节无压痛或无运动痛。⑤关节软组织或腱鞘鞘膜不肿胀。⑥血沉：女性不超过 30mm/h，男性不超过 20mm/h，持续 2 个月以上。

（三）关节活动度评定

判断和记录累及关节的主动、被动运动情况，确定是否存在半脱位或脱位。每个关节的活动受限需与 X 线摄片进行对照，与对侧关节进行对照，记录每个关节的炎症程度、异常情况，以及关节是否存在肿胀、变形、发热、不稳定情况。

（四）疼痛评定

对于疼痛的评定，可采用视觉模拟评分法（VAS）了解疼痛程度的动态变化，采用抑郁自评量表（SDS）了解疼痛对患者情绪的影响，采用麦吉尔疼痛问卷对疼痛水平进行全面评价；也可使用 Ritchie 关节指数等对关节压痛进行评定。

（五）肌力评定

记录肌力情况及肌肉收缩时是否存在疼痛。医生评估患者肌力时应考虑肌力训练量、状态、性别、年龄、诊断及自身的努力程度。

（六）步态评定

1. 髋关节活动受限步态　腰段出现代偿运动，骨盆和躯干倾斜，腰椎和健侧髋关节出现过度活动。

2. 膝关节活动受限步态　膝关节屈曲挛缩大于 30°，慢走时呈短腿跛行，膝关节伸直位强直时，健腿做环形运动，髋关节升高，踮足行走。站立位因膝不能屈曲至 15°，使骨盆和重心升高。

3. 马蹄足畸形步态　为跨阈步态，患腿相对变长，摆动期髋、膝屈曲增加。

（七）日常生活活动能力评定

日常生活活动能力（activity of daily living，ADL）评定能够明确患者生活中的困难、所需要的帮助及亟待解决的问题，以便有针对性地进行作业治疗并提供适宜的生活辅助工具。

（八）中医辨证评估

1. 辨病邪寒热　寒性凝滞，主收引，症见痛如针刺刀割而有定处，受寒痛剧，得温痛减，苔白，脉紧。湿性黏滞缠绵，湿留关节，酸痛重着，濡肿如裹，苔白腻，脉濡。病久者湿聚成痰，痰留关节，瘀阻络脉，痰瘀互结而加重痹阻，进而气血失荣，筋骨失养，既见疼痛肿胀而感觉麻木，也见骨节变形而活动缺失，发病日久，可痰瘀互结致手足变形。类风湿关节炎病程长、迁延不愈、症情复杂，热证多见于急性发作期，寒证多见于病情相对稳定期，但寒热之间有兼夹、消长、转化，在病变的某一阶段，可呈现寒热错杂之证。

2. 辨邪正虚实 久痹不已，病情虚实夹杂，虚者常见阳气、阴血损伤，肝肾不足；实者常见风寒湿热滞留不去，兼夹痰瘀。本病早期以邪盛标实为主；中期表现为阴阳偏虚、寒热错杂、痰瘀并见；晚期在阴阳俱虚之中，又可见虚中夹实、寒中有热之候。

3. 辨病期 临床大致分为活动期和缓解期。活动期为病邪闭阻脉络，以邪实为主，表现为关节肿胀、晨僵疼痛、功能障碍；缓解期以肝脾肾亏虚、虚实夹杂为主，病情相对稳定。

三、中医康复治疗方法

（一）传统功法康复处方

1. 康复处方原则

（1）功法的选择 根据类风湿关节炎患者不同分期、关节活动度、肌力、ADL，采用有针对性地改善患者关节活动度、平衡、协调和步态等的功法，因病情制定个性化的训练计划，定期复查并做必要的调整。

（2）训练的强度 以靶心率及运动后的反应为强度观测指标。靶心率可通过运动试验获得，即运动试验中最高心率的 60% ～ 80% 为靶心率；也可通过以下公式获得：靶心率 ＝ ［220 －年龄（岁）］×（60% ～ 80%），或靶心率 ＝（最高心率－安静心率）×（60% ～ 80%）＋安静心率；或训练强度以运动后的反应作为评判标准，心率在运动后 10 分钟内恢复至安静时心率，运动后不感疲劳、食欲增加、睡眠良好，说明训练强度适当。限制活动的症状主要为肢体关节疼痛、胸闷不适、劳累、气喘等。训练开始时宜用低强度进行运动，适应后逐步增加至高限。

（3）训练时间 每次运动 40 分钟左右，包括准备活动、运动训练和放松活动，其中达靶心率的运动时间以 20 ～ 30 分钟为宜。训练时间循序渐进，一般可从 10 分钟开始，适应后逐渐增加至 30 ～ 40 分钟，其中可穿插必要的休息。

（4）训练的频率 一般每周运动 3 ～ 5 次或每天 1 次。次数过少，则康复训练效果下降，难以达到增强和维持肌力、增加和保持关节活动度的效果。

2. 辨证施功 类风湿关节炎急性期患者以卧床休息为主，保持正确的体位，以放松、平静的身心练习内养功、放松功和保健功。稳定期患者可在医生的指导下进行功法康复，以简单动作开始，循序渐进地训练。因病情或喜好不同，习练太极拳、太极剑、易筋经、五禽戏、八段锦等。功法动作的难易程度也可有所不同，如太极拳一般从揽雀尾、单鞭、云手、左右蹬脚等单个动作开始，逐步练习至全套动作。情绪抑郁、喜太息、心烦易怒、胁肋胀满、脉弦，为肝郁气滞证，可以选择太极气功十八式中的开阔胸怀式及飞鸽展翅式反复练习；肌肉消瘦、腰膝酸软、畏寒肢冷、阳痿遗精、头晕目眩、

骨蒸潮热、面色潮红、心烦口干、失眠、舌质红、少苔、脉细数，为肝肾两虚证，可选择易筋经抻筋拔骨、强筋健骨、调整阴阳，可重点练习韦驮献杵、摘星换斗、倒拽九牛尾、出爪亮翅、青龙探爪等式。

3. 注意事项

（1）练功前保持情绪稳定，避免在大怒、大喜、烦恼或过于兴奋后练功，否则影响到神意对形气的调控，易导致精神及形体的损害。

（2）练功前半小时停止剧烈的文娱活动，保证气血平和。如觉疲劳不适可稍做休息，或自我先行拍打按摩。如有较明显的躯体疼痛不适等症状，可先采取对症治疗措施，症状缓解后再开始练功。练功前也可做一些松解关节经络的活动，以利于疏通气血。同时，练功前排空大小便，功中也不可久忍二便。

（3）对受累关节应在能承受的疼痛范围内进行活动练习。手腕病变者，应防止做强有力的抓握和提捏动作，以防加重畸形的形成。

（4）急性期患者全身症状严重、关节肿痛明显，此时应以卧床休息为主，减少活动，并保持关节处于功能位置。

（5）功法康复应在专业功法医生的指导下进行，注意循序渐进，以不致引起疼痛、活动后亦无明显的疲劳感为度。严禁超常规、超负荷训练，防止运动量、运动强度超过自身所能承受的极限时，引起全身性疲劳、局部肌肉、关节损伤等。

（6）功法康复中，切勿动作幅度过大、用力过猛，根据个人情况逐渐加大运动幅度，在不引起关节疼痛加重的范围内，循序渐进地坚持训练。通过持续习练，增加关节活动度，并使肌肉产生适度疲劳，达到肌纤维增粗、肌力增强的目的。如果在运动过程中出现关节疼痛加重，应停止练习，休息一段时间再尝试。

（二）针灸康复处方

治以通经活络、行气止痛。以病痛局部穴为主，结合辨证选穴。

1. 体针

（1）主穴　阿是穴和局部经穴。肩部取肩髎、肩髃、肩井；肘部取曲池、合谷、外关、尺泽；腕部取阳池、阳溪、腕骨；背部取水沟、身柱、腰阳关、夹脊；髋部取环跳、居髎；股部取秩边、承扶、风市；膝部取犊鼻、梁丘、阳陵泉、膝阳关；踝部取申脉、照海、昆仑、丘墟。

（2）配穴　以关节窜痛、游走不定为主症之行痹，加膈俞、血海；以关节酸痛明显为主症之着痹，加足三里、阴陵泉；以关节冷痛且剧、遇热痛减为主症之痛痹，加肾俞、关元；以关节红肿且胀、热痛为主症之热痹，加大椎、曲池。

（3）操作　毫针刺，用平补平泻法，配穴按虚补实泻法操作。关元、肾俞用补法并灸，局部红肿明显者，可配合局部点刺出血。每日或隔日1次，每次留针15分钟，出针前重复运针1次。10次为1个疗程，疗程间隔3～5日。

2. 艾灸　风寒湿痹，宜针灸并施；风湿热痹宜针不宜灸，久痹正虚以灸为宜。穴位参照体针选穴。

3. 电针 针刺得气后，接通电针仪，以患者肌肉微颤为度，每次通电 15 ~ 20 分钟。

4. 耳针 一般用于关节痛甚者。取耳的相应区压痛点及神门、肝、脾、肾，中、强刺激，留针 10 ~ 20 分钟，每日 1 次；也可用埋针法或压丸法。

5. 刺络拔罐法 皮肤针重叩背脊两侧及关节病痛部位，使出血少许，加拔火罐 1 ~ 2 次。

6. 穴位注射法 使用当归注射液或丹参注射液，选取病痛部位腧穴，每穴注入 0.5 ~ 1mL，每周 1 ~ 2 次，注意勿注入关节腔内。

（三）推拿康复处方

推拿治疗在本病的治疗中早期在于和营通络、滑利关节；中期、后期在于舒筋通络、活血止痛。治疗方法包括经穴推拿、运动关节推拿和自我按摩。治疗中注意循序渐进，不可用重力和蛮力，不能急于求成。

1. 取穴 指掌关节取后溪、二间、中渚、劳宫、四缝、合谷；腕关节取阳溪、阳池、腕骨、大陵、养老；肘关节取曲池、曲泽、天井、小海、手三里、手五里；肩关节取肩髃、肩髎、肩贞、肩井、天宗；踝关节取昆仑、丘墟、申脉、悬钟、解溪、太溪；膝关节取膝眼、阳陵泉、阴陵泉、委中、梁丘、丰隆；髋关节取髀关、环跳、居髎、秩边、承扶；下颌关节取下关、合谷、翳风、颊车。

2. 手法 经穴推拿常用推法、揉法、捻法、㨰法、点法、拿法等手法。经穴推拿后施以关节的摇法、拔伸法和扳法操作。患者在关节活动功能好转的基础上，可在医生指导下进行自我按摩。如以一手拇指、食指，对另一手的指间关节施以按揉、捻、屈伸、摇、拔伸等动作。

3. 操作步骤

（1）上肢 患者取仰卧位或坐位，先用推法和一指禅推法，继用㨰法、揉法沿指腕肘反复施术，受累关节处重点治疗；捻指间关节；按掐四缝、劳宫；点阳溪、大陵、曲泽、肩髃，拿合谷、曲池、肩井；屈伸、摇、搓、拔伸各受累关节；擦热患处，施拍法使热透入关节。

（2）下肢 患者取仰卧位，先用推法和一指禅推法沿足背踝膝反复施术，受累关节处重点治疗；按内庭、太冲、丘墟、悬钟、阴陵泉、阳陵泉等穴；点解溪、昆仑、膝眼、足三里、髀关、梁丘；屈伸、摇、搓、拔伸各受累关节；患者俯卧位，自足跟向上沿足太阳膀胱经施推法、㨰法、揉法；拿太溪、昆仑、委中、殷门；点承扶、环跳、秩边；擦热患处，施拍法使热透入关节。

（3）下颌关节 患者正坐张口，医者以指揉与大鱼际揉摩相配合，施于下颌关节及颊车、下关、听会、耳门、翳风，使患者有得气感；继而施一指禅推法于上述诸穴，往返 3 ~ 5 遍；拿合谷及两侧风池、肩井穴。

（四）中药康复处方

1. 中医内治方

（1）寒湿痹阻证，方用乌头汤加减。常用药：麻黄、制川乌、芍药、甘草、黄芪、蜂蜜。寒邪甚，加制附子、细辛、桂枝、干姜以温经散寒，通脉止痛。

（2）湿热痹阻证，方用二妙散加减。常用药：苍术、黄柏、连翘、续断、生地黄、木瓜、防己、独活、威灵仙、秦艽、地龙以通络止痛。发热恶风明显，加荆芥、薄荷以疏散风热；皮肤有红斑，加牡丹皮、赤芍清热活血；关节疼痛明显，加乳香、没药、三棱、莪术以活血行气止痛。

（3）风湿痹阻证，方用羌活胜湿汤加减。常用药：羌活、独活、防风、秦艽、姜黄、威灵仙、鸡血藤、当归、川芎、木瓜、甘草。小便不利，肢体浮肿，加茯苓、泽泻、车前子以健脾利水；痛甚，加延胡索以止痛；关节肿胀甚者，加萆薢、猪苓以利水渗湿；肌肤麻木不仁，加海桐皮、豨莶草以祛风通络。

（4）痰瘀互结证，方用双合汤加减。常用药：桃仁、红花、当归、川芎、白芍、生地黄、茯苓、半夏、陈皮、白芥子、甘草、竹沥。症状严重，加丹参、牛膝、鸡血藤或蜈蚣、地龙、全蝎等虫类药；痰瘀化热，加黄芩、黄柏、牡丹皮以清热凉血。

（5）肝肾两虚证，方用独活寄生汤加减。常用药：独活、细辛、防风、秦艽、肉桂、桑寄生、杜仲、牛膝、当归、川芎、地黄、芍药、人参、茯苓、甘草。肾气虚明显，加补骨脂、菟丝子、黄精、党参补益肾气；肾阳虚明显，加附子、干姜、巴戟天、狗脊温补肾阳；阴虚明显，加龟甲、女贞子、熟地黄滋补肾阴；脾虚湿盛明显，加白术、薏苡仁、茯苓健脾渗湿。

2. 中药外治方

（1）艾叶 9g，透骨草 30g，红花 9g，花椒 6g，水煎。用其热气熏洗患处，每日 1～2 次。本方具有温经散寒、活血通络之功，用于风寒湿痹证。

（2）川乌、草乌、松节、生南星、生半夏各 30g。研末，酒浸擦患处。本方具有温经散寒、化痰通络之功，用于风寒湿痹证兼有痰瘀痹阻，见关节冷痛明显、僵直变形者。

（3）关节红肿热痛者，用仙人掌适量，或鲜紫花地丁适量，捣成泥状，涂敷患处，每日 1 次。本方具有清热、消肿、止痛之功，用于风湿热痹证。

（五）食疗处方

本病病程较长，患者体质往往偏虚，治疗药物又大多影响脾胃正常功能。因此，饮食应选清淡可口、富于营养而又易消化吸收的食物，少食生冷、滋腻之品。如寒邪偏盛者，可食用豆豉、羊肉、生姜、茴香、花椒等；热邪偏盛者，可常食藕、荸荠、丝瓜、马兰头、菊花脑、梨等；湿盛脾虚者，可食薏苡仁、扁豆、山药、赤小豆、莲子等。

1. 木瓜薏仁粥　木瓜 10g，薏苡仁 30g。木瓜、薏苡仁洗净后，倒入锅内，加冷水，浸泡后小火慢炖至薏苡仁酥烂，可加少量白糖调味。每日服食，不拘量。有祛风利湿、舒筋止痛之功效，适用于风寒湿痹见关节重着、活动不利、手足筋挛、不得屈伸者。

2. 千斤拔狗脊煲猪尾 千斤拔、狗脊各 30g，猪尾骨 1 条。上三味洗净放入砂锅内，加冷水适量，煲至 1 碗，加少量盐调味。有祛风湿、补肝肾、强筋骨之功效，适用于风湿性关节炎伴肾虚者。

3. 杜仲蹄筋汤 杜仲 10g，枸杞子 10g，蹄筋 80g。上三味洗净，蹄筋泡发，放入砂锅内，加冷水适量，大火烧开后小火煲至蹄筋熟烂，加少量盐调味。有补肝肾、强筋骨之功效，适用于风湿性关节炎伴肝肾亏虚者。

思考题：

1. 试述类风湿关节炎中医病因病机，并分别说明风、寒、湿、热、痰、瘀病邪偏盛的证候特点。

2. 治疗类风湿关节炎使用有毒中药时应注意哪些事项？

3. 类风湿关节炎为何要早期介入康复治疗？

第九章　内分泌系统疾病及功能障碍的中医康复治疗 ▷▷▷▷

第一节　糖尿病

一、概述

(一) 定义

糖尿病 (diabetes mellitus, DM) 是一组由多病因引起以慢性高血糖为特征的代谢性疾病, 是由于胰岛素分泌和 (或) 利用缺陷所引起的。长期碳水化合物、脂肪及蛋白质代谢紊乱可引起多系统损害, 导致眼、肾、神经、心脏、血管等组织器官慢性进行性病变、功能减退及衰竭; 病情严重或应激时可发生急性严重代谢紊乱, 如糖尿病酮症酸中毒 (DKA) 高渗高血糖综合征。

糖尿病是由遗传和环境因素的复合病因引起的临床综合征, 但目前其病因和发病机制仍未完全阐明, 是严重威胁人类健康的世界性公共卫生问题。中医康复对于减轻糖尿病患者症状, 减少并发症的发生、提高患者生活质量具有重要作用。

(二) 病因病机

"糖尿病" 属于中医学 "消渴" 范畴, 又有 "消瘅" "肺消" "消中" 等名称。本病多因禀赋不足或年老体衰, 脏腑功能虚损, 复因饮食失节、情志失调、劳欲过度等导致阴津亏虚, 燥热内盛, 痰湿瘀血阻滞, 肺、胃 (脾)、肾功能失调所致。病位在肺、胃 (脾)、肾, 以肾为主。基本病机是阴津亏损, 燥热偏胜, 其中阴虚为本, 燥热为标, "火因水竭而益烈, 水因火烈而益干", 两者互为因果。消渴迁延日久, 肺之气阴不足, 脾肾衰败, 痰浊、水湿、瘀血内生, 故常表现为本虚标实, 虚实错杂为患。本虚常见阴虚及气, 或阴虚及阳、气虚及阳, 致气阴两虚或阴阳两虚。标实常见燥热灼津成痰, 或脾虚痰湿水饮内生, 久病入络, 血脉瘀滞, 或肝郁气滞血瘀等, 使燥热、痰浊、痰火、水湿、气滞、血瘀甚或肝阳、肝风等病理因素错杂并见。

病变日久, 可产生诸多并发症。阴虚肺失濡养, 并发肺痨; 痰瘀痹阻心脉, 心失所养, 则见胸痹心痛; 肝肾阴虚, 阳化风动, 夹痰夹瘀, 脑脉瘀阻或血溢脑脉之外, 则形成中风；肝肾阴虚，精血不能上承耳目，则见圆翳内障、雀目、暴盲、耳聋等；脾肾衰败，水湿潴留，泛滥肌肤，则见水肿；瘀血阻滞，经脉失养，而致肢体麻木疼痛；感受热毒或燥热内结，营阴被灼，脉络瘀阻，蕴毒成脓，而成疮疖、痈疽等；阴液耗损，虚阳上浮，或阴竭阳亡而出现烦躁、昏迷等危象。

（三）诊断与检查

糖尿病诊断与检查流程，见图9-1。

1. 糖代谢异常严重程度检查 尿糖测定、血糖测定、口服葡萄糖耐量试验（OGTT）、糖化血红蛋白和糖化血浆白蛋白测定。

2. 胰岛 β 细胞功能检查 胰岛素释放试验、C肽释放试验等。

3. 并发症检查 尿酮体试验、电解质测定、酸碱平衡诊断试验；眼、心、肾、脑及神经系统的各项辅助检查。

4. 有关病因和发病机制的检查 谷氨酸脱羧酶抗体（GADA）、颈内动脉（ICA）、胰岛素抗体（IAA）、人蛋白酪氨酸磷酸酶抗体（IA2A）的联合检测；胰岛素敏感性检查、基因分析等。

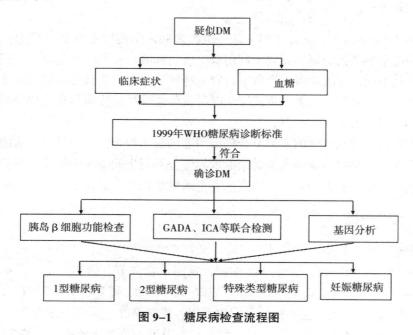

图9-1 糖尿病检查流程图

二、康复评定

（一）生理功能评定

1. 生化指标测定 指标测定包括血糖、糖化血红蛋白（HbA1c）、血脂、肝肾功能等。按照 WHO 的标准，空腹血糖（FPG）≥ 7.0mmol/L 和（或）餐后2小时血糖 ≥ 11.1mmol/

L，可诊断糖尿病；6.1mmol ≤ FPG < 7.0mmol/L 且餐后 2 小时血糖 < 7.8mmol/L 称为空腹血糖受损（IFG）；餐后 2 小时血糖 7.80 ～ 11.1mmol/L 称为糖耐量异常（IGT）。

2. 2 型糖尿病理想的控制目标值　可参考《中国 2 型糖尿病防治指南》的项目的目标值，见表 9-1。

表 9-1　中国 2 型糖尿病综合控制目标

指标	目标值
血糖（mmol/L）	
空腹	4.4 ～ 7.0
非空腹	< 10.0
糖化血红蛋白（%）	< 7.0
血压（mmHg）	< 130/80
总胆固醇（mmol/L）	< 4.5
高密度脂蛋白胆固醇（mmol/L）	
男性	> 1.0
女性	> 1.3
甘油三酯（mmol/L）	< 1.7
低密度脂蛋白胆固醇（mmol/L）	
未合并动脉粥样硬化性心血管疾病	< 2.6
合并动脉粥样硬化性心血管疾病	< 1.8
体质指数（kg/m^2）	< 24.0

靶器官损害程度评定主要包括视网膜、周围神经、心、脑、肾及足等靶器官功能水平的评定。

（二）医学营养评定

1. 理想体重　按患者身高、性别、年龄查标准体重表得出，也可运用公式粗略计算：理想体重（kg）= 身高（cm）-105。在理想体重 ±10% 以内为正常，±10% 以上为超重或偏瘦，超过 20% 者为肥胖，低于 20% 者为消瘦。

2. 总热量　根据患者理想体重、生理条件、劳动强度及工作性质而定。可用下列公式计算。每日所需总热量（kcal）= 理想体重（kg）× 劳动强度与每千克体重每日所需热量[kcal/（kg·d）]。不同劳动强度每千克体重每日所需热量，见表 9-2。

表 9-2　劳动强度与每千克体重每日所需热量表（kcal）

劳动强度	超重与肥胖	正常体重	体重不足或消瘦
休息状态	20	25	30
轻体力劳动	25	30	35
中体力劳动	30	35	40
体重力劳动	35	40	45

3. 热量分配 糖尿病患者的碳水化合物摄入量略低于普通人群，应占总能量的 50% ～ 60%，脂肪占总能量摄入不宜超过 30%，饱和脂肪酸摄入量不宜超过总能量的 7%，蛋白质摄入量不超过总能量的 20%，其中优质蛋白质摄入超过 50%。碳水化合物 及蛋白质每克产热 4kcal，脂肪每克产热 9kcal。根据总热量及营养结构，可以计算每日 饮食分配量。有细算法与估计法两种。

（1）细算法

脂肪（g）＝［总热量（kcal）4× 蛋白质（g）4× 碳水化合物（g）］/9

碳水化合物（g）＝［总热量（kcal）4× 蛋白质（g）9× 脂肪（g）］/4

蛋白质（g）＝［总热量（kcal）9× 脂肪（g）4× 碳水化合物（g）］/4

（2）估计法 按体力需要，休息患者每日主食 200 ～ 250g，轻体力劳动者 250 ～ 300g，小或中等体力劳动者 300 ～ 400g，重体力劳动者 400g 以上。每日荤菜 150g 左右，蔬菜 250 ～ 500g 或更多，烹调用油 30 ～ 50g。

（三）日常生活活动能力评定

可通过直接观察患者能否按照要求完成规定的项目，或通过询问的方式来收集资料 和进行间接评定，或采用普适性量表进行评定。

（四）心理状况评定

糖尿病患者的心理改变，主要是因疾病而产生的焦虑、抑郁等，一般选择相应的量 表进行测试评定。

（五）参与能力评定

目前应用较多的参与能力评定是糖尿病生活质量评定。评定量表可分为普适性量 表和特异性量表两大类。普适性量表常用的有简明健康状况调查表（SF–36）、世界 卫生组织生存质量测定量表等；常用特异性量表有修订的糖尿病生命质量特异性量表 （A–DQOL）等。我国研究设计的 2 型糖尿病患者生存质量量表、糖尿病患者生存质量 评价量表等也可选用。

（六）中医辨证评估

1. 辨三消 根据"三多"症状轻重程度的不同，消渴分为上、中、下三消。病位分 别在肺、胃（脾）、肾。以多饮症状突出者属肺燥，为上消；多食症状突出者属胃热， 为中消；多尿症状突出者多属肾虚，为下消。老年患者以肾虚多见，影响他脏，出现肝 阳、肝风及瘀血等症状。

2. 辨标本虚实 初期多以燥热为主，继则阴虚与燥热互见，日久阴虚及气、阴损及 阳，导致气阴两虚、阴阳俱虚。久病患者多属本虚标实、虚实错杂之证。本虚多为气阴 两虚或阴阳两虚；标实多为燥热内盛，瘀血阻滞，痰湿郁热，风阳痰火。阴虚为本，燥热为标，两者互为因果，常因病程的长短和病情轻重的不同、阴虚和燥热之表现各有侧重。一般初病多以燥热为主，病程较长者则阴虚与燥热互见，日久则以阴虚为主。进而由于阴损及阳，导致阴阳俱虚之症，临床当仔细辨别。

3. 辨本证与并发症 多饮、多食、多尿和消瘦是糖尿病的典型临床表现，而易发生并发症为本病的另一特点。一般以本证为主，并发症为次。多数患者本证与并发症的关系先见本证，随病情发展而出现并发症。

三、中医康复治疗方法

（一）传统功法康复处方

1. 康复处方原则

（1）功法的选择　根据糖尿病不同的分期、临床症状，以及具体并发症采用有针对性的调整患者血糖、营养状态、心理状况、运动能力等的传统功法。

（2）训练的强度　以靶心率及运动后的反应为强度观测指标。靶心率可通过运动试验获得，即运动试验中最高心率的60%～80%为靶心率。也可通过以下公式获得：靶心率＝［220－年龄（岁）］×（60%～80%），或靶心率＝（最高心率－安静心率）×（60%～80%）＋安静心率；或训练量以患者运动后的反应作为评判标准，运动后精力充沛，不感疲劳，心率在运动后10分钟内恢复至安静时心率说明训练强度适当。训练开始时宜用低强度进行运动，适应后逐步增加至高限。

（3）训练时间　功法训练在餐后30分钟到1小时运动为宜，每次运动40分钟左右，包括准备活动、运动训练和放松活动，其中达靶心率的运动时间以20～30分钟为宜。训练时间循序渐进，一般可从10分钟开始，适应后逐渐增加至30～40分钟，其中可穿插必要的休息。

（4）训练的频率　一般每周运动3～5次或每天1次。次数过少，运动间歇超过3～4天，则运动训练的效果及运动蓄积效应将减少，难以达到训练效果。

2. 辨证施功 糖尿病患者坚持习练传统功法，能平衡阴阳、增强脏腑功能、促进人体代谢、降低血糖、减少并发症的发生，从而有助于糖尿病的治疗和康复。患者应选择适合个人的功法，一般主张多选作用柔和、运动量适中的功法，如太极拳、太极剑、太极气功十八式等。体弱者可选择放松功、内养功，体位多取坐式、卧式；身体强壮者可选择少林内功，动作选取前推八匹马、倒拉九头牛、凤凰展翅、顺水推舟、海底捞月等式。伴见情绪抑郁、喜太息、心烦易怒、胁肋胀满、脉弦，为肝郁气滞证，可重点习练六字诀中"嘘"字诀；烦渴多饮、多食善饥、尿频量多、消瘦乏力、口苦溲赤便秘、舌红、苔薄黄、脉细数或弦数，为阴虚燥热证；症见小便频数、饮一溲一、口干咽燥、耳轮干枯、腰膝酸软、畏寒肢冷、下肢浮肿、舌淡、苔薄白或白滑、脉沉细无力，为阴阳两虚证，可采用八段锦、易筋经、太极养生杖调和阴阳、强腰固肾、培补元气；腰膝酸软、畏寒肢冷显著者，也可习练固肾强腰方；合并糖尿病足不便进行站姿功法习练者，可选择导引养生功（坐势）和十二段锦进行坐位功法练习。

3. 注意事项

（1）功法康复应在专业功法医生的指导下进行，训练应循序渐进，习练的时间、频率不能一概而论，当因人而异，习练者可根据不同的季节、不同的练习场所、身体情况来制定适合自己的运动量和难度。

（2）饥饿时、饱餐后及劳累状态下均不适宜练功，练功时穿戴的衣服、袜子和鞋子应该舒适宽松。习练前做热身运动，如对全身进行伸展活动、对肌肉进行拉伸活动等，防止受伤。习练中集中注意力，消除身体和精神上的紧张，松弛肌肉，安神定志。练功后应进行放松活动，使身体逐步恢复到练功前安静时的状态，不能突然收功。

（3）避免过度劳累和运动损伤，严禁超常规、超负荷的运动训练，以免运动强度过大产生疲劳，诱发酮症、低血糖等不良后果。

（4）酮症酸中毒及高渗状态、空腹血糖 > 16.7mmol/L、反复低血糖、增殖性视网膜病、严重糖尿病肾病、严重心脑血管疾病、合并急性感染的患者，血糖控制不好的 1 型糖尿病患者暂停功法康复。

（二）针灸康复处方

治法宜调理脏腑、清热润燥，养阴生津。以相应背俞穴及足少阴经、足太阴经为主。

1. 体针

（1）主穴　胃脘下俞、胃俞、肺俞、肾俞、三阴交、太溪。

（2）配穴　上消配太渊、少府；中消配内庭、地机；下消配复溜、太冲。阴阳两虚配关元、命门；上肢疼痛或麻木配肩髃、曲池、合谷；下肢疼痛或麻木配风市、阳陵泉、解溪；皮肤瘙痒配风池、曲池、血海；多饮烦渴加肺俞、意舍、承浆；多食易饥加胃俞、丰隆；多尿、腰痛、耳鸣加关元、复溜；神倦乏力、少气懒言、腹泻加阴陵泉；并发目疾取承泣、四白、巨髎、足三里、内庭；并发痈疽取曲池、尺泽、足三里等穴。

（3）操作　毫针刺，中度刺激，用补法或平补平泻法，配穴按虚补实泻法操作。每日或隔日 1 次，每次留针 15 分钟，出针前重复运针 1 次。10 次为 1 个疗程，疗程间隔 3～5 日。阴阳两虚者可配合灸法。

2. 耳针　胰胆、内分泌、肾、三焦、神门、心、肝、肺、屏尖，每次选 3～4 穴，毫针刺，轻刺激。

3. 穴位注射　心俞、肺俞、脾俞、胃俞、肾俞、三焦俞或相应夹脊穴、曲池、足三里、三阴交、关元、太溪。每次选 2～3 穴，选当归、黄芪注射液或维生素 B_{12} 注射液，每次每穴注射 0.5～2mL。

4. 皮肤针　取胸 6～12 夹脊，腰 1～6 夹脊部，用皮肤针轻叩或中等强度叩刺，每次 5～10 分钟，隔日 1 次，10 次为 1 个疗程。

（三）推拿康复处方

推拿治疗在本病的治疗中早期疏肝清热、养阴生津，中期疏经通络、调和气血，后期活血通络，补肾培元。

1. 取穴　上消治以清热润肺生津。加揉人迎、廉泉等穴位，平推胸背以温热为度；中消治以清泻胃火，加揉脾俞、胃俞等穴位，斜擦两胁肋部，以温热为度；下消治以滋阴补肾，加揉命门、志室等穴，再用擦法擦之透热为度。

2. 手法　常用推法、揉法、㨰法、点法、拿法、振法、摩法等手法。

3. 操作步骤

（1）背部　患者俯卧位，医者施㨰法于背部两侧膀胱经；拇指按揉膈俞、胰俞、肝俞、脾俞、胃俞、三焦俞；用振法在背部腰部脊柱两侧施术；横擦肾俞、命门，以透热为度。

（2）腹部　患者仰卧位，一指禅推中脘、气海；以指按揉中脘、梁门、气海、关元、中极；以神阙为中心做振颤法；摩腹，以腹部有温热感为度。

（3）下肢　患者仰卧位，拇指按揉血海、足三里、丰隆、阴陵泉、三阴交，以酸胀为度；擦涌泉，以透热为度。

（4）头面部　患者坐位或仰卧位。以一指禅偏峰推法，沿眼眶周围行"∞字"推法，反复 3～5 遍；指按揉、推揉印堂、攒竹、睛明、鱼腰、四白、太阳、百会等穴；从前额发际处至风池穴处做五指拿法（拿五经），反复 3～5 遍。若合并白内障、雀目等，可自我按摩头面穴位。患者食指按于眼睑下承泣穴，经瞳子髎、丝竹空、阳白穴上推按至头临泣穴，再向下经曲差、眉冲、攒竹等穴按摩至睛明穴为 1 次。重复上述动作，以眼部发热、感觉舒适为度。

（四）中药康复处方

1. 中医内治方

（1）阴虚燥热证　方选白虎加人参汤或玉女煎加减。常用药：石膏、知母、黄连、栀子、玄参、生地黄、麦冬、牛膝等。口渴甚，加天花粉、玉竹生津止渴；便秘，加大黄、火麻仁润肠通便；口舌生疮，加黄连清热泻火。

（2）气阴两虚证　方选生脉散合玉液汤加减。常用药：人参、麦门冬、五味子、黄芪、生地黄、生山药、葛根、天花粉、丹参等。食欲不振，加鸡内金、砂仁健运脾胃；心悸失眠，加酸枣仁、远志、夜交藤养心安神；便溏，加苍术、薏苡仁健脾燥湿。

（3）肾阴亏损证　方选六味地黄丸加减。常用药：熟地黄、怀山药、牡丹皮、泽泻、茯苓、山萸肉、女贞子、玉竹等。加减法：虚火甚者，加知母、黄柏清热滋阴；烦渴多饮，加天花粉生津止渴；视力减退，加枸杞子、菊花明目；气短乏力，加人参、黄芪补气升阳。

（4）瘀血阻滞证　方选血府逐瘀汤加减。常用药：川芎、桃仁、红花、赤芍、柴胡、桔梗、枳壳、牛膝、当归、生地黄。肢体麻木刺痛，加鬼箭羽、鸡血藤、海风藤、地龙活血祛风、通络止痛；胸闷心悸，心胸刺痛，加丹参、郁金、枳实、薤白理气宽胸、活血止痛。

（5）阴阳两虚证　方选金匮肾气丸加减。常用药：熟地黄、山药、牡丹皮、泽泻、茯苓、山萸肉、肉桂、附子、淫羊藿、枸杞子、覆盆子、锁阳等。多尿或尿液浑浊，加益智仁、菟丝子、生白果固精缩尿；少尿浮肿，加黄芪、白术、防己补气利水消肿；五更泄泻，加补骨脂、五味子、吴茱萸、肉豆蔻温肾止泻；阳痿、早泄，加鹿角胶、仙茅温补肾阳。

2. 中药外治方　黄芪、艾叶 50g，丹参、赤芍、川芎、木瓜各 30g，透骨草、桂枝、红花各 20g。冷水浸泡后煎煮，水沸后再煮 15～20 分钟，倒入专用木桶内，先熏患肢，待水温降至 35～40℃，浸泡患者下肢，每次 30 分钟，每天 2 次，1 个月为 1 个疗程，有益气活血、宣痹止痛之功效，适用于糖尿病周围神经病变患者。

（五）食疗处方

糖尿病患者饮食宜清淡，慎食或忌食肥甘厚味，少用辛辣燥烈助热伤阴之物。根据患者具体病情，进行个体化的膳食计划和安排。

1. 葛根粥　葛根粉 30g，粳米 50g。同煮至粥稠，每日 1 次，有生津止渴、清热除烦之功。

2. 黄芪山药粥　黄芪 30g（洗净打粉），山药 60g（洗净切片）。煮成粥，每日 2 次，有健脾益气之功。但山药主要成分是碳水化合物和淀粉，能升高血糖，所以糖尿病患者食用山药时，应减少主食用量。

3. 芡实老鸭汤　老鸭 1 只，芡实 50g。将老鸭去毛，剖洗内脏，芡实水浸泡 30 分钟，将芡实放入鸭腹中，置入砂锅中，加水适量，文火煲 2 个小时，加食盐少许，每周 2～3 次，有滋补肝肾、养阴生津之功。

4. 桑椹膏　新鲜桑椹 1000g，熟地黄、玉竹、黄精各 50g，天花粉 100g。先将熟地黄、玉竹、黄精、天花粉清洗浸泡，文火煎取浓汁 500mL，将桑椹榨汁并入，文火收膏。每次服 30mL，每日 1 次。有滋阴补肾、生津止渴的功效。

思考题：

1. 中医学认为糖尿病的主要病机是什么？它是如何形成的？
2. 糖尿病患者后期出现哪些并发症和危重症？为什么？
3. 糖尿病患者的运动康复适应证有哪些？

第二节 更年期综合征

一、概述

（一）定义

更年期综合征（climacteric syndrome），又称"围绝经期综合征""绝经期综合征"，属于内分泌神经功能失调导致的功能性疾病，是指妇女在绝经前后由于卵巢功能衰退引起的一系列以自主神经系统功能紊乱为主，伴有神经心理症状的一组证候群，以绝经或月经紊乱、情绪不稳、潮热汗出、失眠、心悸、头晕为主要表现。本病的发生与卵巢功能减退、雌激素水平降低直接相关，同时还受性格、环境、精神状态等影响，病程长短不一，短则 1～2 年，长者可长达 5～20 年，大都能自行缓解，严重者若不及时治疗会影响生活和工作。

更年期综合征，中医称之为"经断前后诸证"，亦称"绝经前后诸证"，古代医籍对本病并无专门记载，本病类似于"脏躁""百合病"。

（二）病因病机

《素问·上古天真论》曰："女子七七任脉虚，太冲脉衰少，天癸竭，地道不通，故形坏而无子也。"其提出本病的发生与冲任脉虚、肾气虚衰、天癸竭相关。肾为先天之本，元气之根，肾气盛，天癸至，肾气衰，天癸竭，可见肾虚是本病的发病基础。又因肾藏真阴而寓元阳，肾气的虚损必然引起心、肝、脾功能失调，肾水不足，不能上制心火，水火不能既济，心火亢盛，出现心烦失眠、烘热汗出等心肾不交之症；女子以肝为先天，至绝经前后"年四十而阴气自半"，加之肾阴不足，乙癸同源，水不涵木，从而导致肝肾阴虚；脾肾为先后天之本，互相充养，肾虚阳衰，不能温煦脾土，致脾肾阳虚。

（三）检查与诊断

1. 相关检查

（1）体征　妇科查体：绝经后期可见外阴及阴道萎缩，阴道分泌物减少，阴道皱襞消失，宫颈、子宫可有萎缩。

（2）阴道细胞学涂片　阴道脱落细胞以底、中层细胞为主。

（3）生殖内分泌激素测定　大多患者血清雌二醇（E_2）水平 < 20 pg/mL（或 < 150 pmol/L），E_2 水平周期性变化消失，卵泡刺激素（FSH）、促黄体生成素（LH）升高，FSH > 10U/L。

2. 诊断要点

（1）病史　40～60 岁的妇女，出现月经紊乱或停闭，或有手术切除双侧卵巢及其他因素损伤双侧卵巢功能的病史。

（2）症状

1）月经的改变：月经紊乱，如月经先期、量多或少、经期延长、崩漏等。

2）血管舒缩症状：阵发性潮热汗出、耳鸣、眼花、眩晕、心悸等。

3）精神神经症状：性格改变、注意力不集中、烦躁易怒、情绪抑郁、失眠多梦、健忘多疑等。

4）骨骼系统症状：绝经后期可出现肌肉、关节疼痛，腰背、足跟酸痛，易骨折、指甲变脆等。

二、康复评定

（一）躯体状态评估

更年期是卵巢功能从衰退到消失的一个过渡时期，症状多少和严重程度不一，涉及全身多系统。此外，女性在更年期会伴随身体综合素质的下降，高血压、冠心病、肿瘤、妇科炎症的发病概率较青年时期明显升高。临床中在进行康复计划之前，应根据患者症状完善相关检查，如对心悸、胸闷患者行心电图、超声心动、心肌酶谱检查，对头痛、眩晕患者测量血压、行头颅 CT 检查，对阴道不规则出血伴消瘦患者完善肿瘤标志物、腹部 CT 检查。

（二）心理状态评估

更年期综合征妇女常常合并抑郁、焦虑等精神症状，正确全面评估患者的抑郁、焦虑状态可帮助更针对性地制定康复计划，对重度抑郁患者应建议转诊精神专科进一步治疗。临床中可采用评估量表评定患者的抑郁、焦虑程度。

1. 抑郁评估量表　抑郁症自评量表（SDS）、抑郁症筛查量表（PHQ-9）、汉密尔顿抑郁量表（HAMD）等。

2. 焦虑评估量表　焦虑自评量表（SAS）、广泛性焦虑量表（GAD7）、汉密尔顿焦虑评定量表（HAMA）等。

（三）中医辨证评估

1. 心肾不交　心悸失眠，气短，潮热汗出，五心烦热，情绪不稳，喜怒无常，腰膝酸软，头晕耳鸣，舌红苔少，脉细数。

2. 肝肾阴虚　头晕目眩，心烦易怒，胸胁灼痛，口干舌燥，舌红，苔少，脉沉弦。

3. 脾肾阳虚　健忘，情绪低落，面色㿠白，畏寒肢冷，脘腹胀满，嗳气吞酸，不欲饮食，神疲乏力，大便溏，夜尿频繁，舌淡，苔白润，脉细滑。

三、中医康复治疗方法

（一）传统功法康复处方

1. 康复处方原则

（1）功法选择　以十二段锦为主要功法处方，兼以八段锦、易筋经部分单式。

（2）训练强度　微微汗出最佳，练习过程中无心慌、大汗淋漓。要注意循序渐进，动作由简单到复杂，使患者逐步适应。

（3）训练时间　每次约为 45 分钟，包括热身 5 分钟、正式锻炼 35 分钟、训练后拉伸 5 分钟。初期训练时间不必过于拘泥，时间可由短至长，逐渐加至规定时间。

（4）训练频率　更年期综合征患者病程长短不一，短则数月，长则 10 年以上，为保证患者康复质量，运动量和频率初期建议为每天 1～2 次，每周 5～7 天。待相关症状减轻，可逐渐减少运动频率，改为每天 1 次，每周 3 天。

（5）训练受众人群　除外器质性病变、无严重基础疾病的更年期综合征妇女，均可进行功法康复训练。对于 60 岁以上或平素体弱多病、骨质疏松的更年期患者，应适当降低功法强度及难度。

2. 功法处方

（1）功法处方组成　第一式：闭目冥心坐，握固静思神（3 分钟）。第二式：扣齿三十六，两手抱昆仑（3 分钟）。第三式：左右鸣天鼓，二十四度闻（3 分钟）。第四式：微摆撼天柱（3 分钟）。第五式：赤龙搅水津；鼓漱三十六，神水满口匀；一口分三咽，龙行虎自奔（3 分钟）。第六式：闭气搓手热，背摩后精门（3 分钟）。第七式：尽此一口气，想脐轮发热（3 分钟）。第八式：左右辘轳转（3 分钟）。第九式：两脚放舒伸，叉手双虚托（3 分钟）。第十式：低头攀足频（3 分钟）。第十一式：以候神水至，再漱再吞津，如此三度毕，神水九次吞；咽下汩汩响，百脉自调匀（3 分钟）。第十二式：河车搬运毕，想周身发热；旧名八段锦，子前午后行；勤行无间断，万疾化为尘（3 分钟）。

（2）功法处方辨证加减　肝肾阴虚者，加练易筋经之青龙探爪，此单式针对肝、胆、带脉，起到疏肝解郁的作用；心肾不交者，加练八段锦之摇头摆尾去心火、两手攀足固肾腰，滋阴降火，交通心肾；脾肾阳虚者，加练易筋经之摘星换斗，意在后手，气守命门，起温肾健脾之功。

（二）针灸康复处方

治以调和阴阳、补肾益精。以任脉、足太阳膀胱经为主。

1. 体针

（1）主穴　百会、神庭、关元、太冲、三阴交、肾俞、脾俞、华佗夹脊等穴。

（2）配穴　心肾不交，加心俞、神门、内劳宫；肝肾阴虚，加肝俞、风池、涌泉；脾肾阳虚，加足三里、太溪。

（3）操作　各穴位均常规针刺，脾肾阳虚者可用隔姜灸或隔附子饼灸。

2. 耳针　取内分泌、内生殖器、皮质下、神门、心、肝、脾、肾、交感，每次选2～3个穴位，用王不留行籽或压磁法。每日1次，连续7天为1个疗程。

3. 电针　取卵巢、血海、三阴交、太溪，针刺得气后接电针仪，以患者稍有刺激感为度，每次通电20分钟，每日1次，每周3次，每月1个疗程。

（三）推拿康复处方

治以平衡阴阳、调理脏腑。

1. 取穴　风池、百会、太阳、肩井、膻中、中脘、气海、关元、期门、章门、厥阴俞、膈俞、肝俞、脾俞、肾俞、命门，背部膀胱经第1侧线。

2. 部位　头部、胸腹部、背部。

3. 手法　一指禅推法、摩法、揉法、按法、擦法、抹法、拿法等。

4. 操作步骤

（1）患者取坐位，医生用拇指与食指对拿风池1分钟，拿五经1分钟，用一指禅推法或鱼际揉法施于前额部2分钟，用分抹法施于前额、目眶及鼻翼两旁2分钟，拇指按揉百会穴、太阳穴各半分钟，拿肩井5～10次。

（2）患者取仰卧位，用一指禅推法分别施于膻中、中脘、气海、关元、期门、章门各1分钟；用顺时针按摩法施于胃脘部及下腹部，分推胁肋，拿揉脾胃经，时间约8分钟。

（3）患者取俯卧位，医生立于患者一侧，用按揉法施于厥阴俞、膈俞、肝俞、脾俞、肾俞、命门，时间约6分钟；用小鱼际横擦背部膀胱经第1侧线，透热为度。

（四）中药康复处方

1. 心肾不交证　方用天王补心丹加减。常用药：人参、朱砂、玄参、当归、天冬、麦冬、丹参、茯苓、五味子、远志、桔梗、酸枣仁、生地黄、柏子仁。睡眠欠佳，加酸枣仁、珍珠母、夜交藤；汗多，加麻黄根、浮小麦、煅牡蛎。

2. 肝肾阴虚证　方用杞菊地黄丸加减。常用药：泽泻、枸杞子、菊花、熟地黄、山药、山茱萸、牡丹皮、茯苓、泽泻。心烦易怒，加牡丹皮、栀子；头晕目眩，加天麻、钩藤。

3. 脾肾阳虚证　方用肾气丸合理中丸加减。常用药：熟地黄、怀山药、山茱萸、茯苓、牡丹皮、泽泻、肉桂、制附子、牛膝、车前子、党参、白术、干姜、炙甘草。阳虚甚，加鹿角霜、肉苁蓉、补骨脂；大便溏，加肉豆蔻、五味子、白扁豆。

（五）调护与预防

1. 围绝经期是女性最为脆弱的人生阶段，家人应及时关心、照顾、理解和包容此期女性出现的身心变化。

2. 合理饮食，尽量避免食用生冷、肥甘厚味、油炸等食物；作息规律，多参加体育锻炼，改善全身血液循环，提高身体素质；积极参与健康的文娱活动，陶冶情操，增加与亲属、同事、邻里的交流互动，形成良好的人际关系。

3.定期体检，警惕妇科肿瘤和心脑血管疾病的发生，提高自我监测的能力。

思考题：

1.更年期综合征评估依据有哪些手段？

2.更年期综合征传统功法处方是如何设计的？

第十章 泌尿生殖疾病及功能障碍的中医康复治疗 ▷▷▷▷

第一节 痛 经

一、概述

（一）定义

痛经是指妇女正值经期或者行经前后，出现周期性小腹部疼痛，或者痛引腰骶骨，甚至剧痛晕厥的一种病症，亦称为"经行腹痛"，以青年妇女较为多见。原发性痛经无盆腔器质性病变，也称功能性痛经，常见于年轻未产女性。继发性痛经指盆腔器质性病变导致的痛经，如盆腔炎、子宫内膜异位症、子宫腺肌病、宫腔粘连、宫颈狭窄、宫内异物引起的月经期疼痛，多发生于育龄期妇女。中医传统的病名概念是概括了原发性痛经与继发性痛经。本节仅就原发性痛经进行阐述。

痛经最早见于汉《金匮要略》曰："带下经水不利，少腹满痛。"《诸病源候论·妇人杂病诸候》曰："妇人月水来腹痛者，由劳伤气血，以致体虚，受风冷之气客于胞络，损伤冲任之脉。"明代《景岳全书·妇人规》记载："经行腹痛，证有虚实，实者或因寒滞，或因血滞，或因气滞，或因热滞；虚者有因血虚，有因气虚。然实痛者，多痛于未行之前，经通而痛自减；虚痛者，多痛于既行之后，血去则痛未止，或血去而痛益甚，大都可揉可按为虚，拒按拒揉为实。"张景岳不仅详细地归纳了本病的常见病因，而且提出了根据疼痛时间、程度的"辨虚实大法"对后世临证多有启迪。《傅青主女科》认为，痛经涉及肝、脾、肾三脏，病因主要为肝郁、寒湿、肾虚，治疗有解郁、化湿、补肾三大方法，方剂分别为宣郁通经汤、温脐化湿汤、调肝汤等。这些方剂今天仍为妇科临床常用。

（二）病因病机

"痛经"的病机是气血亏虚，不荣则痛；气血运行不畅，不通则痛，经水为血所化，血随气行，气血充沛，气顺血和，经行通畅，自无疼痛之苦。气滞血瘀者常因情志不舒，肝郁气滞，气机不利，血行不畅，冲任不和，经血滞于胞中而作痛；寒凝血瘀者常由经期产后，感受寒邪，或者过食寒凉生冷，寒邪伤于下焦，客于胞宫，以致瘀阻冲任，气血凝滞不畅，滞而作痛；气血虚弱者，素体虚弱，或大病久病之后，气血不足，行经以后，血海空虚，胞脉失养，不荣则痛；肝肾虚损者，禀赋素弱，肝肾本虚，或者因房劳多产，损伤肝肾，精亏血少，冲任、胞宫失于濡养而致痛经。

（三）诊断与检查

1. 妇科检查 功能性痛经者，妇科检查多无明显器质性病变，亦有部分患者可见子宫体过度屈曲或者宫颈口狭窄。器质性痛经者，阳性体征明显；如子宫内膜异位症者多有触痛性结节、子宫活动受限，或伴有卵巢囊实性包块；子宫腺肌症者，多有子宫均匀性增大、经期检查时子宫压痛明显等。

2. 辅助检查 盆腔 B 超、腹腔镜、宫腔镜检查，对明确器质性痛经有诊断意义。

（四）鉴别诊断

本病应与发生在经期或于经期加重的内、外、妇科等有腹痛症状的疾病相鉴别，如结肠炎、卵巢囊肿蒂扭转等；还应该与阴道流血伴有小腹疼痛的异位妊娠、胎动不安相鉴别。

1. 异位妊娠 多有停经史和早孕反应，妊娠试验阳性；妇科检查时，宫颈有抬举痛，腹腔内出血较多时子宫有漂浮感；B 超检查可见子宫腔以外有孕囊或包块存在；后穹窿穿刺或腹腔穿刺阳性；内出血严重时，患者可出现休克、血色素下降。痛经虽小腹疼痛剧烈，但无上述妊娠征象。

2. 胎动不安 有停经史和早孕反应，妊娠试验阳性。少量阴道流血，轻微小腹疼痛，或伴有腰酸和小腹下坠感；妇科检查妊娠时宫体增大，宫壁变软、增厚。B 超检查可见宫腔内有孕囊和胚芽，或见胎心搏动。痛经无停经史和妊娠反应，妇科及 B 超检查无妊娠征象。

3. 急性阑尾炎（肠痈腹痛） 正值经期急性发作的肠痈腹痛，可与痛经混淆。肠痈腹痛常为转移性右下腹疼痛，可伴有发热、白细胞计数增高，麦氏点压痛、反跳痛。妇科检查、血液分析可做鉴别。

4. 堕胎与小产 堕胎、小产有较剧烈腹痛，与阴道出血与痛经相似。堕胎、小产有停经史、妊娠临床表现，小腹痛呈阵发性或由轻渐加剧，阴道出血量由少渐增多，可见胚胎物排出。妇科检查宫体增大、宫口开大或宫口有组织物堵塞；或胚胎排出后，子宫大小接近正常。

5. 黄体破裂 黄体多发生在经前，即黄体期晚期，若伴有阴道出血时易于痛经混淆。黄体破裂多突然发生下腹疼痛，呈绞痛样；妇科检查时一侧附件有压痛，B 超可见一侧附件有低无声区，后穹窿穿刺可抽出不凝血；必要时可行 MRI、CT 检查。

二、康复评定

痛经的评定应根据痛经发生的时间、部位、性质和程度，再结合月经的期、量、色、质的变化及全身症候、舌脉来辨其寒热虚实。一般痛在经前、经初者多属实证，痛在经后或经行将净者多数虚；痛在少腹病多在肝，痛连腰骶多在肾，病在小腹正中多为胞宫瘀滞。腹痛拒按多为实，隐痛喜按多为虚。得热痛减多属寒，得热痛增多属热。胀甚于痛多为气滞，痛甚于胀多为血瘀。本病以实证为多，虚症较少，也有虚实夹杂者。

（一）病史

经行小腹疼痛，伴随月经周期规律性发作；或有不孕、盆腔炎等。

（二）临床表现

小腹痛伴随月经周期发作，甚则疼痛难忍，多发生于经期第 1 ~ 2 天，持续 2 ~ 3 天后缓解，疼痛可呈阵发性痉挛，痛甚时波及腰骶或者全腹，可伴有恶心、呕吐、腹泻等症状，严重者面色青紫、肢冷汗出，甚则晕厥。偶有腹痛延续至经净，或为经血将净时始觉小腹隐痛。

（三）中医辨证评估

1. 气滞血瘀　经前或者经期小腹胀痛拒按，经行不畅，量少，色紫暗有块，块下痛减，胸胁、乳房胀痛，平素抑郁或者易怒，舌紫暗、或有瘀点，脉弦涩。

2. 寒凝胞中

（1）寒湿凝滞　经前或经期，小腹冷痛，得热痛减，经行量少，色暗有块，畏寒肢冷，面色青白，带下淋漓，舌暗，苔白或白滑，脉沉紧。

（2）阳虚内寒　经期或者经后小腹冷痛，喜揉喜按，得热痛减，经量少，色暗淡，腰膝酸软，大便溏软，小便清长，舌淡胖，苔白润，脉沉。

3. 湿热蕴结　经前或者经期小腹灼热胀痛，拒按，痛连腰骶，经行量多或经期延长，经色紫红，质稠有块，平素带下量多，黄稠臭秽，小便黄赤，舌红，苔黄腻，脉滑数或濡数。

4. 肝肾亏损　经期或经后，小腹隐痛，喜按，经行量少，色暗淡，质稀，头晕耳鸣，或有潮热，腰骶酸痛，舌淡，苔薄白或薄黄，脉细弱。

5. 气血虚弱　经期或经后，小腹隐痛喜按，或小腹及阴部空坠痛，月经量少，色淡，质稀，神疲乏力，头晕心悸，失眠多梦，面色无华，舌淡，苔白，脉细弱。

三、中医康复治疗方法

（一）针灸康复处方

针灸处方主要根据痛经是实证或者虚证进行治疗。实证主要表现为经前或行经期小腹剧烈疼痛，痛处拒按。虚证主要表现为行经期或经后小腹或腰骶部绵绵隐痛、痛处喜按。

1. 实证

（1）治法　行气活血，调经止痛。以任脉、足太阴经穴为主。

（2）主穴　中极、三阴交、地机、次髎、十七椎。

（3）配穴　寒凝血瘀，配关元、归来；气滞血瘀，配太冲、血海。中极为任脉穴，与足三阴经交会，可通调冲任、理下焦之气；三阴交为足三阴经交会穴，能调理肝脾肾、活血止痛；地机为脾经郄穴，善于止痛治血，取之能行气活血止痛；十七椎、次髎是治疗痛经的经验穴，单用即效。

（4）操作　毫针泻法，寒凝加艾灸。

2. 虚证

（1）治法　调补气血，温养冲任。以任脉、足阳明、足太阴经穴为主。

（2）主穴　关元、足三里、三阴交、次髎、十七椎。

（3）配穴　肾气亏损，配太溪、肾俞；气血不足，配气海、脾俞。关元为任脉穴，又为全身强壮要穴，可补益肝肾、温养冲任；足三里为足阳明胃经穴，可以补益气血；三阴交可调肝脾肾、健脾益气养血，三穴合用，可使气血充足、冲任自调。次髎、十七椎是治疗痛经的有效穴。

（4）操作　毫针补法，可加灸。

3. 其他治疗

（1）耳针法　选用内生殖器、内分泌、神门、交感、肾等穴位。每次选2～4穴，毫针刺用中等刺激，也可用压丸法。

（2）皮肤针法　选用背腰部夹脊穴或者背俞穴，下腹部任脉、肾经、脾经、胃经，用皮肤针叩刺，中等刺激至皮肤潮红，隔日1次。

（3）穴位注射　关元、气海、足三里、三阴交、地机。每次选2～3穴，用利多卡因或者当归注射液，每穴每次注入药液2mL，隔日1次。

（二）推拿康复处方

手法：摩法、按法、一指禅推法、拿法、㨰法、揉法等。

1. 操作

（1）患者仰卧位，医生用摩法在患者小腹部沿着顺时针方向操作，时间约为5分钟。

（2）继上势，医生用揉法在患者腹部操作，以腹部温热舒适为度。

（3）继上势，用按揉法在关元、血海、三阴交穴操作，每穴1分钟。

（4）患者俯卧位，医生站于患者身侧，用一指禅推法或者按揉法在肝俞、脾俞、肾俞穴操作，每穴1分钟。

（5）继上势，用㨰法在腰部脊柱两旁及腰骶部操作，时间约3分钟。

（6）继上势，用擦法在腰骶部八髎穴操作，以透热为度。

2. 随证加减

（1）气滞血瘀证　在基本治法的基础上，加期门、太冲、行间及胁肋部。操作：①患者仰卧位，医生坐于患者足侧，用点法在太冲、行间穴操作，每穴1分钟。②患者坐位，医者站于患者对面，先用按揉法在章门，期门穴操作，每穴1分钟，然后搓揉胁肋部，以透热为度。

（2）寒凝血瘀证　在基本治法的基础上，加命门、曲泉、地机、膈俞、关元俞。操作：①患者仰卧位，医者坐于患者身侧，用按揉法在曲泉，地机穴处操作，每穴1分钟。②患者俯卧位，医者站于患者身侧，用一指禅推法或按揉法在膈俞、关元俞操作，每穴1分钟。③继上势，用小鱼际擦法在命门穴操作，以透热为度。

（3）气血亏虚证　在基本治法的基础上，加中脘、足三里、太溪、胃俞、三焦俞及膀胱经。操作：①患者仰卧位，医者坐于患者身侧，用按揉法在中脘、足三里、太溪穴操作，每穴1分钟。②患者俯卧位，医者站于患者身侧，用按揉法在胃俞、三焦俞操作，以局部温热为度，每穴1分钟。③继上势，用擦法在膀胱经操作，以透热为度。

（4）肝肾虚损证　在基本治法的基础上，加太溪、照海、命门、涌泉及膀胱经。操作：①患者仰卧位，医者坐于患者足侧，用点法在太溪，照海穴操作，每穴1分钟。②患者俯卧位，医者站于患者身侧，用按揉法在命门穴操作，每穴1分钟。③继上势，用擦法在涌泉穴处操作，以透热为度。

（三）中药康复处方

1. 气滞血瘀证　方用膈下逐瘀汤。方中桃仁、红花、川芎、赤芍活血化瘀；延胡索、五灵脂化瘀止痛；当归养血和血；牡丹皮凉血活血；香附、乌药、枳壳理气行滞；甘草调和诸药。全方具有理气活血、祛瘀止痛的作用。

2. 寒湿凝滞证　方用少腹逐瘀汤加苍术、茯苓。方中肉桂、干姜、小茴香温经散寒；延胡索、蒲黄、五灵脂、没药化瘀止痛；当归、川芎、赤芍养血活血行瘀，加茯苓健脾渗湿；苍术燥湿化浊。全方有温经散寒、除湿止痛的作用。

3. 阳虚内寒证　方用温经汤加减。方中吴茱萸、桂枝温经散寒止痛；当归、川芎养血活血调经；人参、半夏、生姜温中和胃；芍药、甘草缓急止痛；阿胶、麦冬补血益阴；牡丹皮化瘀行血，加艾叶、附子、小茴香以增强温肾扶阳、散寒止痛之力。全方有温经暖宫止痛的作用。

4. 湿热蕴结证　方用清热调血汤加减。方中黄连清热燥湿；当归、川芎、桃仁、红花、牡丹皮活血祛瘀通经；香附、莪术、延胡索行气化瘀止痛；生地黄、白芍清热凉血，缓急止痛，加红藤、败酱草、薏苡仁增强清热除湿之功效。全方具有清热除湿、化瘀止痛的作用。

5. 肝肾亏虚证　方用调肝汤。方中巴戟天、吴茱萸补肾填精；阿胶滋阴益血；当归、白芍养血揉肝，缓急止痛；山药、甘草补脾肾生精血。全方具有滋肾养肝、缓急止痛的作用。

6. 气血虚弱证　方用圣愈汤加减。方中人参、黄芪补脾益气；熟地黄、生地黄、当归、川芎补血和血，加白芍既能养血又可缓急止痛；加香附、延胡索理气止痛。全方具有益气补血、和营止痛的作用。

（四）预防

1. 嘱患者注意经期保暖，避免寒冷，注意经期卫生。
2. 嘱患者适当休息，调节情绪，避免忧恼怒和过度疲劳。
3. 经期禁房事，以免发生子宫内膜异位症及盆腔感染。
4. 不宜食用生冷、寒凉、油腻之品，以免妨碍气血畅行。
5. 避免行经期间剧烈运动和过重体力劳动。

思考题：

1. 痛经的定义是什么？
2. 痛经的针灸治疗都包括什么？
3. 痛经的推拿治疗都包括什么？

第二节　月经不调

一、概述

（一）定义

月经不调（irregular menstruation）是指月经的周期异常，常伴有月经量、质、色异常的一种病证，是妇科的一种常见病，临床上根据周期的改变可分为月经先期、月经后期、月经先后不定期。月经先期指月经周期提前 7 天以上，甚至十日一行，经期正常，且连续 3 个月经周期以上者，亦称月经超前、经行先期、经早；月经后期指月经周期延后 7 天以上，甚至 3～5 个月一行，经期正常，且连续 3 个月经周期以上者，亦称经行后期、经期错后、经水过期、经迟；月经先后不定期指月经不按周期来潮，或提前或延后 7 天以上，经期正常，且连续 3 个周期以上者，亦称经水先后不定期、经乱等。

（二）病因病机

引起月经不调的原因有外感寒热，或内伤忧思郁怒，或房事不节、产育过多，以致冲任失调，气血失和而酿成本病。月经先期主要因热扰冲任，迫血妄行，致月经先期而下；或气虚统摄无权，冲任失调所致，以致经行先期。月经后期主要因营血亏虚，冲任失养；或血寒凝滞；或气滞血瘀，血行受阻而致，导致经行后期。月经先后不定期主要因肝郁疏泄失常，气血失调；肾虚藏泻失司，冲任失调，致血海蓄溢失常而引起月经周期紊乱。

临证时首先要分清经病和他病。《女科经纶·月经门》曰："妇人有先病而后致经不调者，有因经不调而后生诸病者，如先因病而后经不调，当先治病，病去则经自调；若因经不调而后生病，当先调经，经调则病自除。"

（三）诊断要点及鉴别诊断

1. 月经先期

（1）检查

1）妇科检查：盆腔无明显器质性病变者，多属排卵性功能失调性子宫出血之黄体不健；有盆腔炎性疾病体征者，应属盆腔炎性疾病所致的月经提前。

2）其他检查：基础体温测定，或取子宫内膜做病理学检查，有助于诊断。

（2）鉴别诊断

1）经间期出血：间期出血发生在月经周期的 12～16 天，出血量少于月经量，2～7 天出血自行停止，结合基础体温测定可明确出血发生在排卵期。

2）月经先后不定期：经先后不定期表现为月经时而提前，时而延后 7 天以上，且连续出现 3 个月经周期以上；而月经先期仅为月经提前。

3）崩漏：崩漏是月经周期、经期和经量均发生严重紊乱的异常子宫出血，量多如崩，或量少淋漓不断；而月经先期仅为月经提前，经量和经期正常。

2. 月经后期

（1）检查

1）妇科检查：一般无明显异常。

2）其他检查：尿妊娠试验、基础体温、性激素测定及 B 超等检查有助于诊断。

（2）鉴别诊断

1）月经先后不定期：两者月经周期均异常。月经先后不定期者，月经时而提前，时而错后 7 天以上，而月经后期以月经周期延后为主，甚至 3～5 个月一行。

2）早孕：育龄期妇女月经过期，应首先考虑妊娠。尤其是原有月经后期或月经先后不定期病史更需注意，要排除妊娠的可能。早孕者，尿妊娠试验（+）。

3. 月经先后不定期

（1）检查

1）妇科检查：一般无明显异常。

2）其他检查：基础体温测定、性激素检查和 B 超检查有助于诊断。

（2）鉴别诊断

1）崩漏：崩漏是月经周期、经期和经量均发生严重紊乱的无周期性的子宫出血，量多如崩，量少淋漓不断。

2）早孕：两者均可出现月经延后；早孕者，尿妊娠试验（+），或有妊娠反应。B 超检查可见子宫增大，宫腔内有胚囊、胚芽，甚或胎心搏动等。

二、康复评定

（一）临床表现

1. 月经先期　周期提前 7 天以上，连续发生 2 个周期或以上。

2. 月经后期　经后期是指月经周期延后 7 天以上，甚至 3 ～ 5 个月一行，经期正常，连续 3 个月经周期以上者。

3. 月经先后不定期　月经不按周期来潮，或提前或延后 7 天以上，经期正常，连续 3 个周期以上者。

（二）中医辨证评估

1. 月经先期

（1）气虚证

1）脾气虚证：周期提前，或兼量多，色淡红，质稀，神疲肢倦，气短懒言，纳少便溏，舌淡红，苔薄白，脉缓弱。

2）肾气虚证：周期提前，量少，色淡暗，质清晰，腰酸腿软，头晕耳鸣，小便频数，面色晦暗，舌淡暗，苔薄白，脉沉细。

（2）血热证

1）阴虚血热证：行经提前，量少，色红赤，质稠，形体瘦弱，潮热颧红，五心烦热，咽干唇燥，舌质瘦红，少苔，脉细数。

2）阳盛血热证：行经提前，量多，色紫红，质稠，身热面赤，口渴喜冷饮，心胸烦闷，小便黄赤，大便秘结，舌红，苔黄，脉滑数。

3）肝郁化热证：行经先期，经量或多或少，经色紫红，质稠，有小血块，经前乳房、胸胁、少腹胀满疼痛，抑郁或烦躁，口苦咽干，舌红，苔薄黄，脉弦数。

2. 月经后期

（1）肾虚证　经期延后，量少，色淡，质稀，头晕气短，腰膝酸软，性欲淡漠，小腹隐痛，喜按喜暖，小便清长，大便溏泻，舌淡，苔白，脉沉迟无力。

（2）血虚证　经行错后，量少，色淡，质稀无块，经行小腹绵绵作痛，面色萎黄，爪甲不荣，头晕眼花，心悸失眠，舌淡苔薄，脉细弱。

（3）血寒证　经行错后，量少，色暗有块，小腹冷痛，畏寒肢冷，面色苍白，小便清长，舌暗红，苔白，脉沉紧或沉迟。

（4）气滞证　经行延后，量少，色暗红有块，小腹胀满，或胁肋乳房胀痛不适，精神抑郁，时欲叹息，舌质正常或略暗，苔白，脉弦。

（5）痰湿证　经行延迟，量少，色淡或混杂黏液，平日带下清稀，量多，形体肥胖，眩晕心悸，胸闷呕恶，口腻多痰，咳呕痰涎，舌体胖大，边有齿痕，苔白腻，脉弦滑。

3. 月经先后不定期

（1）肾虚证　经行或先或后，量少，色淡，质清稀，面色晦暗，头晕耳鸣，腰膝酸痛，小便空坠，小便频数，舌淡苔薄，脉沉细弱。

（2）脾虚证　经行或先或后，量多，色淡质稀，神疲乏力，脘腹胀满，纳呆食少，舌淡苔薄，脉缓。

（3）肝郁证　月经或提前或错后，经量或多或少，色暗红有块；情志抑郁，胸胁乳房胀满，脘闷不舒，时叹息，嗳气食少，舌质正常或略暗，舌苔薄白或薄黄。

三、中医康复治疗方法

（一）针灸康复处方

1. 月经先期

（1）基本治法

1）主穴：关元、血海、三阴交、地机。

2）配穴：实热证，配曲池、太冲；虚热证，配太溪；气虚证，配足三里、气海、脾俞；月经过多，配隐白。

（2）其他疗法

1）耳针法：以子宫、内分泌、卵巢区为主穴。气虚，加脾区、肾区；阴虚，加肝区。毫针刺用中等刺激，或用压丸法或埋针法。

2）灸法：用艾条灸隐白穴，每次 20 分钟，每日 2 次。本法最好在月经量多前即灸。

2. 月经后期

（1）基本治法

1）主穴：气海、三阴交、归来。

2）配穴：实寒证，配天枢、神阙、子宫；虚寒证，配命门、关元。

（2）其他疗法

1）耳针：以子宫、卵巢、内分泌区、内生殖器区为主穴，经前 10～14 天用王不留行籽埋穴或耳针埋藏。

2）艾灸：艾灸关元、肾俞穴。

3. 月经先后无定期

（1）基本治法

1）主穴：关元、三阴交、肝俞。

2）配穴：肝郁，配期门、太冲；肾虚，配肾俞、太溪；脾虚，配脾俞、足三里。胸胁胀满，配膻中、内关。

3）操作：常规针刺，虚证可加灸。

（2）其他疗法　耳针：子宫、卵巢、内分泌、肾、肝穴，每次取 2～3 穴针刺或用王不留行籽按压。

（二）推拿康复处方

1. 月经先期

（1）基本治法

1）手法：一指禅推法、按法、揉法、摩法、点法。

2）具体操作：①患者取仰卧位，医生用一指禅推法或按揉法在关元、中极、子宫等穴操作，每穴一分钟。②继上势，用掌摩法顺时针摩小腹，5～8分钟。③患者仰卧位，医生坐于患者足端，用按揉法在三阴交、太冲、太溪等穴，每穴1分钟。④患者俯卧位，医生站于患者身侧，用按揉法操作于肝俞、脾俞、肾俞等穴，每穴1分钟。⑤继上势，用擦法在腰骶部操作，以透热为度。

（2）随证加减

1）实热：在基础手法上加章门、期门、大敦、行间及胁肋部。①患者仰卧位，医生坐在患者足端，用按揉法在大敦、行间施术，每穴1分钟。②患者坐位，医生站于患者对面，先用按揉法在章门、期门穴操作，每穴1分钟。

2）虚热：在基本治法基础上，加水泉、三阴交、太溪、涌泉。①患者俯卧位，医生坐在患者足端，用按揉法在水泉、三阴交、太溪，每穴1分钟。②继上势，用擦法在涌泉穴操作，以透热为度。

3）气虚：在基本治法基础上，加膻中、气海、足三里、脾俞、胃俞。①患者仰卧位，医生坐于患者身侧，用一指禅推法或按揉法在膻中、气海、足三里操作，每穴1分钟。②患者俯卧位，医生站于患者身侧，医生用按揉法在脾俞、胃俞操作，每穴1分钟。

2. 月经后期

（1）基本治法

1）手法：一指禅推法、摩法、按法、揉法、捏脊法、擦法等。

2）操作：①患者仰卧位，医生坐于患者身侧，以一指禅推法或按揉法在关元、气海、归来、中极、子宫穴操作，每穴1分钟。②继上势，用掌擦法顺时针摩小腹5～8分钟。③患者俯卧位，医生站于患者身侧，用捏脊法操作3～5遍。④继上势，用直擦法沿背部两侧膀胱经及督脉操作，以透热为度。

（2）随证加减

1）血虚：在基本治法基础上，加膈俞、肝俞、脾俞、血海、地机、足三里。①患者仰卧位，医生坐于患者身侧，用按揉法在血海、地机、足三里操作，每穴1分钟。②患者俯卧位，医生站于患者身侧，用按揉法在膈俞、肝俞、脾俞操作，每穴1分钟。

2）血寒：在基本治法的基础上，加中脘、神阙、膈俞、肾俞、命门、八髎穴。①患者仰卧位，医生站于患者身侧，用掌按法在中脘、神阙操作，以患者小腹部出现透热为度。②患者俯卧位，医生站于患者身侧，用掌擦法在膈俞、肝俞、肾俞、命门、八髎穴操作，以透热为度。

3）气滞：在基本治法的基础上，加期门、章门、膈俞、肝俞、蠡沟、太冲及胁肋部。①患者仰卧位，医生坐于患者足侧，用点法在蠡沟、太冲穴操作，每穴 1 分钟。②患者俯卧位，医生站于患者身侧，用按揉法在膈俞、肝俞穴操作，每穴 1 分钟。③患者坐位，医生站于患者对面，先用按揉法在章门、期门穴操作，每穴 1 分钟；然后按揉胁肋部，以透热为度。

3. 月经先后不定期

（1）基本治法

1）手法：一指禅推法、摩法、按法、揉法、滚法、擦法等。

2）操作：①患者仰卧位，医生坐于患者身侧，用一指禅推法或按揉法在关元、气海、子宫、冲门穴操作，每穴 1 分钟。②继上势，用掌摩法顺时针摩小腹 5 ～ 8 分钟。③患者坐位，医生站于患者对面，先用按揉法在章门、期门穴操作，每穴 1 分钟，然后搓揉胁肋部，以透热为度。

（2）随证加减

1）肝郁：在基本治法基础上，加膈俞、肝俞、三阴交、太冲、蠡沟及胁肋部。①患者仰卧位，医生坐于患者足侧，用按揉法在三阴交、蠡沟、太冲穴操作，每穴 1 分钟。②患者俯卧位，医生站于患者身侧，用按揉法在膈俞、肝俞穴操作，每穴 1 分钟。

2）肾虚：在基本治法基础上，加脾俞、肾俞、三焦俞、水泉、太溪等穴。①患者仰卧位，医生站于患者身侧，用掌按法在关元穴操作，以小腹部透热为度。②患者仰卧位，医生坐于患者足侧，用按揉法在水泉、太溪穴操作，每穴 1 分钟。③患者俯卧位，医生站于患者身侧，用按揉法在脾俞、肾俞、三焦俞操作，每穴 1 分钟。④继上势，用擦法在背部督脉、八髎穴操作，以透热为度。

（三）中药康复处方

1. 月经先期

（1）气虚证

1）脾气虚证：①治法：补脾益气，固冲调经。②方药：补中益气汤。方中人参、黄芪补气固摄；白术、炙甘草补中健脾；当归补血调经；陈皮理气；柴胡、升麻升举清阳，助人参、黄芪益气升阳。全方共奏补益中气、健脾摄血之功效。

2）肾气虚证：①治法：补肾益气，固冲调经。②方药：固阴煎。方中菟丝子补肾而益肾气；熟地黄、山茱萸滋肾益精；人参、山药、炙甘草健脾益气，补后天养先天以固命门；五味子、远志交通心肾，使心气下通，以加强肾气固摄之力。全方共奏补肾益气、固冲调经之功效。

（2）血热证

1）阴虚血热证：①治法：滋阴清热，养血调经。②方药：两地汤。方中以生地黄滋阴清热凉血，地骨皮清泄阴分伏热；玄参、麦冬、阿胶滋阴补血；白芍养血敛阴。全方重在滋阴养血，水足则火自平。

2）阳盛血热证：①治法：清热凉血，养阴调经。②方药：清经散。方中牡丹皮、黄柏清热降火凉血；青蒿、地骨皮清泄血中伏热；熟地黄、白芍滋阴养血；白茯苓行水泄热，引热邪从小便而解。全方清热降火，凉血养阴，使热去而不伤阴血，血安而经自调。

3）肝郁化热证：①治法：疏肝解郁，清热调经。②方药：丹栀逍遥散。方用柴胡疏肝解郁；牡丹皮、栀子助柴胡清泄肝经郁热；当归、白芍和营养血，柔肝调经；白术、茯苓、炙甘草、煨姜健脾和胃；薄荷疏肝。全方共奏疏肝健脾、解郁清热之功效。

2. 月经后期

（1）肾虚证

1）治法：补肾益气，养血调经。

2）方药：大补元煎。方中人参、山药、杜仲补肾气以固命门；山茱萸、枸杞子补肾填精而生血；当归、熟地养血益阴；甘草调和诸药。全方共奏补肾益气，养血调经之效。若月经量少者，酌加紫河车、肉苁蓉、丹参养精血以行经；带下量多者，酌加鹿角霜、金樱子、芡实固涩止带；若月经错后过久者，酌加肉桂、牛膝以温经活血，引血下行。

（2）血虚证

1）治法：补血养营，益气调经。

2）方药：人参养荣汤。方中方中人参、白术、黄芪、茯苓、炙甘草健脾补气；桂心温补阳气。鼓舞气血生长；当归、熟地、白芍滋补心肝；五味子酸温，既可敛肺滋肾，又可宁心安神；陈皮理气健脾，调中快膈；远志安神定志；姜、枣助参、术入气分以调和脾胃，若月经过少者，去五味子，酌加丹参、鸡血藤；若经行小腹隐隐作痛者，重用白芍，酌加阿胶、香附。

（3）血寒证

1）治法：温经散寒，行血调经。

2）方药：温经汤。方中肉桂温经散寒，当归养血调经，川芎行血中之气，三药温经散寒、行气调经。人参甘温补元气，助当归、川芎、肉桂宣通阳气而散寒邪；莪术、牡丹皮活血祛瘀；牛膝引血下行，加强活血通经之功效；白芍、甘草缓急止痛。全方共奏温经散寒、益气通阳、调经止痛之功效。

（4）气滞证

1）治法：开郁行气，和血调经。

2）方药：加味乌药汤加当归、川芎。方中乌药、香附疏达肝气；砂仁、木香理中焦之气滞；延胡索行气活血；槟榔下气宽中；甘草调和诸药；加当归、川芎可养血调经。全方共奏开郁行气、疏通冲任气机、和血调经之功效。

（5）痰湿证

1）治法：燥湿化痰、健脾调经。

2）方药：六君子加归芎汤。方中半夏、陈皮燥湿化痰；四君子汤健脾益气、运化水湿以消痰；当归、川芎养血调经，香附理气通经，全方共奏健脾益气、燥湿化痰、行气通经之功效。

3. 月经先后不定期

（1）肾虚证

1）治法：补肾益气，固冲调经。

2）方药：固阴煎。若经血量多，加旱莲草、金樱子、鹿衔草益肾固摄；腰痛如折，加续断、桑寄生增强补肾强腰之效；小便频数，加益智仁、桑螵蛸固涩；大便溏泻，加补骨脂、吴茱萸温补脾阳。

（2）脾虚证

1）治法：益气补血，健脾养心。

2）方药：归脾汤。方中人参、黄芪、白术、甘草补脾益气；当归养血调经；茯神、酸枣仁、远志、龙眼肉养心血安心神；木香行气健脾。全方共奏收补气健脾、养血安神、止血调经之功效。

（3）肝郁证

1）治法：疏肝解郁，和血调经。

2）方药：逍遥散。方中柴胡疏肝解郁；当归、白芍养肝血而调经；茯苓、白术、炙甘草健脾益气；煨姜和中，助当归、白芍调和气血；薄荷助柴胡疏肝解郁。全方共奏疏肝解郁、健脾益气、和血调经之功效。

思考题：

1. 月经不调的针灸治疗都有哪些？

2. 月经不调的推拿治疗都有哪些？

第三节 癃 闭

一、概述

（一）定义

癃闭是以尿量减少，排尿困难，甚则小便闭塞不同为主要临床表现的一类病证。其中小便不利、点滴而短少、病势较缓者为"癃"；小便闭塞、点滴不通、病势较急者为"闭"。癃和闭虽有区别，但都是指排尿困难，只有程度上的不同，因此多合称为癃闭。《黄帝内经》首载"癃闭"之名，阐明了本病的病位在膀胱，膀胱和三焦的气化不利，可导致本病发生。

（二）病因病机

1. 湿热蕴结 过食辛辣厚味，酿湿生热，湿热下注膀胱，或湿热素盛，肾热下移膀胱，膀胱气化不利，发为癃闭。

2. 肺热气壅 肺为水之上源，热壅于肺，肺气不能肃降，津液输布失常，水道通调不利，不能下输膀胱；又因热气过盛，下移膀胱，以致上下焦均为热气闭阻，而成癃闭。

3. 脾气不升　劳倦伤脾，饮食不节，或久病体弱，导致脾虚而清气不升，浊气不降，小便因而不利。

4. 肾元亏虚　年老体弱或久病体虚，肾阳不足，命门火衰，气不化水，是以"无阳则阴无以化"，而致尿不得出；或因下焦积热，日久不愈，耗损津液，以致肾阴亏耗，水府枯竭而无尿。

5. 肝郁气滞　七情所伤，引起肝气郁结，疏泄不及，从而影响三焦水液的运行及气化功能，致使水道的通调受阻，形成癃闭。从经脉的分布来看，肝经绕阴器，抵少腹，这也是肝经有病，导致癃闭的原因。

6. 尿路阻塞　瘀血败精，或肿块结石，阻塞尿路，小便难以排出，因而形成癃闭。

综上所述，本病的病位虽在膀胱，但与三焦、肺、脾、肾的密切相关。上焦之气不化，当责之于肺，肺失其职，则不能通调水道，下输膀胱；中焦之气不化，当责之于脾，脾气虚弱，则不能清升浊降；下焦之气不化，当责之于肾，肾阳亏虚，气不化水，肾阴不足，水府枯竭，均可导致癃闭。肝郁气滞，使三焦气化不利，也会发生癃闭。此外，各种原因引起的尿路阻塞，均可引起癃闭。

（三）诊断与检查

1. 诊断

（1）小便不利，点滴不畅，或小便闭塞不通，尿道无涩痛，小腹胀满。

（2）多见于老年男性，或产后妇女及手术后的患者。

（3）凡小腹胀满、小便欲解不出、触叩小腹部膀胱区明显胀满者，是为尿潴留；若小便量少或不通，无排尿感觉和小腹胀满，触叩小腹部膀胱区也无明显充盈征象，多属肾衰竭引起的少尿或无尿。

（4）详细询问病史，了解发病经过及伴随症状，再结合体检和相关检查，以确定是肾、膀胱、尿道，还是前列腺等疾病引起的癃闭。

2. 相关检查

（1）癃闭病证，首先应通过体格检查与膀胱 B 超判断患者是否有尿潴留。有尿潴留者，可进一步行尿流动力学检查，以明确有否为机械性尿路阻塞。

（2）有尿路阻塞者，可再通过肛指检查、前列腺 B 超、尿道及膀胱造影 X 线摄片、前列腺癌特异性抗原等检查以明确尿路阻塞的病因，如前列腺肥大、前列腺癌、尿道结石、尿道外伤性狭窄等。

（3）无尿路阻塞的尿潴留者，可考虑脊髓炎、神经性尿闭，应行相应的神经系统检查。

（4）对无尿潴留的癃闭证，应考虑是否存在肾功能衰竭，可查肾功能、电解质，并通过泌尿系统超声、X 线摄片检查双肾大小、血流情况，来鉴别急性或慢性肾衰竭。如属急性肾衰竭，需进一步明确是肾前性、肾后性或肾性肾衰竭，慢性肾衰者同样应明确其病因，而行相关检查。

二、康复评定

（一）格拉斯哥昏迷评分法

格拉斯哥昏迷评分法是医学上评估患者昏迷程度的方法，由英国格拉斯哥大学的两位神经外科教授 Graham Teasdale 与 Bryan J.Jennett 在 1974 年发明评估昏迷的方法。格拉斯哥昏迷指数的评估有睁眼反应、语言反应和肢体运动三个方面，三个方面的分数加总就是昏迷指数。

（二）生命体征评估

生命体征受大脑皮质控制，是人体内在活动的客观反映，是衡量身心状况的可靠指标，是标志生命活动存在与质量的重要征象，是体格检查时必须检查的项目之一，内容包括体温、脉搏、呼吸和血压，癫闭患者需要及时评估患者的生命体征。

1. 体温

（1）**评估要点**　评估患者病情、意识、治疗情况及合作程度；评估测量部位和皮肤情况，有无影响体温的因素存在；评估患者体温变化、分析热型及其伴随症状。

（2）**测量工具**　玻璃体温计，分为口腔体温计和肛门体温计两种。

（3）**测量方法和适用人群**

1）口测法：适用于能配合经口测温患者，不适用于精神异常、昏迷、口鼻腔手术及呼吸困难、不能合作者。

2）腋测法：是临床最常用方法，不适用于消瘦不能夹紧体温计，以及腋下炎症、创伤、手术的患者。

3）肛测法：将肛表头端润滑后慢慢插入肛门，直至肛表的 1/2，适用于昏迷患者或小儿，不适用于肛门手术、腹泻、心肌梗死者。

（4）**正常体温**　腋窝 36.0 ～ 37.3℃；口腔 36.3 ～ 37.2℃；直肠 36.5 ～ 37.7℃。

2. 脉搏　正常成人在安静状态下脉率为 60 ～ 100 次 / 分，脉律均匀规则，间隔时间相等，每搏强弱相同。心电监护可早期发现患者的心电改变，在危重症患者的抢救中发挥着重要的作用。

（1）**评估要点**　评估患者病情、意识和合作程度、异常情况；评估患者用药情况。

（2）**测量部位**　浅表、靠近骨骼的大动脉均可作为测量脉搏的部位。临床上最常选择的诊脉部位为桡动脉。

3. 呼吸　正常呼吸节律均匀，深浅度适中，成人呼吸频率 12 ～ 20 次 / 分，新生儿呼吸频率 30 ～ 40 次 / 分。儿童及男性常呈腹式呼吸，女性常呈胸式呼吸。评估要点：要注意药物、情绪变化、运动、气压等因素对呼吸的影响。

4. 血压　正常成人安静状态下的血压范围比较稳定，其正常范围为收缩压 90 ～ 139mmHg，舒张压 60 ～ 89mmHg，脉压差 30 ～ 40mmHg。评估患者病情、体位及合作程度，选择合适的血压计；评估患者基础血压、治疗用药情况，观察患者血压变化；血压随年龄增长而增加，但收缩压的升高比舒张压的升高更为显著。新生儿血压最低，小儿血压比成人低，中年之前女性血压略低于男性，中年之后差别较小。寒冷环境中，血压可增高；高热环境中，血压可以下降。右上肢血压高于左上肢，下肢血压高于上肢。

（三）脊髓损伤评估

参照美国脊髓损伤学会制定的《脊髓损伤神经学分类国际标准》（2011 年修订），对患者身体两侧各自 28 个皮节的关键感觉点以确定感觉水平，以双侧的 10 个肌节关键肌的检查确定双侧的运动损伤水平。脊髓损伤平面是指在身体两侧有正常感觉和运动功能的最低脊髓节段。

（四）膀胱残余量评估

应用彩色多普勒超声进行膀胱残余尿量测定。

（五）日常生活活动能力评估

日常生活活动能力（activities of daily living，ADL）的评定包括功能独立性评定（functional independence measure，FIM）和 Barthel 指数（BI）评分法。为充分反映脊髓损伤对患者个人生活和社会活动能力的影响及评价各种康复治疗措施的实际效果，采用功能独立性评定标准是必要的。FIM 主要评价 6 个方面的能力，即生活自理能力、括约肌控制能力、活动能力、行为能力（轮椅、行走、上下楼梯）、理解交流能力、社会认知能力（社会交往、解决问题及记忆能力）。该标准将每组能力分级标定：完全自立 7 分，基本自立但需辅具帮助 6 分，达到 6 分与 7 分级别均不需要别人帮助。4、3 分级为中等不能自立，均需要别人帮助才能自立。2 及 1 级者为完全不能自立，必须依靠他人生活。

（六）中医辨证评估

1. 细辨主因　尿热赤短涩，舌质红，苔黄，脉数，属热；口渴不欲饮，小腹胀满，属热积膀胱；欲小便而不得出，精神疲乏无力，腰膝酸冷，属肾虚命门火衰；便不利兼有少腹坠胀，肛门下坠，排尿中断或变细，腰腹疼痛，舌质紫暗，属浊瘀阻滞。

2. 详辨虚实　癃闭有虚实的不同，尤当详辨。湿热蕴结，浊瘀，属实证；脾气不升，肾阳亏虚，命门火衰，气化不及州都，属虚证。中焦湿热不解，下注膀胱，气化不利，属实证；中气不足，脾气不升利，属虚证。辨别虚实的主要依据：若起病较急，病程较短，体质较好，尿流黄腻或薄黄，脉弦涩或数，属于实证；若起病较缓，病程较长，体质较差，尿淡，脉沉细弱，属于虚证。

三、中医康复治疗方法

（一）针灸康复处方

1. 针灸

（1）主穴　关元、三阴交、阴陵泉、膀胱俞。

（2）配穴　湿热下注加中极、行间清利湿热；肝郁气滞加太冲、支沟疏理气机；瘀浊阻塞加血海、膈俞化瘀散结；肾气亏虚加关元、肾俞、太溪补肾利尿。

（3）操作　针刺中极等下腹部穴位之前，应首先叩诊，检查膀胱的膨胀程度，以便决定针刺的方向、角度和深浅，不能直刺者，应向下斜刺或透刺，使针感能到达会阴并引起小腹收缩、抽动为佳；其他穴位均常规针灸。

2. 耳针疗法　取膀胱、肾、三焦、尿道。每次选用 1 ～ 3 穴，毫针中度刺激，留针 40 ～ 60 分钟；或用掀针埋藏或用王不留行籽贴压。

3. 穴位贴敷　取神阙穴，将食盐炒黄待冷放于神阙穴填平，再用 2 根葱白压成 0.3cm 厚的饼置于盐上，艾炷置葱饼上施灸，至温热入腹内有尿意为止。

（二）推拿康复处方

1. 部位及取穴　部位包括小腹部、大腿内侧部、胸背部、腰骶部。穴位有中府、云门、章门、期门、关元、气海、中极、水道、三焦俞、肾俞、命门、志室、膀胱俞、八髎、曲池、太渊、合谷、髀关、足五里、血海、委阳、阴陵泉、三阴交。

2. 手法　推摩法、一指禅推法、按揉法、揉法、擦法、摩法。

3. 操作

（1）基本操作　患者仰卧位。用推摩法在腹部操作，重点作用于气海、关元、中极穴，约 8 分钟。用摩法、掌揉法施于两大腿内侧约 5 分钟。用一指禅推法、拇指按揉法等施于髀关、足五里、血海穴约 5 分钟，以酸胀为度。

（2）辨证治疗

1）膀胱湿热证：用拇指按揉法、一指禅推法施于膀胱俞、委阳、阴陵泉、三阴交穴，约 5 分钟。用擦法横擦腰骶部，以透热为度。

2）肺热壅盛证：用掌擦法横擦前胸上部及背部，均以透热为度。用拇指按揉法、一指禅推法施于中府、云门、曲池、太渊、合谷穴约 5 分钟。

3）肝气郁滞证：用拇指按揉法、一指禅推法作用于章门、期门穴约 5 分钟，以酸胀为度。用擦法擦两胁部，以透热为度。

4）肾阳不足证：用一指禅推法、拇指按揉法施于肾俞、命门、八髎穴约 3 分钟，以微感酸胀为度。横擦腰骶部，直擦背部督脉，均以透热为度。

5）尿路阻塞证：用拇指按揉法、一指禅推法施于肾俞、三焦俞、志室、水道、血海、三阴交穴约 5 分钟，以酸胀为度。用擦法横擦腰骶部，以透热为度。

4. 注意事项

（1）慎起居，调情志，进行适当的体育锻炼。

（2）少食辛辣煎烤之品，戒烟酒。推拿治疗尿潴留具有明显的效果，尤其适于年老体弱和小儿患者，对下腹部手术后所引起的尿潴留，疗效也较好，同时也可以避免导尿引起的泌尿系统感染。但对器质性病引起的尿潴留，如尿毒症等引起的尿潴留，则不能治疗。

（三）中药康复处方

1. 膀胱湿热 清热利湿，通利小便。八正散加减。方中篇蓄、瞿麦、川木通、车前子通闭利小便；山栀子仁化三焦湿热；滑石、甘草清利下焦之湿热；大黄通便泻火。苔厚黄腻，加苍术、黄柏，以加强清化湿热之力；兼心烦、口舌生疮糜烂，可合导赤散，以清心火、利湿热；若湿热久恋下焦，又可导致肾阴灼伤而出现口干咽燥，潮热盗汗，手足心热，舌光红，可改用滋肾通关丸加生地黄、车前子、牛膝、赤芍等，以滋肾阴、清湿热而助气化；若因湿热蕴结日久，三焦气化不利，小便量极少或无尿，面色晦滞，胸闷烦躁，恶心呕吐，口臭，甚则神昏谵语，舌质暗红，有瘀点、瘀斑，治以降浊和胃，清热化湿，方用黄连温胆汤加大黄、生槐花、蒲公英、丹参、车前子、白茅根、六月雪等。

2. 肺热壅盛 清肺热，利水道。清肺饮加减。本方适用于热在上焦肺经气分而导致的渴而小便闭塞不利。肺为水之上源，源清而流自洁，故方中以黄芩、桑白皮清泄肺热，麦冬滋养肺阴，车前子、川木通、山栀、茯苓清热而通利小便。若患者出现心烦、舌尖红或口舌生疮等症，乃为心火旺盛之征象，可加黄连、竹叶等以清心火；若大便不通，可加杏仁、大黄以宣肺通便；若兼表证而见头痛、鼻塞、脉浮，可加薄荷、桔梗以解表宣肺。

3. 肝郁气滞 疏调气机，通利小便。沉香散加减。方中沉香、橘皮疏调肝气；配合当归、王不留行籽下焦之气血；石韦、冬葵子、滑石通利水道。本方理气之力尚嫌不足，可合六磨汤加减。若气郁化火，可加龙胆草、山栀、牡丹皮等以清肝泻火。

4. 尿道阻塞 行瘀散结，通利水道。代抵当丸加减。方中当归尾、穿山甲片、桃仁、大黄、芒硝通瘀散结；生地黄凉血滋阴；肉桂可助膀胱气化以通尿闭，用量宜少，以免助热伤阴。若瘀血较重，可加红花、川牛膝以增强其活血化瘀的作用；若病久气血两虚，面色不华，治以益气养血行瘀，可加黄芪、丹参、当归之类；若尿路有结，可加用金钱草、鸡内金、海金沙、冬葵子、瞿麦、篇蓄以通淋排石利尿。

5. 脾气不升 升清降浊，化气利尿。补中益气汤合春泽汤加减。方中人参、黄芪益气；白术健脾运湿；桂枝通阳，以助膀胱之气化；升麻、柴胡升提中气而降浊阴；猪苓、泽泻、茯苓利水渗湿，诸药配合，共奏化气利尿之功。若气虚及阴，气阴两虚，症见舌质红者，可改用补阴益气煎；若脾虚及肾，而见肾虚证候者，可加用济生肾气丸，治以温补脾肾、化气行水。

6. 肾阳衰惫 温补肾阳，化气利尿。济生肾气丸加减。方中桂枝、附子补下焦之阳，以鼓动肾气；六味地黄丸补肾滋阴；车前子利水，故本方可温补肾阳，化气行水，使小便得以通利。若兼有脾虚者，合补中益气汤或春泽汤同用；若老人精血俱亏，病及督脉，而见形神痿顿，腰脊酸痛，治以香茸丸补养精血、助阳通窍；若因肾阳衰惫，命火式微，致三焦气化无权，浊阴内蕴，症见小便量少，甚至无尿、呕吐、烦躁、神昏者，治以温脾汤合吴茱萸汤温补脾肾、和胃降浊。

7. 中成药　湿热下注证，可选用清热利湿类中成药；肝郁气滞证，可选用疏肝中成药。

（四）外治法

独头蒜、栀子，加盐少许，捣烂，摊于纸上贴脐部。生甘遂末，加酒调糊状，敷脐腹，睡前敷贴，晨起揭去。

思考题：

1. 癃闭患者的临床表现有哪些？
2. 中医学认为癃闭中发生的病因病机主要有哪些？
3. 癃闭的实证有哪些类型？分别采用什么中药进行康复？

第十一章　精神疾病及功能障碍的中医康复治疗 ▷▷▷▷

第一节　抑郁症

一、概述

（一）定义

抑郁症（major depressive disorder，MDD）又称抑郁障碍，是一种危害人类身心健康的常见情绪障碍综合征，以显著而持久的、与处境不相对称的心境低落为主要特征。本病临床表现为心情抑郁，情绪不宁或情绪低落，胸胁胀痛，或易怒喜哭，或咽中如物梗塞，失眠，反应迟钝，有时可伴有认知功能障碍和躯体症状，严重时出现强烈厌世情绪，甚至自残自杀念头及行为。

（二）病因病机

抑郁症属于中医学"郁症"的范畴，中医经典文献中并无抑郁症的病名，从其临床表现及发病特点来看，多将其归属于"郁证""癫证""百合病""脏躁""梅核气"等范畴。目前临床上主要通过脏腑病机学说辨证论治该病，郁证多因郁怒、忧思、恐惧等七情内伤，使气机不畅，出现湿、痰、热、食、瘀等病理产物，进而损伤心、脾、肾，致使脏腑功能失调，加之人体脏气易郁，最终发为本病。郁证病位主要在肝，可涉及心、脾。肝失疏泄、脾失健运、心失所养、脏腑阴阳气血失调是郁证的主要病机。从传统功法的"以意引气"的角度论治抑郁症，为抑郁症的临床诊疗提供新视角，平素当注重顾护阳气，不宜过多耗散，起居劳作亦要遵从四时阴阳的变化。

（三）诊断与检查

1. 抑郁症的诊断标准　在 ICD-10 中，抑郁发作不包括发生于双相情感障碍中的抑郁状态。因此，抑郁发作只包括首次发作抑郁症或复发性抑郁症。ICD-10 规定的抑郁发作一般标准有 3 条：①抑郁发作须持续至少 2 周。②在患者既往生活中，不存在足以符合轻躁狂或躁狂（f30）标准的轻躁狂或躁狂发作。③需除外的最常见情况此种发作不是由于精神活性物质使用（f10-f19）或任何器质性精神障碍（f00-f09）所致。抑郁发作的症状分为两大类，可以粗略地将之分别称为核心症状和附加症状。抑郁发作的核心症状有3条：①抑郁心境，对个体来讲肯定异常，存在于一天中大多数时间里，且几乎每天如此，基本不受环境影响，持续至少2周。②对平日感兴趣的活动丧失兴趣或愉快感。③精力不足或过度疲劳．

抑郁发作的附加症状有7条：①自信心丧失和自卑。②无理由的自责或过分和不适当的罪恶感。③反复出现死或自杀想法，或任何一种自杀行为。④主诉或有证据表明存在思维或注意能力降低，如犹豫不决或踌躇。⑤精神运动性活动改变，表现为激越或迟滞。⑥任何类型的睡眠障碍。⑦食欲改变（减少或增加），伴有相应的体重变化。

2. 抑郁症的分类

（1）轻度抑郁发作（f32.0）　具有核心症状中的至少2条，核心与附加症状共计至少4条。

（2）中度抑郁发作（f32.1）　具有核心症状中的至少2条，核心与附加症状共计至少6条。ICD-10中还列举了一系列躯体障碍综合征症状。

1）对平日感兴趣的活动丧失兴趣或失去乐趣。

2）对正常时能产生情感反应的事件或活动缺乏反应。

3）比通常早醒2小时以上。

4）早晨抑郁加重。

5）具有明显的精神运动性迟滞或激越的客观证据（他人的观察或报告）。

6）食欲明显丧失。

7）体重减轻（上月体重的5%以上）。

8）性欲明显丧失。

要符合躯体障碍综合征的条件，上述症状必须有4条。

（3）重度抑郁发作　分为不伴精神病性症状（f32.2）和伴有精神病性症状（f32.3）两种类型。其抑郁表现需具有全部3条核心症状，核心与附加症状共计8条。有精神病性症状者需存在：①妄想和幻觉，但不应有典型精神分裂症性的幻觉和妄想（即不应有完全不可能或与文化不相适应的妄想，不应有对患者进行跟踪性评论的幻听或第三人称的幻听）。常见的情况为带有抑郁、自罪、虚无、自我援引及被害内容的妄想。②抑郁性木僵。伴有精神病性症状者又分为与心境相协调的和与心境不协调的两类。与心境相协调的精神病性症状包括罪恶妄想、无价值妄想、躯体疾病或大祸临头（灾难）妄想、嘲弄性或谴责性的听幻觉；与心境不协调的精神病性症状包括被害或自我援引妄想，没有情感色彩的幻听。

二、康复评定

(一) 病史相关的评估内容

情感症状、认知症状、躯体症状是主要表现，另外许多患者表现出明显的焦虑症状、躯体化主诉和焦虑症状常常掩盖抑郁的核心症状群，如伴发各种慢性躯体疾病如中风、心血管病、恶性肿瘤等。其他临床特征包括焦虑性抑郁、混合性抑郁、内源性抑郁、非典型抑郁、精神病性抑郁、紧张性抑郁、孕产期抑郁、季节性抑郁。

(二) 精神检查内容及评估

1. 自评和他评。

2. 从症状严重程度、疗效、自杀、转躁风险、不良反应、依从性等多维度评估。常用精神检查评估工具推荐表，见表 11-1。

表 11-1 常用精神检查评估工具推荐表

评估方向	评估内容	推荐工具	备注
诊断	诊断正确性，避免误诊漏诊	DSM-IV 轴 I 障碍用临床定式检查（SCID-I） 简明国际神经精神访谈（MINI）	他评
症状	严重程度	汉密尔顿抑郁量表（HAMD） 蒙哥马利抑郁评定量表（MADRS）	他评
		9 项患者健康问卷抑郁量表（PHQ-9） 抑郁自评量表（SDS） 贝克抑郁问卷（BDI） 抑郁症状快速自评量表（QIDS-SR）	自评
	自杀风险	哥伦比亚自杀严重程度评定量表 MINI 量表 C 模块	他评
	转躁风险	轻躁狂症状评定量表（HCL-32） 心境障碍问卷（MDQ）	自评
		杨氏躁狂评定量表（YMRS）	他评
治疗	药物疗效	见上述症状部分（评价改善、有效、完全缓解等指标标准，参见总论部分）	
	不良反应	副反应量表（TESS） 抗抑郁药副反应量表（SERS）	他评
		亚利桑那性体验量表（ASEX）	他评
	服药依从性	药物依从性评定量表（MARS） 简明依从性评定量表（BARS）	自评 他评

(三) 辅助检查

1. 心理测试 汉密尔顿抑郁量表、汉密尔顿焦虑量表。

2.检查项目 根据病情需要而定，如血常规、肝功能、肾功能、血糖、电解质、甲状腺功能、B超、经颅多普勒、胸部X线片、心电图、脑电图、头颅CT或MRI、五态人格、汉密尔顿抑郁量表、抑郁自评量表、焦虑自评量表等。

（四）中医辨证评估

1.肝气郁结 精神抑郁，情绪不宁，善太息，胸部满闷，胁肋胀痛，痛无定处，脘闷嗳气，不思饮食，大便不调，女子月事不行，舌质淡红，苔薄腻，脉弦。

2.气郁化火 急躁易怒，胸闷胁胀，口干苦，或头痛，目赤，耳鸣，或嘈杂吞酸，大便秘结，舌质红，苔黄，脉弦数。

3.痰气郁结 精神抑郁，胸部满闷，胁肋胀满，咽中如有异物梗塞，吞之不下，咯之不出，苔白腻，脉弦滑。

4.心神失养 精神恍惚，心神不宁，多疑易惊，悲忧善哭，喜怒无常，时时欠伸，或手舞足蹈，喊叫骂詈，舌质淡，脉弦。

5.心脾两虚 多思善虑，心悸胆怯，失眠健忘，头晕神疲，面色无华，纳差，舌质淡，苔薄白，脉细弱。

6.心肾阴虚 虚烦少寐，惊悸，健忘，多梦，头晕耳鸣，五心烦热，腰膝酸软，盗汗，口干咽燥，男子遗精，女子月经不调，舌红，少苔或无苔，脉细数。

三、中医康复治疗方法

（一）传统功法康复处方

1.康复处方原则

（1）功法的选择 调神是抑郁症证治的重要内容。调神要疏通阳气，阳气宣达，神机才能振奋。当然，强调治疗抑郁症应当重视畅达阳气，振奋神机，并非否认其他病机的存在与治法的应用；相反，在此基础上，同时应当重视审察兼夹证病机，适当给予治疗。由于抑郁症病情特殊性所涉及的全身范围较广，故应选择多种功法组合的运动处方。

（2）训练的强度 以心率、RPE主观劳累程度及出现限制活动的症状为观测指标。如靶心率＝［（220－年龄）－静态心率］×（60%～85%）＋静态心率，RPE主观劳累程度不超过11～13。限制活动的症状主要为头痛眩晕、肢体疼痛、胸闷不适、劳累、气喘等。为保证患者训练过程的安全，可以佩戴心率遥测仪进行实时监控。

（3）训练时间 训练时间长短应与患者病情程度密切结合，包括热身训练、专项功能训练及放松的牵伸训练，实际运动时间每次30分钟至1小时，中途可以暂停休息。

（4）训练的频率 每周2次，每次60分钟。

2.常用功法举例 抑郁症患者集体易筋经功法练习。

第一部分：运动前准备，包括身体各关节活动（约5分钟）。

第二部分：（静功）站桩呼吸练习，"以意引气"（约20分钟）。

（1）学习放松和深呼吸技术，并每天回家练习。

（2）呼吸训练，将注意力集中在呼吸的感觉上专注于呼吸或呼吸所带动的腹部起伏。

（3）在运动过程中专注于当下运动，培养集中的、平静的、灵活的注意力。

（4）放松训练，进行半微笑练习，保持良好情绪；渐进性肌肉松弛法，将注意力集中在肌肉松紧的感觉上，增加肌肉松紧的感觉敏感度，学会放松。

第三部分：（动功）古本易筋经功法锻炼（约 25 分钟）。

第四部分：引气归元，全身放松（约 10 分钟）。

3. 辨证施功

（1）导引的含义是指一种心身并练、内外兼修、通过形体或意念运动以启动人体"气机"，进一步达到形体与精神协调和谐、经脉气血畅通和调的健身、疗疾、延缓衰老的优化方法。导引包括意念导引、呼吸导引和姿势导引，即练意、练气、练形，三者互为相关。巢元方在《诸病源候论》中曰："安心定意，调和气息，莫思余事，专意念气。""每行气，心心念送之……引气五息六息，一出入为一息，一息数至十息，渐渐增益，得至百息、二百息，病即除愈。"此乃对抑郁症治疗作用的详细描述。

（2）易筋经口诀起始第二句为"松静站立，握固静思神"，表明"以意引气"开始的就是静思凝神、集中意念。练习过程中强调"神与形合，气寓其中"，即强调动作和意念的配合。从大脑皮层神经控制机制来说，动作属于大脑皮层躯体运动中枢管理的范畴，而意念属于大脑皮层躯体感觉中枢管理的范畴。易筋经通过"三调合一"的方法，一方面，可以疏通人体经络，保证人体气血充盈、通达，具有保精、养气、存神的作用；另一方面，可以改善人们的不良心理状态。

4. 注意事项

（1）需要重视阴精的谧藏，阴液充足者，振奋阳气为要；阴液不足者，养阴为先。

（2）运动康复训练要持之以恒，功法康复训练应与药物治疗同时进行。运动康复训练不是一个短期的过程，而是持续进行的过程。

（3）患者需重视大便通畅与否。便秘是抑郁症的主要临床表现之一，保持大便通畅是抑郁症治疗过程中的重要临床内容之一。

（4）针对不同的功能障碍，采取多种功法组合应用。对于抑郁情绪可采用功法发音训练及自然音乐疗法。

（5）患者需坚持治疗，不可随意停药。抑郁症病程长，易于复发，需要长期坚持用药。

（二）针灸康复处方

1. 体针

（1）治则　理气解郁，养心安神。肝气郁结、气郁化火者，只针不灸，泄法；阴虚火旺者，指针不灸，平补平泻；心脾两虚者，针灸并用，补法。

（2）穴位组成　人中、百会、印堂、风府、内关、神门、三阴交、太冲。

（3）方法　患者取平卧位，常规消毒后进针。肝气郁结加支沟、期门疏肝理气解郁；气郁化火加行间、内庭清泻肝火、解郁和胃；痰气郁结加丰隆、行间、内庭理气化痰解郁；心神失养加百会、通里、日月疏肝解郁、醒神开窍；心脾两虚加脾俞、三阴交、足三里、中脘健脾益气、养心安神；心肾阴虚加三阴交、太溪、肾俞滋阴降火、养心安神。

2.耳针　取心、枕、脑点、肝、内分泌、神门。每次选3～5穴，毫针浅刺或加电针、用强刺激手法，留针20分钟。恢复期可用埋针法或王不留行籽贴压。

3.电针　取足三里、内关、太冲、三阴交。每次选2～3穴，针刺并通电10～20分钟。

4.穴位注射　取风池、心俞、脾俞、足三里。用注射用水或丹参注射液、参麦注射液，每穴注入0.5～1mL，如失眠则在睡前注射。

5.穴位埋线　取肝俞、心俞、脾俞、足三里，按操作常规埋入消毒肠线，敷盖无菌纱布固定。每月2次。

（三）推拿康复处方

1.基本手法　推拿采用㨰法、揉法、按法、擦法、搓法、拿法、捻法、摇法、一指禅推法、抹法、扫散法等。

2.操作

（1）患者仰卧位，医生站在患者身侧，开天门24次，分推坎宫24次，拿五经5次，双拇指自上而下按揉背部足太阳膀胱经侧线穴位5次，手法宜轻柔和缓。取内关、神门、人中、印堂、涌泉，每穴依次用指按揉法各按揉2分钟。在百会穴用拇指按揉法操作3分钟，以轻微酸胀感为度每天1次，10次为1个疗程。

（2）腹部手法操作：首先运用掌按法在腹部中脘、气海、关元穴按压，当按压到一定深度时，应按而留之，并维持此时的压力及其所达到的深度，静待患者腹部、腰部、会阴部及双下肢出现酸、麻、凉、胀的得气感觉后，医生的右手随患者的吸气徐徐上提；接着，运用双掌揉法在上脘、中脘、下脘等腹部穴，治以健脾升阳、调气畅中，并上奉于心，调养心神；然后运用掌运法在腹部神阙穴，用指推法在腹部任脉上，从巨阙推至神阙穴，并配合背部肝俞、胆俞，治以温补元气、疏肝解郁；可选用一指禅推百会、风府等配穴，《灵枢·海论》曰："脑为髓海，其输上出于盖（百会），下在风府。"可见，百会、风府穴与脑密切相关。头为诸阳之会、百脉之宗，而百会穴居于巅顶，为各经脉气会聚之处，故能调神解郁。如此交替操作，治疗时间为40分钟。

（3）患者俯卧位，医生立于床旁。用多指分别在督脉和足太阳膀胱经的位置由上向下弹拨刺激督脉和足太阳膀胱经的腧穴。用摩法在督脉和足太阳膀胱经的位置上往返多次，使督脉和足太阳膀胱经气血运行通畅。用双手的拇指、食指、中指提捏督脉和足太阳膀胱经皮肉并由上向下移动多次。用双手掌按压督脉和足太阳膀胱经5～6遍，按压可起到活血止痛、镇惊安神的作用。最后在督脉和膀胱经用拍法，拍得轻重、快慢不同，可取得"动"或"静""兴奋"或"镇静"的不同效果。如重快的手法起到兴奋紧张的作用；轻和慢的手法，起到平和舒缓的镇静作用。每种手法各操作 3 ～ 6 遍。每种手法约 3 分钟，共计 15 ～ 20 分钟。

3. 随证加减

（1）肝气郁结证　拇指按太冲、行间，每穴约 1 分钟。搓胁肋部 1 分钟。

（2）气郁化火证　拇指按胆俞、三焦俞、阳陵泉，每穴约 1 分钟。用拿揉法施于大腿内侧肌肉，约 2 分钟。

（3）痰气郁结证　拇指按胆俞、丰隆，每穴约 1 分钟。用勾点法勾点天突约 1 分钟。

（4）心神失养证　拇指按心俞、神门、足三里，每穴约 1 分钟。用拿揉法拿下肢内侧和前侧的肌肉，约 5 分钟。

（5）心脾两虚证　拇指按心俞、内关、外关、足三里，每穴约 1 分钟。掌摩中脘 5 分钟。

（6）心肾阴虚证　拇指按肾俞、气海、关元、三阴交，每穴约 1 分钟。擦涌泉，以透热为度。

（四）中药康复处方

1. 肝气郁结证　方用柴胡疏肝散加减。常用药：柴胡、香附、川芎、陈皮、枳壳、芍药、炙甘草。兼有食滞腹胀，可加神曲、山楂、麦芽、鸡内金；脘闷不舒，可加旋覆花、代赭石、法半夏；腹胀，腹痛，腹泻，可加苍术、厚朴、茯苓、乌药；兼有血瘀而见胸胁刺痛，舌质有瘀点瘀斑，可加当归、丹参、桃仁、红花、郁金。

2. 气郁化火证　方用加味逍遥散加减。常用药：牡丹皮、栀子、柴胡、白芍、当归、茯苓、白术、薄荷、甘草、生姜。口苦，便秘，可加龙胆草、大黄；胁肋疼痛，嘈杂吞酸，嗳气，呕吐，可加黄连、吴茱萸；头痛，目赤，耳鸣，可加菊花、钩藤。

3. 痰气郁结证　方用半夏厚朴汤加减。常用药：半夏、厚朴、生姜、紫苏叶、茯苓。痰郁化热而见烦躁，口苦，呕恶，舌红苔黄腻，可去生姜，加竹茹、瓜蒌仁、黄连；湿郁气滞而兼胸脘痞闷，嗳气，苔腻，可加香附、佛手、苍术；兼有瘀血，而见胸胁刺痛，舌质紫暗或有瘀点瘀斑，脉涩者，可加丹参、郁金、降香、片姜黄。

4. 心神失养证　方用甘麦大枣汤加减。常用药：小麦、甘草、大枣。躁扰失眠，可加酸枣仁、柏子仁、茯神、远志；血虚生风，而见手足蠕动或抽搐，可加当归、生地黄、珍珠母、钩藤。

5. 心脾两虚证　方用归脾汤加减。常用药：人参、龙眼肉、黄芪、白术、当归、酸枣仁、茯神、远志、木香、甘草、生姜、大枣。心胸郁闷，情志不舒，可加郁金、香附、佛手；头晕头痛，可加川芎、白芷、天麻。

6. 心肾阴虚证　方用天王补心丹合六味地黄丸加减。天王补心丹由生地黄、天冬、麦冬、玄参、五味子、酸枣仁、柏子仁、远志、茯苓、朱砂、当归、人参、丹参、桔梗组成；六味地黄丸由熟地黄、山药、山萸肉、泽泻、茯苓、牡丹皮组成。心肾不交而见心烦失眠，多梦遗精，可合交泰丸；烦渴，可加天花粉、知母；遗精较频，可加芡实、莲须、金樱子。

思考题：

如何运用中西医结合体系来评估抑郁症？

第二节 失 眠

一、概述

（一）定义

失眠（insomnia）是以入睡和（或）睡眠维持困难所致的睡眠质量或数量达不到正常生理需求进而影响患者日常活动的一种睡眠障碍综合征，临床表现为入睡困难、维持睡眠困难、多梦、早醒和醒后不能恢复精神和体力、注意力不集中、记忆力减退、判断力和日常工作能力下降，严重者合并焦虑、强迫和抑郁等。西医学认为，本病与睡眠－觉醒调节机制紊乱，以及心理、社会因素有关，病因尚不明确。既可单独为病，亦可表现在某些疾病的某一阶段，如西医学中的神经官能症、围绝经期综合征、抑郁症、自主神经功能紊乱等均可有失眠的表现。

（二）病因病机

失眠属于中医学"不寐""不得眠""不得卧""目不瞑"的范畴，多因饮食不节、情志失常、劳逸失调、思虑过度及体弱病后等因素导致心神不安，神不守舍。其病位主要在心，与肝、脾、肾关系密切。因心主神明，神安则寐，神不安则不寐。血之来源，由水谷精微所化，上奉于心，则心得所养；受藏于肝，则肝体柔和；统摄于脾，则生化不息；调节有度，化而为精，内藏于肾，肾精上承于心，心气下交于肾，阴精内守，卫阳护于外，阴阳协调，则神志安宁。如思虑、劳倦伤及诸脏，精血内耗，心神失养，神不内守，阳不入阴，每致顽固性不寐。不寐的病理变化，总属阳盛阴衰，阴阳失交。一为阴虚不能纳阳，一为阳盛不得入于阴。不寐的病理性质有虚实之分。肝郁化火，或痰热内扰，心神不安，多属实证。心脾两虚，气血不足，或由心胆气虚，或由心肾不交，水火不济，心神失养，神不安宁，多属虚证，但久病可表现为虚实兼夹，或为瘀血所致。《黄帝内经》认为本病病机与营卫不和、阴阳不交、气血两虚、脏腑功能失调有关，提出补虚泻实、调整脏腑阴阳的基本治则。

（三）诊断与检查

1. 失眠的诊断标准　失眠诊断标准：（1）～（5）均须具备。

（1）主诉（满足至少一项）：①入睡困难。②睡眠维持困难。③早醒。④不能按时上床睡觉。⑤没有父母或看护者的干预则无法入睡。

（2）日间症状（满足至少一项）：①疲劳或全身不适。②注意力、注意维持能力或记忆力减退。③学习、工作和/或社交能力下降。④情绪波动或易激惹。⑤日间思睡。⑥行为紊乱（如多动、冲动、攻击）。⑦兴趣、精力减退。⑧容易出错/发生事故。⑨睡眠过度关注或对睡眠状况不满意。

（3）睡眠问题：非单纯为无睡眠条件（没有足够的时间睡眠）或睡眠环境不合适所致。睡眠障碍和相关日间症状每周至少发生 3 次。

（4）睡眠障碍和相关日间症状至少持续 3 个月。

（5）睡眠问题不能用其他睡眠障碍来更好地解释

2. 辅助检查　多导睡眠图、脑电图等有助于本病的诊断。

二、康复评定

（一）多导睡眠图

多导睡眠图包括脑电图、肌电图、心电图、眼动电图和呼吸描记装置等。测量指标包括睡眠过程、睡眠结构、REM 睡眠测量值。

（二）量表评定

1. 匹兹堡睡眠质量指数　匹兹堡睡眠质量指数（Pittsburgh sleep quality index，PSQI）是目前应用比较广泛的睡眠质量量表，共有 24 个问题，其中包括 19 个自评题目和 5 个他评题目。他评问题仅供临床参考，不计入总分。其中前 4 题是开放式问题，其余自评题中针对 7 类指标进行评分，包括主观睡眠质量、睡眠潜伏时间、总睡眠时间、睡眠效率、睡眠紊乱、用药和日间功能情况。每题评分范围为 0～3，总分为 0～21。得分越高，说明睡眠质量越差。总分 ≤ 5，说明睡眠质量好；总分 > 5，说明睡眠质量差。PSQI 适用于评价近 1 个月的睡眠质量。

2. 阿森斯失眠量表　阿森斯失眠量表（athens insomnia scale，AIS）是基于 ICD–10 失眠诊断标准设计的自评量表，共有 8 个问题，前 5 个问题针对夜间睡眠情况评估，后 3 个问题针对日间功能进行评估。根据不同需求，可选择使用 AIS–8 版（包括所有 8 个问题）或 AIS–5 版（仅有前 5 个夜间睡眠问题）。每题评分范围为 0～3，AIS–8 总分为 0～24，AIS–5 总分为 0～15。分数越高，代表失眠越严重。AIS 适用于评价近 1 个月的睡眠情况。

3. 失眠严重程度指数量表　失眠严重程度指数量表（insomnia severity index，ISI）共有 7 个问题，较多用于失眠筛查、评估失眠的治疗反应。每个问题有 0～4 共 5 个选项，总分为 0～28。0～7，说明无失眠，8～14，说明轻度失眠，15～21，说明中度失眠，22～28，说明重度失眠。ISI 适用于评价两周内的睡眠情况。

（三）睡眠日记

掌握睡眠时间、觉醒次数和时间及睡眠质量的有关信息，以便确定失眠的原因和类型。

（四）多次小睡潜伏期试验

多次小睡潜伏期试验（multiple sleep latency test，MSLT）专门测定在缺乏警觉因素情况下生理睡眠倾向性，用于评定白天过度嗜睡的严重程度、康复治疗效果等。

（五）中医辨证评估

1. 肝火扰心　不寐多梦，甚则彻夜不眠，急躁易怒，伴头晕头胀，目赤耳鸣，口干而苦，不思饮食，便秘溲赤，舌红苔黄，脉弦而数。

2. 痰热扰心　心烦不寐，胸闷脘痞，泛恶嗳气，伴头重，目眩，舌偏红，苔黄腻，脉滑数。

3. 心脾两虚　不易入睡，多梦易醒，心悸健忘，神疲食少，伴头晕目眩，面色少华，四肢倦怠，腹胀便溏，舌淡苔薄，脉细无力。

4. 心神不交　心烦不寐，入睡困难，心悸多梦，伴头晕耳鸣，腰膝酸软，潮热盗汗，五心烦热，咽干少津，男子遗精，女子月经不调，舌红少苔，脉细数。

5. 心胆气虚　虚烦不寐，胆怯心悸，触事易惊，终日惕惕，伴气短自汗，倦怠乏力，舌淡，脉弦细。

三、中医康复治疗方法

（一）传统功法康复处方

1. 催眠功

（1）练功者在床上自然盘腿坐好，或者两脚心相对坐好。

（2）两臂自然下垂，两手放在膝盖上。

（3）上身端正，头正直，舌舐上齿龈，闭目。

（4）在坐骨下垫 3～5cm 厚的垫子，以保持上身直立和防止前倾。

2. 注意事项　坐好后，自己默念：①我现在开始练功了。②我不再考虑问题了。③我的大脑开始休息了。④我已经入静了，能够睡着了。

这种默念要多次重复，直到自我感觉全身已经放松，紧张的情绪已经受到抑制为止。然后再默念两字"松""静"。默念"松"字时吸气，默念"静"字时呼气。反复多次，一直到"松""静"两字默念不出时，就立刻躺下睡觉。男同志可以采用腹式顺呼吸法，即呼气时腹肌收缩，吸气时鼓起，鼻吸鼻呼。女同志可以采用胸式顺呼吸法，即呼气时胸部收缩，吸气时扩张，鼻吸鼻呼。晚间练功必须在饭后 1 小时以后，时间长短不限，睡止。许多人的神经衰弱很严重，不服药就难以入睡，为了解决这部分人的入睡问题，可采用。①坐势不变，上身慢慢地向左或者右移动，移动的方向是同一直线上。②向左移动时，右边臀部可略抬起一点；向右移动时，左边臀部可略抬起一点。③向左和向右各移动 1 次为 1 周，时间大约 1 分钟左右，移动的速度越慢越好。④移动到左边或者右边极限时，可稍停顿片刻，然后再回移。

坐好后，自己默念：①我要开始练功了。②我不再考虑问题了。③我已经很累了。④我必须休息了。

这种默念要重复多次，一直到自我感觉全身已经放松，紧张的情绪和烦恼都已经受到了抑制时，再默念"移动"二字，随后上身也慢慢地随之移动，移动到快入睡为止。

小周天安眠法：患者仰卧于床，头、躯体、腿自然放平，两手互搭，手心向下，放于丹田上。由鼻深吸一口气，似先用气充满全身，而后再把气缓缓呼出，随着呼气，意念从头自脚渐渐的松静下来，如浮于云雾之中，身体似有似无。再吸气时意念由丹田绕会阴沿督脉上行，直至头顶，呼气时意念由头顶沿经脉下行归入腹内丹田。如此往复，直至入睡。男女都采用腹式深呼吸方法，即缓慢地用鼻吸气时，让肺部充满空气，腹部充分鼓起，呼气时，让肺部空气徐徐呼出，腹部缓慢地收缩。不要吃得过饱后练功，练功时不能受惊吓。不要坐在空气对流处，屋内空气要新鲜。依靠吃药入睡的人，练功期间可减少药量。坐的方向要面朝南或者朝北。1个疗程需要2周。

（二）针灸康复处方

治疗包括体针、头针、耳穴、皮肤针、刺络拔罐等，可调整脏腑阴阳，补虚泻实，安神定志。

1. 体针

（1）穴位组成 照海、申脉、百会、四神聪、安眠、神门、三阴交。

（2）方法 患者取平卧位，常规消毒后进针。肝火扰心证，加合谷、太冲、行间舒肝降火；痰热扰心证，加曲池、中脘、内庭、丰隆化痰；心脾两虚证，加内关、心俞补心，脾俞、足三里补脾养心；心肾不交证，加太溪、照海、心俞、阴郄滋肾水清心火；心胆气虚证，加心俞、胆俞、神堂、魄户。留针30分钟，每隔5分钟运针1次，10次为一个疗程。

2. 头针 穴位组成：四神聪、额旁1线、额旁2线、额中线，毫针缓慢捻转进针，得气后稍捻转片刻，留针30分钟。

3. 耳穴 皮质下、交感、神门、心、肾、垂前。每次取2～3穴，毫针刺、揿针埋藏或压丸。

4. 皮肤针 患者取俯卧位，常规消毒后，取脊柱两侧夹脊穴、骶部、头部眼区、颞区、踝关节周围，用梅花针以轻手法叩刺，叩至皮肤潮红为度，隔日1次。

5. 刺血拔罐

（1）穴位组成 大椎、至阳、心俞、肝俞。

（2）方法 患者取仰卧位，常规消毒后进行针刺治疗，取针后用三棱针点刺相应穴位3～5次，刺血后迅速将火罐拔于点刺部位，留罐10～15分钟，每穴出血量3～5mL，起罐后用无菌酒精棉球擦拭干净即可。隔日治疗1次，每周进行3次治疗，6次为1个疗程，连续治疗2个疗程。

（三）推拿康复处方

1. 基本手法 一指禅推法、揉法、按法、抹法、拿法、推法、擦法、扫散法等。

2. 操作

（1）头面部推拿 医生以一指禅推法或鱼际揉法，从印堂开始向上至神庭，往返 5～6 次；再从印堂向两侧沿眉弓至太阳穴往返 5～6 次；一指禅推眼眶周围，往返 3～4 次；再从印堂沿鼻两侧向下经迎香沿颧骨，至两耳前，往返 2～3 次；治疗过程中以印堂神庭、睛明、攒竹、太阳穴为重点。分抹前额 3～5 次，抹时配合按睛明、鱼腰穴。扫散头两侧胆经循行部位，并配合按角孙穴。五指拿法从头顶开始，拿到枕骨下部转用三指拿法，并配合拿风池，2～3 分钟。

（2）腰背部推拿 患者坐位，沿头部督脉、膀胱经及胆经，自前发际推向后发际 5～7 次，然后沿胸锁乳突肌拿捏，拿肩井 3～5 次，患者俯卧位，以一指禅推或按揉心俞、肝俞、脾俞、胃俞、肾俞、命门穴，每穴 1～2 分钟。

（3）腹部推拿 患者仰卧于床上，用两手掌交替顺时针方向按摩腹部，动作宜柔和缓慢，配合按揉中脘、气海、关元，约 6 分钟。

（四）中药康复处方

1. 肝火扰心证 方用龙胆泻肝汤加减。常用药：龙胆草、黄芩、泽泻、木通、车前子、当归、柴胡、生地黄、栀子、生甘草。胸闷胁胀，善叹息，加香附、郁金、佛手；肝胆实火，肝火上炎之重症出现头痛欲裂、大便秘结，可服当归龙荟丸。

2. 痰热扰心证 方用黄连温胆汤加减。常用药：黄连、竹茹、枳实、半夏、陈皮、茯苓、甘草、生姜、大枣。心悸动惊惕不安，加琥珀、珍珠母、朱砂；痰热盛，痰火上扰心神致彻夜不眠、大便秘结不通，加大黄或用礞石滚痰丸。

3. 心脾两虚证 方用归脾汤加减。常用药：人参、黄芪、白术、茯神、酸枣仁、龙眼肉、木香、炙甘草、当归、远志、生姜、大枣。心血不足较甚，加熟地黄、白芍、阿胶；不寐较重，加柏子仁、五味子、夜交藤、合欢皮；夜梦纷纭，时醒时寐，加肉桂、黄连；兼脘闷纳差，苔滑腻，加二陈汤；兼腹泻，减当归，加苍术、白术。

4. 心肾不交证 方用六味地黄丸合交泰丸加减。六味地黄丸由熟地黄、山药、山茱萸、牡丹皮、泽泻、茯苓组成；交泰丸由黄连、肉桂组成。前者滋阴补肾；后者清心降火，引火归元。心阴不足为主，可用天王补心丹；心烦不寐，彻夜不眠，加朱砂、磁石、龙骨、龙齿。

5. 心胆气虚证 方用安神定志丸合酸枣仁汤加减。安神定志丸由人参、石菖蒲、龙齿、茯苓、茯神、远志组成；酸枣仁汤由酸枣仁、知母、川芎、茯苓、甘草组成。前方益气、镇惊、安神；后方养血清热除烦。心肝血虚，惊悸汗出，重用人参，加白芍、当归、黄芪；木不疏土，胸闷，善太息，纳呆腹胀，加柴胡、陈皮、山药、白术；心悸甚惊惕不安，加生龙骨、生牡蛎、朱砂。

（五）其他治疗方法

1. 音乐疗法　在音乐选择中，根据患者情绪及病情，首先选择催眠曲，如《催眠曲》《妈妈》《宝宝》等。国内治疗失眠的古代曲目有《阳关三叠》《良宵》《梅花三弄》。3个月为1个疗程，每周5～6次，每次1～2小时。

2. 芳香疗法　薰衣草能安抚情绪，净化心灵，改善睡眠；洋甘菊能松弛神经，减缓紧张，改善睡眠；天竺葵能镇静精神，舒缓压力；茉莉花可以松弛精神，改善情绪，对由于应激产生的情绪激动和工作紧张所致的失眠效佳。

思考题：

1. 传统中医治疗失眠相较于西医治疗的优势有哪些？
2. 简述失眠的中医预防与调护。

第十二章　其他疾病及功能障碍的中医康复治疗 ▷▷▷▷

第一节　失语症

一、概述

（一）定义

失语症（aphasia）是指在神志清楚、意识正常、发音和构音没有障碍的情况下，大脑皮质语言功能区病变导致的言语交流能力障碍，表现为自发谈话、听理解、复述、命名、阅读和书写六个基本方面能力残缺或丧失，如患者构音正常但表达障碍、肢体运动功能正常但书写障碍、视力正常但阅读障碍、听力正常但言语理解障碍等。脑卒中是失语症的最常见病因，其他还包括颅脑损伤、脑部肿瘤、颅内感染及阿尔茨海默病等。

根据发病部位和临床语言障碍的表现特征，可分为以下几种：①外侧裂周围失语综合征，包括运动性失语（又称 Broca 失语）、感觉性失语（又称 Wernicke 失语）和传导性失语，病灶位于外侧裂周围，共同特点是均有复述障碍。②经皮质性失语综合征，又称分水岭区失语综合征，包括经皮质运动性失语、经皮质感觉性失语、经皮质混合性失语，病灶位于分水岭，共同特点是复述相对保留。③完全性失语。④命名性失语。⑤皮质下失语综合征，包括丘脑性失语和基底节性失语。

（二）病因病机

失语症属于中医学"喑痱""风懿""风喑""暴喑""舌强不语""失音""音厥""不能言"等范畴。中医古籍对中风失语症病机的叙述多样。唐宋以前医家认为其由元气亏虚、邪入于脏所致，强调外风入中导致失语。如《中藏经》曰："心脾中风，则舌强不能言，盖脾脉络胃挟咽，连舌本，散舌下，二脏受风，则舌体强硬而不语也。"《外台秘要》曰："肝风其口不能言，脾风其声不出。"唐宋时期医家对中风失语症病机认识逐步深入，提出心、肝、脾中风可致失语。金元时期刘完素倡"心火暴甚"，提出火克肺金而致失语的病机变化。明清时期对中风失语症病机认识进一步完善，认为风、火、痰、瘀诸邪伤及心、脾、肝、肾四经，是失语的病机。《医学心悟·中风不语辨》

按心、脾、肾三经分证论治。其病机为风动痰阻，气滞血瘀，正气不足，肾阴亏虚，肝阳上亢，肝风内动为致病之本；痰阻，气滞血瘀为致病之标，痰瘀闭阻脑脉清窍实为病机之关键。现代中医学家对中风失语症的病机认为风、痰、瘀，三者相互为因。痰、瘀日久，化火生风，痰随风动，升降无常，流窜经络，蒙蔽清窍，血瘀脉阻，心脉受损出现舌强，语言不利；脑失所养，清窍受阻而致失语。

（三）诊断与检查

1. 诊断 根据西部失语症成套测验（western aphasia battery，WAB）各项指标的得分及表现特征，结合表现分类及症状，并参考患者头颅影像学病灶部位，基本可对失语症类型做出诊断。

2. 辅助检查 波士顿诊断性失语症检查（Boston diagnostic aphasia examination，BDAE）测验、颅骨 X 线摄片、CT、MRI、血管造影、脑电图等辅助检查。

二、康复评定

（一）西部失语症成套测验

WAB 是 Kertesz 于 1982 年参考 BDAE 制定的，是目前西方国家应用的一种失语症评估方法。它的优点在于：①克服了 BDAE 冗长的缺点，在 1 小时内检查可完成。②根据检查结果可做失语症的分类。③可以计算出失语商、大脑皮质指数、操作指数。④可以分别计算失语症患者右、左大脑半球的全认知机能。⑤此检查法复查的信度、检查不同患者的信度、不同检查者之间的信度均较好。⑥内容丰富，还包含非言语性智能、结构能力等非语言功能内容的检查。缺点：WAB 以英语发音为基础，并不适用于中国汉语失语症的评价。

（二）波士顿诊断性失语症检查

BDAE 是于 1972 年编制发表的。1983 年修订后再版，是目前西方国家普遍采用的标准失语症检查法。许多国家都据此修改应用或作为蓝本制定本国的诊断试验。此检查由 27 个分测验组成，分为 5 个大项目。它的优点是：包括语言功能的检查和非语言功能的检查；对患者语言既可进行定量分析，又可进行定性分析，在确定患者失语症严重程度的同时又可做出失语症分类。缺点是：检查所需时间较长，评分较困难。

（三）汉语失语症成套测验

汉语失语症成套测验（aphasia battery of Chinese，ABC）是目前国内应用最多的失语症检查法，参考西部失语症成套测编制，又结合国人汉语的发音进行评价。通过汉语失语症成套测验不同的亚项测试，可做出失语症分类诊断。该量表参考 WAB，但仍有待完善，目前主要用于治疗及康复训练的疗效评价。

（四）汉语标准失语症检查

汉语标准失语症检查（China rehabilitation research center aphasia examination，CRRCAE）由中国康复研究中心研制，分为 30 个测验组，9 个大项目，采用 6 级评分标准。CRRCAE 在评价患者的训练效果方面具有较好的敏感性，内部各分项目的一致性良好，但要注意一般间隔 3～4 周进行复测。

三、中医康复治疗方法

（一）传统功法康复处方

1. 八段锦 八段锦有改善语言流畅性的功效。练习八段锦会让患者在活动身体的同时，进行视觉空间加工、动作回忆和任务切换等认知活动，需要整合运动系统和认知语言系统才能完成。因此，专家认为八段锦是身心合一的运动，兼有有氧锻炼和认知训练双重功能，而有氧锻炼和认知训练均可改善认知和语言表现。

2. 音乐疗法 中医理论认为情绪变化体现着脏腑功能，喜、怒、思、悲、恐五种情绪分别体现着心、肝、脾、肺、肾的功能情况，又分别对应了徵、角、宫、商、羽五音。徵调式音乐属"火"，具有热烈欢快的特点；角调式的音乐属"木"，具有生发提升的特点；宫调式音乐属"土"，具有宽厚结实的特点；商调式音乐属"金"，具有克制压抑的特点；羽调式音乐属"水"，具有降火去躁的特点。针对失语症的治疗，徵调音乐尤其适用。因为徵调音乐属火通心，以徵音为主音的音乐，色彩明亮，轻松活泼，可促进全身气机上行，同时补脾利肺，具有补气通心、通调血脉的作用。现代研究也发现，轻松欢快的音乐可兴奋神经细胞，改善神经系统功能，调节血流量。欢快的西洋音乐和徵调音乐都可提高失语症患者左侧大脑动脉的平均血流速度，改善脑组织灌注。

（二）针灸康复处方

临床上常采用体针、头针、舌针、刺络放血、穴位敷贴等方法对失语症患者进行治疗。

1. 体针

（1）取穴

1）主穴：廉泉、哑门。

2）配穴：通里。

3）辨证取穴：肝风上扰加尺泽、太冲；痰阻经络加天枢、丰隆；风痰阻络加曲池、合谷、足三里、丰隆；痰热上扰加曲泽、间使、丰隆、中冲；气虚血瘀加百会、神庭、足三里、气海、太冲；肾精亏虚加照海、涌泉、三阴交、太溪。

（2）操作 按照常规对穴位进行严格消毒。廉泉穴取 2 寸针透刺，先垂直进针，缓慢透刺至舌根部，随后针退至皮下，依次从左右两个不同方向约 30°透向舌根部，不留针。哑门穴取 1.5 寸针垂直于皮肤表面进针，进针后行捻转法平补平泻增强刺激，手法操作后即可取针，不留针。通里穴直刺 0.3 ～ 0.5 寸，不宜深刺，可留针。针刺每天 1 次，10 天为 1 个疗程。疗程间隔 3 ～ 5 天。

2. 头针

（1）穴位选择　参照头皮针国际标准化方案选取语言加强区，位于运动区（上点在前后正中线的中点向后移 0.5cm 处，下点在眉枕线和鬓角发际前缘相交区上下两点的连线即为运动区）下 2/5 段两侧 0.5 ～ 1cm 处。针刺中风失语患者的优势半球言语诸区，并根据不同失语症类型，选取相应的语言区，听和理解障碍为主的患者取语言Ⅰ区和Ⅲ区，口语表达障碍为主的患者取语言Ⅰ区、Ⅱ区，听理解和口语表达均出现障碍的患者取Ⅰ～Ⅲ区。此外，还可选择督脉上的百会、神庭、印堂经穴和四神聪穴进行刺激。百会穴为"诸阳之会"，针刺可达到醒脑健脑、开窍补髓的作用，对大脑功能进行调节；印堂可对大脑皮层产生刺激，促进大脑语言功能恢复；四神聪穴为经外奇穴，针刺可充脑髓、补脑壮阳、安心宁神。

（2）操作　采用快速进针法。迅速将 1.5 ～ 2 寸长的 28 ～ 30 号毫针与头皮呈 30°角推进至帽状腱膜下层，进行快速捻转，频率为 200 次 / 分，同时可让患者练习发音。每日或隔日 1 次，10 次为 1 个疗程。疗程间隔 3 ～ 5 天；也可用电针进行刺激，促进头部腧穴气血顺畅运行，改善阴阳虚盛，对大脑语言区域产生刺激，促使延髓中枢神经系统兴奋性提高，改善患者的语言功能。头皮针刺激强度较大，应注意防止晕针。

3. 舌三针　舌三针为岭南针灸学派所创"靳三针疗法"中的一种，专治失语症。舌三针主要通过刺激舌根部的末梢神经来增强对中枢神经系统言语功能的激活。根据中医理论针刺舌部穴位，可激发与舌相连的经脉，起到疏通经络、醒脑益智、开窍启语的作用。现代研究认为，在舌部有舌下神经、舌咽神经、三叉神经和面神经分布，还有丰富的神经末梢，刺激该部位可提高病灶部位脑组织的血流灌注，使病灶部位缩小，增强中枢神经系统的兴奋性，促进神经反射，调节皮层 - 丘脑 - 皮层，使人体的特异性传导和非特异性传导达到平衡，重新建立语言活动神经环路，加快语言康复的进程。

（1）穴位选择　位于咽喉部，舌Ⅰ针位于舌骨与下颌缘之间凹陷处，约廉泉穴上 25mm 的位置，舌Ⅱ针位于舌Ⅰ针向左旁开 20mm 处、舌Ⅲ针位于舌Ⅰ针向右旁开 20mm 处。

（2）操作　患者取仰卧位，进行常规消毒后。取穴采用先左后右、先上后下的原则，操作者持 28 号 0.35mm×50mm 的不锈钢针毫针，单手快速进入，针尖向舌根方向呈 45°～ 60°，斜刺入 0.8 ～ 1 寸，在得气的基础上行提插捻转手法 20 秒，使患者舌根有酸麻胀痛感并发出声音者佳，留针 30 分钟，每 10 分钟捻转 1 次，每次捻转 20 秒，行平补平泻手法，出针后鼓励患者尽量大声说话。另可配颞三针、智三针、体针及金津、玉液刺络放血。每天 1 次，10 天为 1 个疗程，疗程间隔 3 ～ 5 天。

4. 刺络放血　根据患者病情，运用特制的针具刺破人体的一定穴位或浅表血络，放出少量血液或淋巴液，以治疗疾病。其理论基础是中医经络学说和气血理论。

（1）取穴　金津、玉液。

（2）操作　嘱患者张口，用压舌板将舌体抬高，暴露出舌下系带两侧的静脉，左侧取金津穴，右侧取玉液穴，用严格消毒的三棱针快速点刺放血，放血1～2滴，可配合体针治疗。

5. 穴位贴敷　采用豁痰息风、芳香开窍的药物（麝香、冰片、石菖蒲、远志、云苓、白附子、郁金、胆南星、川贝、射干），研磨成药粉，取新鲜生姜汁调和制成药饼，敷于特定腧穴（双侧通里、双侧涌泉、双侧照海、天突、大椎、膻中等）。药物配伍，充分发挥各自的药理作用，通过皮肤渗透、吸收，作用于人体腧穴，药效缓慢而平稳地释放，既节省药物资源又可避免口服药的副作用。

（三）推拿康复处方

1. 手法　治疗失语症常用的推拿手法包括推法、按压法、揉法、拿法和捏法等。

2. 操作

（1）患者取坐位，操作者用双拇指分别从印堂交替上推至发迹，再左右分推至太阳穴，两指揉太阳穴30秒，用大鱼际自太阳穴向后平推至耳上，绕耳后经风池穴到肩颈部5～8次，然后捏拿肩部肌肉数次，并急搓大椎穴2分钟。

（2）双手交替沿督脉及膀胱经沿线，从前额至脑后颈项部按压5～8次，揉百会穴、四神聪穴1～2分钟，双手揉两颞骨部2分钟。

（3）双手五指分开从前额至脑后轻敲头部1～2分钟，用双手小鱼际侧敲头顶、额颞部2～3分钟，揉拿颈项部，拇指、食指揉拿风池穴，重揉按哑门穴、风府穴各2～3分钟，然后多指揉颈项部数次，用以缓解局部肌肉紧张感。

（4）单手来回揉按搓双耳前后至患者感觉微热为止，按压听宫、听会、耳门穴数次，双手交替沿胸锁乳突肌纵向、喉结周围反复推200次，捏廉泉穴数次，压揉合谷穴数次。

（5）最后让患者反复进行咀嚼运动1～2分钟，放松，结束手法治疗。每次治疗30～40分钟，每天1次，2～6周为1个疗程。疗程间隔3～5天。

（四）中药康复处方

1. 风痰瘀血证　方用解语丹加减。常用药：天麻、胆星、天竺黄、半夏、陈皮、地龙、僵蚕、全蝎、远志、菖蒲、豨莶草、桑枝、鸡血藤、丹参、红花等。瘀血重，舌质紫暗或有瘀斑，加桃仁、红花、赤芍活血化瘀；舌苔黄腻，烦躁不安等，加黄芩、山栀清热泻火；头晕，头痛，加菊花、夏枯草平肝息风。风痰互结，瘀血阻滞，日久易从阳化热，故临证用药不宜过于温燥，以免助热生火。

2. 肝阳上亢证　方用天麻钩藤饮加减。常用药：天麻、钩藤、山栀、生石决明、牛膝、黄芩、夏枯草。神识恍惚迷蒙，为风火上扰清窍，由中经络向中脏腑转化，可配合灌服牛黄清心丸或安宫牛黄丸开窍醒脑。风火之邪夹血上逆，可加凉血降逆之品引血下行。

3. 痰热腑实，风痰上扰证　星蒌承气汤加减。常用药：生大黄、芒硝、瓜蒌、胆南星。津亏明显者，加生地黄、麦冬、玄参。大便多日未解，痰热积滞较甚而出现躁扰不宁，时清时寐，谵妄，此为浊气不降，携瘀血上逆，犯于脑窍而为中腑证。正确掌握和运用通下法是治疗本证的关键。针对本证腑气不通，而用化痰通腑法，一可通畅腑气，祛瘀达络，敷布气血，使半身不遂等症进一步好转；二可清除阻滞于胃肠的痰热积滞，使浊邪不得上扰神明，气血逆乱得以纠正，达到防闭防脱之目的；三可急下存阴，以防阴劫于内，阳脱于外。

4. 气虚血瘀证　方用补阳还五汤加减。常用药：黄芪、当归、赤芍、川芎、桃仁、红花、地龙。气虚明显，加党参、太子参益气通络；言语不利，加远志、石菖蒲、郁金祛痰利窍；心悸，喘息，加桂枝、炙甘草温经通阳；肢体麻木，加木瓜、伸筋草、防己舒筋活络；上肢偏废，加桂枝通络；下肢瘫软无力，加川断、桑寄生、杜仲、牛膝强壮筋骨；小便失禁，加桑螵蛸、益智仁温肾固涩；血瘀重，加莪术、水蛭、鬼箭羽、鸡血藤等破血通络之品。若急性期气虚伴血瘀，主张不宜过早重用黄芪，以免助热生火，加重病情。

思考题：

1. 失语症传统病因病机和西医学发病机制有何异同？
2. 对于失语症有哪些传统中医干预方法？

第二节　听力障碍

一、概述

（一）定义

听力是人们听声音的能力，听觉则是一种通过大脑皮层分析后获得的声音感觉。听觉系统由具有传导声音作用的传音结构（外耳道、鼓膜及中耳腔内的听骨链等）和具有感知声音作用的感音器官（耳蜗、蜗神经、脑干听神经核团、大脑皮层听区等）共同构成，两者协同作用产生听觉。听觉传导途径中任一环节出现问题，将导致听力或听觉障碍。

听力障碍（dysaudia）是指听觉系统中的感音、传音及听觉中枢发生器质性或功能性异常，而导致听力出现不同程度的减退。听力轻度减退称为重听（hypacusia），重度听力障碍称为聋（deafness）。

临床上听力障碍最常用的分类方法是按照耳聋的性质和发生部位划分为三种类型。

1. 传导性聋　发生于外耳、中耳的病变，导致经空气路径传导的声波，经鼓膜和听骨链到达内耳时声能减弱，从而导致不同程度听力障碍称为传导性聋。常见的病因有外耳及中耳炎症、外伤、外耳道异物、肿瘤及先天畸形等。

2. 感音神经性聋　是指内耳毛细胞、血管纹、螺旋神经节、听神经或听觉中枢的器质性改变，导致声音信息感知、传递或分析出现障碍而产生的听力减退，称为感音神经性聋。感音神经性聋包括感音性、神经性和中枢性聋，分别指由于内耳听觉感受器、听神经和听觉中枢病变所导致的耳聋，临床上通过常规测听方法不易区分而统称感音神经性聋。感音神经性聋是临床最常见的听力障碍类型，根据病因不同，可分为遗传性聋、老年性聋、耳毒性聋、噪声性聋、突发性聋、自身免疫性聋、创伤性聋及其他耳聋。

3. 混合性聋　听觉传音系统和感音神经系统同时受累所导致的耳聋称混合性聋。混合性聋的听力曲线兼有传导性聋和感音神经性聋的特点，低频区存在明显的气骨导间距，高频区则气骨导听阈均下降。导致混合性聋的原因可以是一种病变同时损害了耳的传音和感音系统，也可以是不同的疾病分别引起中耳和内耳或听觉传导通路的功能障碍。

（二）病因病机

听力障碍属于中医学"耳鸣、耳聋"范畴。多因暴怒、惊恐，肝胆风火上逆，以致少阳经气闭阻所致；或因外感风邪侵袭，壅遏清窍；或因肾气虚弱，精气不能上达于耳而成。本病最早可追溯到《黄帝内经》，如《灵枢·脉度》曰："肾气通于耳，肾和则耳能闻五音矣。"《外台秘要·风聋方》曰："病源足少阴之经，宗气之所聚，其气通于耳，其经脉虚，风邪乘之，风入于耳之脉，使经气痞塞不宣，故为风聋。"《仁斋直指附遗方论·耳》曰："肾通乎耳，所主者精，精气调和，肾气充足，则耳闻而聪。若劳伤气血，风邪乘虚，使精脱肾惫，则耳转而聋。"故治疗耳聋应以强通经络、疏调气血为主法，取耳部穴位，结合脉证，进行辨证论治。其中耳鸣、耳聋是指听觉异常的两种症状，可由多种疾病引起。耳鸣以自觉耳内鸣响为主；耳聋以听力减退或听觉丧失为主。中医学认为该病的发病原因有内因和外因之分。内因多由恼怒、惊恐、肝胆风火上逆，以致少阳经气闭阻或因督虚气弱，精气不能上达于耳而成耳鸣、耳聋；外因多由风热侵邪，壅遏清窍或突然爆响震伤耳窍引起，临床分为实证和虚证。该病近年来临床治疗较棘手，所以预防较治疗意义更大。运用中医传统疗法，治疗后天原因引起的神经性耳鸣、耳聋效果显著。

（三）诊断与检查

常用的听力检查包括客观测听法和主观测听。

1. 客观测听　客观测听法是指不依赖于患者的行为配合，不受其主观意识的影响，利用检查仪器对患者的听力进行测试。该测听方法较为客观、可靠，但仍受设备的稳定性、测试者的经验水平及患者的身体状况等多种因素的影响。临床上常用的客观测听法有声导抗测试、耳声发射检测、听觉诱发电位测试等。

（1）声导抗测试　是临床上最常用的客观听力检查法。正常情况下，声音通过外耳道到达鼓膜，一部分声能克服中耳传音系统的阻抗后继续向内耳传导，另一部分则会被直接反射回外耳道而损失掉。外耳道压力的变化可以使鼓膜的张力发生改变，中耳对于声音的传导效能也会随之改变。声导抗测试就是利用这一特征，通过测量中耳传音结构的阻抗随外耳道压力的动态变化，从而客观地反映中耳传音系统和脑干听觉通路功能的一种听力检查方法。声导抗测试包括鼓室图和声反射。

（2）耳声发射检测　　耳声发射是一种产生于耳蜗，经听骨链及鼓膜传导释放入外耳道的音频能量。机械振动起源于耳蜗，目前普遍认为这些振动能量来自外毛细胞的主动运动。外毛细胞的这种运动可以是自发的，也可以是对外界刺激的反应，其运动通过柯蒂氏（Corti）器使基底膜发生机械振动，这种振动在内耳淋巴中以压力变化的形式传导，并通过前庭窗推动听骨链及鼓膜振动，最终引起外耳道内空气振动。由于这一振动的频率多在数百到数千赫兹，属于声频范围（20～20000Hz），因而称其为耳声发射。耳声发射检测是指这种从外耳道记录来自耳蜗内能量变化的方法。该检测方法简便、灵敏、无创，是婴幼儿听力筛查的首选方法。

（3）听觉诱发电位测试　　听觉感受器在接受外界刺激声后，中枢神经可以产生与外界刺激声相关的生物电变化，这种电活动可以从脑电活动中提取并记录，称为听觉诱发电位（auditory evoked potentials，AEP）。临床上常用的 AEP 有听觉脑干反应、40Hz 相关电位、听觉稳态诱发反应等。

听觉脑干反应（auditory brainstem response，ABR）是短潜伏期诱发电位，刺激声源主要是短声和短纯音。两种声源比较，短声的同步性好，波形分化明显，常用于评估高频听力情况；短纯音的同步性不及短声，但频率特异性好，常用于评估具有频率特异性的听力情况。该检查法无须患者主动配合，不受镇静剂等药物的影响，是目前临床应用最广、实用价值最大的电生理检查方法。

40Hz 相关电位（40Hz auditory event related potentials，40Hz–AERP）是一种特定条件下的中潜伏期反应，刺激声源主要是短纯音，测试结果可反映低、中、高频率的听阈，阈值接近纯音测听。该检查法受觉醒状态、镇静剂等药物的影响。

听觉稳态诱发反应（auditory steady state response，ASSR）是由调制声信号引起的，反应相位与刺激信号的相位具有稳定关系的听觉诱发电位，由于其频率稳定而被称为稳态诱发电位。该检查法操作简便快速，不受镇静剂等药物的影响。

2. 主观测听　　主观测听法是根据患者对刺激声信号做出的主观判断记录测听结果，又称行为测听。主观测听经常会受到患者主观意识、情绪、行为配合能力的影响，所以在一些情况下，如伪聋、智力迟滞、婴幼儿、肢体瘫痪等，检查结果并不可靠。临床上成人常用的主观测听法有音叉试验、纯音听阈测试、言语测听等；儿童常用的主观测听法有行为观察测听、视觉强化测听、条件游戏测听等。

（1）音叉试验　　是一种临床常用的简单快速的听力检测方法。一组音叉能发出128Hz、256Hz、512Hz、1024Hz 和 2048Hz 共 5 个频率的纯音，将其敲击振动后置于外耳道口和乳突表面，分别评估气导和骨导听力状况。最常用的音叉试验是林纳试验，其检查方法是将音叉先后置于患者的乳突和外耳道，比较骨导和气导听力时间的长短。如果气导听力时间大于骨导听力时间，结果为（＋），提示听力正常或感音神经性聋；反之为（－），提示传导性聋。

（2）纯音听阈测试　听阈（hearing threshold）指能够引起听觉的最小声强。纯音听力计通过音频振荡器发出不同频率的纯音，其强度可调节，从而测试患者是否存在听力损失以及损失的程度和性质等。临床常同时采用骨导和气导耳机测试125Hz、250Hz、500Hz、1kHz、2kHz、4kHz 和 8kHz 7 个频率的骨导和气导听阈，将各频率的气导和骨导听阈用符号连线，得到的线图称为纯音听阈图，见图 12-1。纯音听阈测试能定量地反映患者在各频率的主观听力情况。临床常用平均听阈（pure tone average，PTA），即500Hz、1kHz 和 2kHz 3 个频率听阈的算术平均值，来综合衡量患者的听力水平，也有方法将 4kHz 听阈纳入 PTA 的计算。

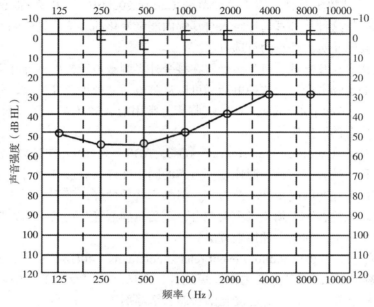

图 12-1　纯音听阈图

（3）言语测听　是用言语信号作为刺激声来检测言语听阈和言语识别能力的测试方法。该方法将标准词汇输入有言语测试功能的听力计进行测试，较纯音测听能更全面反应听功能状况。言语测听主要检测项目有言语接受阈（speech reception threshold，SRT）和言语识别率（speech discrimination score，SDS）。言语接受阈以声强级（dBHL）来表示，言语识别率用测试耳能够听懂所测词汇的百分率来表示。言语测听法目前主要在助听器的验配、人工耳蜗术后康复评估和训练中应用。

（4）行为观察测听　是通过给一个刺激声，观察小儿是否出现听觉行为改变，以此评估小儿听力状况的方法。根据小儿生长发育特点，此方法通常用于测试 1 岁以内的婴儿。在测试时周围环境要求安静无噪音，小儿处在平静状态下，测试声源可以选择复合声源，如玩具小鼓、哨子、小喇叭，测试时避免声源物品接触到小儿或被小儿看到。给刺激声后，根据小儿的反应进行观察，6 个月以下小儿会出现惊吓反应、听睑反射（又叫瞬目反射）及唤醒反应，6 ～ 12 个月小儿会出现声定位反应，即头转向声源一侧。

该检查法可以粗略判断小儿对声音的敏感性，是一种常用的婴儿听力筛查方法。

（5）视觉强化测听　是通过让小儿建立声与光的定向化条件反射，即当给测试声时，及时给予声光玩具作为奖励，使其配合完成听力测试的一种测听方法。临床常用于6个月至2.5岁的小儿听力测试。视觉强化测听可用耳机或声场（扬声器）进行测试。刺激声一般为啭音，检查者给刺激声的同时给出灯光奖励玩具，引导小儿转头看奖励玩具，反复训练2～3次，当小儿对声音的定位反应条件反射建立起来后，开始正式测试。检查者从能够引起条件反射的测试音强度开始，依据"减十加五"的原则，依次测出1kHz、2kHz、3kHz、4kHz、0.5kHz、0.25kHz等各频率的听阈值。

（6）条件游戏测听　是通过让儿童参与一个与年龄、生理发育适宜的简单有趣的游戏，教会孩子对给出的声音做出明确的动作从而测试听力的一种方法。临床常用于2.5～5岁的儿童。先训练儿童听到声音后会做出可靠准确的反应，建立条件反射后，通过耳机给声，分别测出左耳和右耳1000Hz、2000Hz、4000Hz、8000Hz、1000Hz、500Hz、250Hz、125Hz的听阈值。

二、康复评定

对于听力障碍的评估应该是全面而完整的，既要对听觉功能进行检查，又要对语言能力进行评定。

（一）听力损失程度分级

听力损失程度分级标准对15岁以下的儿童听力损失程度分级比15岁以上的要求得更严格，如35dBHL的听力损失≥15岁界定为轻度，<15岁则界定为中度，见表12-1。

表 12-1　听力损失程度分级标准

分级	均值	表现
正常	≤25dB HL	没有或有很轻的听力问题，可听到耳语声
轻度	25～30dB HL（<15岁） 26～40dB HL（≥15岁）	可听得到和重复1m处的正常语声
中度	31～60dB HL（<15岁） 41～60dB HL（≥15岁）	可听到或重复1m处提高了的语声
重度	61～80dB HL	当喊叫时可听到某些词
极重度	≥81dB HL	不能听到和听懂喊叫声

（二）听觉功能评定

听觉功能是指通过后天学习获得的感知声音的能力，尤其是感知言语声的能力。听觉功能的发展主要经过听觉察知、听觉分辨、听觉识别和听觉理解4个连续的过程。

1. 听觉察知能力　其目的在于考查患者有意识地判断声音有无的能力。评定材料可采用滤波复合音或林氏五音。

2. 听觉分辨能力 其目的在于考查患者分辨声音异同的能力。评定材料包括无意义音节的分辨和有意义音节的分辨两部分。在分辨声音时，主要分辨声音的时长、强度、频率及快慢。

3. 听觉识别能力 是指个体在声音和对应的事物之间建立联系的能力。听觉识别能力评定的目的在于考查患者把握音段音位多种特性的能力，从而将声音识别出来。此项评定包括韵母识别、声母识别、声调识别。

4. 听觉理解能力 是考查患者将音和义结合的能力，使患者能真正懂得声音的意义。听觉理解的评定主要包括单条件、双条件、三条件词语及短句识别。

（三）言语功能评定

言语功能评定主要包括四个方面：自然交谈观察患者的言语行为、言语器官检查、言语量表评定及语音声学测量，重点评定患者呼吸、发声、共鸣、构音、音韵五个方面的功能。

（四）语言功能评定

语言功能评定是以正常儿童在各年龄阶段的语言发育指标为参考，通过测试可以获知听力障碍儿童的语言发展水平及与正常儿童的语言年龄是否存在差距，也可以衡量听力障碍儿童的语言能力发育是否平衡，以便在康复训练中采取相应的措施。语言功能评定主要从词汇量、模仿句长、听话识图、看图说话、主题对话 5 个方面进行评定，见表12-2。

表 12-2 语言能力评估标准

康复级别	词汇量（个）	模仿句长	听话识图	看图说话	主题对话	语言年龄（岁）
四	20	1～2	事物名称	事物名称、简单行动	理解"呢"	1
三	200	3～5	动作、外形、机体感觉	事件中的主要人物和行动	理解"什么、谁、哪个、哪儿"	2
二	1000	6～7	个性品质、表情、情感	主要人物和主要情节	什么时候、什么地方	3
一	1600	8～10	事件、情景	百字以内的简单故事	怎么了、怎么样、为什么	4

（五）中医辨证评估

1. 风热侵袭 突发耳鸣，可伴有听力减退，病程一般不超过两周，起病前两周内多有感冒史，常伴有鼻塞、流涕、头痛、耳胀闷，甚至恶寒发热等症状，舌苔薄白或薄黄，脉浮。

2. 肝火上扰 耳鸣如闻潮声或风雷声，耳聋时轻时重多在情志抑郁或恼怒之后耳鸣耳聋加重，口苦，咽干，面红或目赤尿黄或便秘，夜寐不宁，胸胁胀痛头痛或眩晕，舌红苔黄，脉弦数有力。

3. 痰火郁结　耳鸣耳聋、耳中胀闷、头重头昏，胸闷或脘满咳嗽痰多，口苦或淡而无味大便不爽，舌红苔黄腻，脉滑数。

4. 脾胃虚弱　耳鸣耳聋，劳累后加重或在下蹲站起时加重，倦怠乏力，面色无华，纳呆，腹胀，便溏，舌质淡红，苔薄白，脉细弱。

5. 肾精亏损　耳鸣如蝉，耳聋，病程较长，腰膝酸软，头晕眼花，发脱或齿摇，夜尿频多，性功能减退，潮热盗汗，或畏寒肢冷，舌质淡或嫩红，脉虚弱或细数。

三、中医康复治疗方法

（一）针灸康复处方

临床常采用体针、头针、耳穴、穴位注射等方法治疗听力障碍。

1. 体针

（1）主穴　耳门、听宫、听会、翳风等，也可根据临床经验选取某些特定的穴位，如下关穴、外关透内关等。

（2）配穴　风热上壅，配合谷、风池、列缺；肝胆火盛，配太冲、行间；痰火上扰，配丰隆、劳宫；瘀阻宗脉，配膈俞、行间；肾精亏虚，配肾俞、太溪；脾虚气陷，配足三里、三阴交。

2. 头针　选两侧颞后线。毫针刺，间歇捻转，留针 20 分钟，每日或隔日 1 次。

3. 耳穴　选心、肝、肾、内耳、皮质下，毫针中等强度刺激，或揿针埋针，或压丸。暴聋者，毫针强刺激。

4. 穴位注射　取穴：听宫、翳风、完骨。采用维生素 B_{12} 或甲钴胺注射液等药物，每次两侧各选 1 穴，每穴注射 0.5 ～ 1mL，每周 2 次。

（二）推拿康复处方

1. 常用推拿手法　一指禅推法、按法、揉法、擦法等。

2. 取穴与部位　耳门、听宫、听会、翳风、外关、风池、颈夹脊穴等。

3. 操作　患者取坐位，医生立于患者侧后方，用一指禅推法或按揉法在颈部两侧操作，反复 3 ～ 5 遍，重点以风池和颈夹脊穴为主；患者取仰卧位，医者坐或立于患者头后侧方，用拇指、食指、中指按揉耳周围及后项部，自上而下 3 ～ 5 遍；按揉耳门、听宫、听会、翳风、外关等，每穴 1 分钟。用拇指和食指捏住耳郭做牵抖法 5 ～ 10 次，然后用中指插入耳内做快速震颤法 1 分钟；患者俯卧位，医者用手掌擦腰骶、八髎穴，以透热为度。

4. 随证加减

（1）风邪外袭　加大椎、曲池、合谷，每穴 1 分钟；点按商阳、少商、行间、太冲穴，以得气为度。

（2）痰湿困结　加按揉膻中、中脘、天枢、足三里、丰隆穴，每穴 1 分钟。

（3）肝气郁结　加按揉章门、期门、足窍阴，每穴 1 分钟；擦大椎、至阳、腰阳关穴，以透热为度。

（4）肝肾亏虚　加摩腹 2 分钟，揉脐及丹田 2 分钟；捏脊 3～5 遍，按揉肝俞、肾俞、命门穴，每穴 1 分钟；擦肝俞、肾俞、命门，以透热为度；推涌泉穴 1 分钟。

（三）中药康复处方

1. 实证

（1）风热上壅证　方用清神散加减。常用药：荆芥、防风、羌活、菊花、木通、川芎、僵蚕、木香、石菖蒲、甘草等。

（2）肝胆火盛证　方用龙胆泻肝汤加减，常用药：龙胆草、柴胡、泽泻、车前子、生地黄、当归、栀子、黄芩、木通、甘草等。

（3）痰火上扰证　方用黄连温胆汤加减，常用药：黄连、半夏、陈皮、茯苓、甘草、枳实、竹茹等。

（4）瘀阻宗脉证　方用通窍活血汤加减，常用药：麝香、桃仁、红花、川芎、赤芍、黄酒、大枣、生姜、老葱等。

2. 虚证

（1）肾精亏虚证　方用耳聋左慈丸加减，常用药：柴胡、煅磁石、熟地黄、山药、山萸肉、茯苓、泽泻、牡丹皮等。

（2）脾虚气陷　方用益气聪明汤加减，常用药：人参、黄芪、升麻、葛根、蔓荆子、黄柏、白芍、甘草等。

思考题：

1. 如何看待中医传统康复法治疗耳聋？
2. 临床治疗耳鸣时，如何发挥中医传统康复治疗的优势？

第三节　吞咽障碍

一、概述

吞咽障碍是神经系统、颌面部肿瘤等疾病的常见并发症，可引起脱水、营养不良、误吸、吸入性肺炎甚至窒息等。因此，早期诊查患者存在的吞咽障碍，及时进行科学的康复治疗，减少并发症，改善其自身的摄食吞咽功能显得尤其重要。

（一）定义

吞咽障碍（dysphagia）是指由于口腔、咽、食管等吞咽器官结构和（或）功能受损，不能安全有效地把食物输送到胃内的过程。广义的吞咽障碍还包括认知精神心理问题引起的行为和行动异常导致的吞咽和进食问题，即摄食吞咽障碍。吞咽障碍的症状因病变发生的部位、性质和程度不同而有很大的差别。轻者仅感吞咽不畅，重者滴水难进。吞咽障碍常见于脑损伤患者，如脑卒中、脑外伤和帕金森病等，表现为液体或固体食物进入口腔、吞下过程发生障碍或吞下时发生呛咳、哽噎。

（二）病因病机

中医学无吞咽障碍的病名，属于"噎膈""瘖痱""喉痹""舌强"等范畴，如食管疾病引起的吞咽障碍古代一般称为"噎膈"；咽喉疾病引起的吞咽障碍有"瘖痱""喉痹"等之名；而中风后引起的吞咽障碍古代多记载为"舌謇""口噤""舌强""中风舌本病"等，吞咽障碍在古代并没有严格明确区分，且因吞咽障碍是中风后出现的一种症状，具有相同的病因病机，所以吞咽障碍在古代文献记载中亦属于"中风"的范畴。其病机为本虚标实，关窍不利，因风、火、痰、瘀阻滞经络，经气不通，气血不畅，上扰神明，因此闭塞咽关舌窍。吞咽障碍的病症在咽喉，病位在心，涉及脾、肾等脏腑。

（三）诊断与检查

临床医生通过询问患者病史和临床检查，筛选患者是否存在吞咽障碍；有吞咽障碍者可做饮水试验和反复唾液吞咽试验；如上述检查有异常，则根据患者病情需做进一步实验室检查，包括电视荧光吞咽造影检查、电视内窥镜吞咽功能检查、测压检查、电生理检查、血氧饱和度检查等。吞咽障碍的诊断与检查流程见图 12-2。

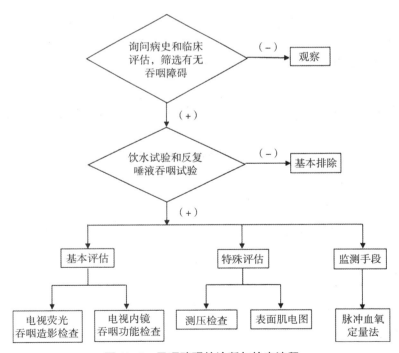

图 12-2　吞咽障碍的诊断与检查流程

二、康复评定

吞咽障碍的康复评定包括临床检查、口腔功能评定、吞咽功能评定和特殊检查。

（一）临床检查

临床检查包括患者主观上吞咽异常的详细描述，如吞咽困难持续时间、频度、加重和缓解因素、症状、继发症状，相关的既往史和以前的吞咽检查；观察胃管、气管切开情况，目前的进食方式及食物类型。

（二）口腔功能评定

常采用 Frenchay 构音障碍评定表中吞咽部分项目评定，包括唇运动、颌位置、软腭运动、喉运动及舌运动，每项最低 1 分，最高 5 分，16 分以上相对安全。

（三）吞咽功能评定

1. 反复唾液吞咽试验　评定由吞咽反射诱发吞咽功能的方法。被检查者取坐位，卧床时采取放松体位。检查者将手指放在被检查者的喉结及舌骨处，让其尽量快速反复吞咽，观察 30 秒内患者吞咽的次数和活动度。高龄患者做 3 次即可。

2. 洼田饮水试验　嘱患者取坐位，像平常一样喝下 30mL 的温水，观察并记录饮水时间有无呛咳、饮水状况等分为：①可一口喝完，无噎呛。②分两次以上喝完，无噎呛。③能一次喝完，但有噎呛。④分两次以上喝完，且有噎呛。⑤常常呛住，难以全部喝完。情况①，若 5 秒内喝完，为正常；超过 5 秒，则可疑有吞咽障碍；情况②也为可疑；情况③、④、⑤则确定有吞咽障碍，见表 12-3。

表 12-3　洼田饮水试验分级标准

分级	结果判断
Ⅰ. 可一口喝完，无噎呛	正常：Ⅰ级，5 秒内完成
Ⅱ. 分两次以上喝完，无噎呛	可疑：Ⅰ级，5 秒以上完成；Ⅱ级
Ⅲ. 能一次喝完，但有噎呛	异常：Ⅲ、Ⅳ、Ⅴ级
Ⅳ. 分两次以上喝完，且有噎呛	
Ⅴ. 常常呛住，难以全部喝完	

3. 摄食 – 吞咽障碍评定　按照摄食 – 吞咽几个阶段，通过患者意识程度，进食情况，唇、舌、咀嚼运动，食团运送情况，吞咽后有无食物吸入、残留等相关内容来观察和评定摄食 – 吞咽过程中各个阶段出现的问题。

（四）特殊检查

特殊检查包括食管吞钡造影、气钡双重食管造影、超声、电视内镜吞咽、测压、咽部放射性核素扫描及表面肌电图检查等。特殊检查需要专门的设备和技术人员，在一定程度上限制了其在临床上的广泛应用。

（五）中医辨证评估

1.风痰阻络　咽下困难，喉中痰鸣，或痰液稀薄而多，舌质红，苔黄腻，脉滑数。

2.痰火上扰　进食、语言及发声困难，烦躁多怒，流涎，口苦，强哭强笑，舌质红，苔黄腻，脉滑数。

3.脾虚痰盛　进食、语言及发声困难，苔腻，脉细滑。

4.气虚血瘀　咀嚼无力，咽下困难，饮水即呛，语言不清，肢体痿软无力，舌质淡暗，苔薄白，脉细弱。

5.肾阴亏虚　语言不清，咽下困难，饮水即呛，腰膝酸软，夜尿频多，舌淡胖，苔薄白，脉沉细。

三、中医康复治疗方法

（一）针灸康复处方

针灸治疗在救治危急患者后，神志转清、病情稳定即可开始。临床常用的方法有体针、项针、耳针、穴位注射等。

1.体针

（1）主穴　廉泉、风府、哑门、天突。风痰阻络型加商丘、足三里、丰隆；痰火上扰型加通里、神门；脾虚痰盛型加脾俞、丰隆；气虚血瘀型加人迎、足三里；肾阴亏虚型加太溪、肾俞。

（2）操作　风痰阻络型、痰火上扰型，针用泻法；脾虚痰盛型、气虚血瘀型，针用补泻兼施；肾阴亏虚型，针用补法。针刺每日 1 次，急性期针刺每日 2 次，10 天为一个疗程。疗程间休息 3～5 天。

2.头针

（1）穴位选择　取额中线，位于发际上下半寸。

（2）操作　常规消毒后取 1.5 寸毫针自神庭穴始，针尖向印堂穴方向沿皮快速进针，刺入 1 寸左右，并在发际处以同样的方向、方法再刺一针，并嘱患者吞咽口水做咽部运动，留针 30 分钟，运针 2～3 次。每日 1 次，5 次为 1 个疗程。疗程间隔 3～5 天，针刺 2～5 个疗程。

3.耳针

（1）穴位选择　神门、交感、皮质下、食管、贲门。

（2）操作　用探棒在穴区内寻找压痛点，用 5 分毫针针刺，留针 30 分钟。每日 1 次，5 次为 1 个疗程，疗程间隔 3～5 天，针刺 2～5 个疗程。

4.舌针　针刺舌体上的一些特定穴位，以治疗疾病的一种针刺方法。可通过舌体的局部刺激改善患者的局部血液循环，增加脑血流量，改善损伤脑组织的血氧供应，刺激感受器，形成对中枢神经的刺激作用，促进吞咽反射弧的重建与恢复。

（1）穴位选择 患者取低仰卧位，用拇指第一二骨间横纹平贴颌前缘，拇指尖处及左右各旁开 1 寸取穴，简称舌三针。

（2）操作 常规消毒后取 2 寸毫针，三穴进针均向舌根方向，进针 1 ～ 1.5 寸，捻转行针，令针感弥散咽喉部，不留针。每日 1 次，5 次为 1 个疗程。疗程间隔 3 ～ 5 天，针刺 2 ～ 5 个疗程。

5. 电针 指将毫针刺入腧穴得气后，在针具上通以接近人体生物电的微量电流，利用针和电两种刺激相结合，以治疗疾病的一种方法。

（1）穴位选择 主穴为哑穴（位于风池上 0.4 分）；配穴为上廉泉、天容。

（2）操作 针刺哑穴时深度不超过 1 寸，斜刺，以 45 度斜刺进针；天容（双）直刺向舌根部，接电针治疗仪，频率 3 次 / 秒，留针 20 分钟。每日 1 次，10 次为 1 个疗程。疗程间隔 2 ～ 3 天。

6. 穴位注射

（1）穴位选择 主穴为廉泉、天柱（双）、哑门；配穴：痰多、舌苔厚腻，配丰隆、足三里；胸满闷，配内关；腹胀满，配足三里，均双侧。

（2）操作 每次取主穴，酌情取配穴，廉泉（针尖向舌根方向刺入，针感放射至舌体后）、天柱（双）、哑门（针感放射至颈部及头顶后）。痰多，舌苔厚腻，配丰隆、足三里；胸满闷，配内关；腹胀满，配足三里（针感向肢体上下方向放射），均双侧。每次取主穴，酌情取配穴，注射药液（维生素 B_1 和磷酸川芎嗪等量混合液）。每日 1 次，7 次为 1 个疗程。疗程间隔 3 ～ 5 天。

（二）推拿康复处方

1. 常用推拿手法 一指禅推法、滚法、按法、揉法、擦法、推法、拿法、捏法等。

2. 取穴与部位 风池、翳风、廉泉、地仓、颊车、下关、天突、风府等。

3. 操作 患者取坐位，按揉法颈部前后肌群 5 ～ 10 分钟；按揉双侧风池、翳风、廉泉；拇食指轻轻按揉舌骨下气管周围小肌肉 8 ～ 10 分钟，在舌骨处向上向后持续按压数秒，再用手指沿甲状软骨到下颌上下摩擦皮肤；一手带上一次性乳胶手套，嘱患者配合，用柔和的力捏揉、按压和推拉舌体，做上、下、左、右、回缩、前伸的运动；用手指快速而小幅度震颤软腭以促进软腭的提升，注意避免患者不适。俯卧位，滚法于背部督脉及双侧肾俞穴 5 ～ 10 分钟。

（三）中药康复处方

1. 风痰阻络证 方用解语丹加减。常用药：全蝎、石菖蒲、远志、钩藤、天麻、半夏、白术、天竺黄、胆南星、郁金等。

2. 痰火上扰证 方用黄连温胆汤加减，常用药：黄连、半夏、陈皮、茯苓、甘草、枳实、竹茹等。

3. 脾虚湿盛证 方用香砂六君子汤合止痉散加减。常用药：党参、炒白术、茯苓、姜半夏、熟地黄、山药、秦艽、全蝎、蜈蚣、胆南星等。

4.气虚血瘀证 方用补阳还五汤加减。常用药：生黄芪、当归、川芎、白芍、桃仁、红花、天麻、石菖蒲、郁金、僵蚕、天竺黄、全蝎、白附子。

5.肾虚阴亏证 方用左归丸加减。常用药：全蝎、石菖蒲、巴戟天、山萸肉、肉苁蓉、枸杞子、黄精、石斛、熟地黄等。

随症加减：半身不遂，加广地龙、鸡血藤；口眼歪斜，加白僵蚕；便秘，加酒大黄；气虚，加党参、黄芪；小便失禁，加益智仁；瘀血重，加水蛭等。

思考题：

1. 如何鉴别吞咽障碍中真性延髓性麻痹与假性延髓性麻痹？
2. 探究传统功法如何治疗吞咽障碍。